Das Synergiemodell für Pflegeexzellenz

Das Synergiemodell für Pflegeexzellenz

Sonya R. Hardin, Roberta Kaplow

Sonya R. Hardin
Roberta Kaplow

Das Synergiemodell für Pflegeexzellenz

Menschen in der Akut- und Intensivpflege exzellent pflegen

Englischsprachige Ausgabe herausgegeben von der American Association of Critical Care Nurses (AACN)

Aus dem Amerikanischen von Sabine Umlauf-Beck

Deutschsprachige Ausgabe herausgegeben von Irmela Gnass, Martina Gießen-Scheidel, Stefanie Monke, Claudia Bredthauer und Anja Claus

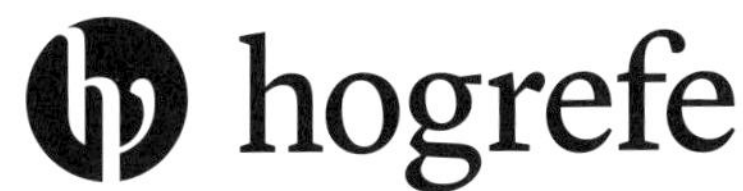

Sonja R. Hardin.
PhD, NP-C, RN, CCRN, Professorin am College of Nursing an der East Carolina University in Greenville, North Carolina, USA.

Roberta Kaplow.
PhD, AOCNS, APRN, CCRN, Clinical Nurse Specialist am Emory University Hospital in Atlanta, Georgia, USA.

Irmela Gnass (Dt. Hrsg.). Dr. rer. medic. MScN, BScN, Assistenzprofessorin für Pflegewissenschaft
mit Schwerpunkt Akutpflege an der Paracelsus Medizinischen Privatuniversität in Salzburg.
E-Mail irmela.gnass@pmu.ac.at

Martina Gießen-Scheidel (Dt. Hrsg.). Fachkinderkrankenschwester für pädiatrische Intensivpflege,
Lehrerin für Pflegeberufe, Dipl. Pflegepädagogin (FH) und Pflegewissenschaftlerin (M.Sc.), Mainz.
E-Mail: martina@giessen-scheidel.de

Stefanie Monke (Dt. Hrsg.). Fachkrankenschwester für Innere Medizin und Intensivpflege,
Dipl. Pflegewissenschaftlerin (FH), Pflegewissenschaftlerin (MScN), Bonn.
E-Mail: Steffi.Monke@gmx.de

Claudia Bredthauer (Dt. Hrsg.). Gesundheits- und Krankenpflegerin,
Pflegewissenschaftlerin (B.A.). M.Sc. Public Health Management, Hannover.
E-Mail: claudia_bredthauer@web.de

Anja Claus (Dt. Hrsg.). Fachkrankenschwester für Anästhesie und Intensivpflege und Dipl. Pflegewirtin (FH), Krefeld.
E-Mail: anjaclaus68@arcor.de

Bibliografische Information der Deutschen Nationalbibliothek
Die Deutsche Nationalbibliothek verzeichnet diese Publikation in der Deutschen Nationalbibliografie; detaillierte bibliografische Daten sind im Internet über http://www.dnb.de abrufbar.

Anregungen und Zuschriften bitte an:
Hogrefe AG
Lektorat Pflege
Länggass-Strasse 76
3012 Bern
Schweiz
Tel. +41 31 300 45 00
verlag@hogrefe.ch
www.hogrefe.ch

Lektorat: Jürgen Georg, Martina Kasper, Lena-Marie Klose
Bearbeitung: Irmela Gnass, Martina Gießen-Scheidel, Stefanie Monke, Claudia Bredthauer und Anja Claus
Herstellung: René Tschirren
Übersetzung: Sabine Umlauf-Beck
Umschlagabbildung: Martin Glauser, Uttigen
Umschlag: Claude Borer, Riehen
Satz: Claudia Wild, Konstanz
Druck und buchbinderische Verarbeitung: AZ Druck und Datentechnik GmbH, Kempten
Printed in Germany

Das vorliegende Buch ist eine Übersetzung aus dem Amerikanischen Englisch. Der Originaltitel lautet „Synergy for Clinical Excellence: The AACN synergy model for patient care" von Sonja R. Hardin und Roberta Kaplow, herausgegeben von der American Association of Critical Care Nurses (AACN).

1. Auflage 2020

(E-Book-ISBN_PDF 978-3-456-95931-3)
(E-Book-ISBN_EPUB 978-3-456-75931-9)
ISBN 978-3-456-85931-6
http://doi.org/10.1024/85931-000

Widmung

Dieses Buch ist Susan, Grace, Jessie, James, Bria und Adam gewidmet. Wir sind unendlich dankbar für eure Liebe, eure Unterstützung und euren Zuspruch in der Zeit, als wir weg waren von zu Hause, um dieses Buch fertigzustellen.

Inhaltsverzeichnis

Geleitwort zur deutschsprachigen Ausgabe

Die Sektion *„Pflege des kritisch kranken Menschen“* der Deutschen Gesellschaft für Pflegewissenschaft beschäftigt sich seit der Veröffentlichung der ersten Auflage mit dem *„Synergy Model for Patient Care“* und hat die vorliegende deutsche Übersetzung der zweiten Auflage des Modells initiiert. Dieses nimmt, neben der Perspektive der Intensivpflege, nun auch die Versorgungsbereiche der Akutpflege in der Anwendung des Modells mit auf. Die englischsprachige Originalausgabe stammt aus den USA und wurde in den 1990er Jahren von der *American Association of Critical Care Nurses (AACN)* als konzeptioneller Rahmen der klinischen Intensivpflege entwickelt und eingeführt.

Die zentralen Elemente des Synergiemodells für Pflegeexzellenz werden in den Kapiteln 1 bis 17 beschrieben, darin im Detail, die jeweilige Perspektive und das Zusammenspiel von relevanten Charakteristika von Patienten und Pflegenden sowie auf das System, in dem die Versorgung stattfindet. Aus vielseitigen Kontakten und Gesprächen mit klinisch tätigen Pflegenden zeigt sich, dass wesentliche Merkmale des Synergiemodells zur Beschreibung der täglichen Pflegepraxis enthalten sind. Daher liegt mit dem Synergiemodell, als Theorie mittlerer Reichweite, eine Grundlage zum Theorie-Praxis-Transfer in der Akut- und Intensivpflege vor. Diese Annahme wird in der zweiten Auflage des Buches mit der Vielfältigkeit der Anwendung in der Pflegepädagogik, Pflegewissenschaft und dem Pflegemanagement in den Kapiteln 18 bis 27 nachvollziehbar dargestellt. Mit der theoretischen Grundlage des Synergiemodells sind Untersuchungen, z.B. zur Einarbeitung und Entwicklung von Pflegenden in die Pflegepraxis (Kap. 22) mit pflegewissenschaftlicher Perspektive bis hin zur Erlangung des Doktortitels (Kap. 21), zur Anwendung im ambulanten Pflegebereich (Kap. 25) und zur Personalplanung und -steuerung (Kap. 27), durchgeführt worden.

Mit dem Synergiemodell für klinische Pflegeexzellenz sehen die Herausgeberinnen einen hohen Verwertungszusammenhang für die Handlungsfelder der Akut- und Intensivpflege, um diese theoriegeleitetet und begründetet darstellen zu können.

Die Herausgeberinnen sind sicher, dass dieses Buch einen Beitrag zur Pflegeexzellenz im Bereich der Akut- und Intensivpflege im deutschsprachigen Raum leistet, um diese weiterzuentwickeln. Das Paradigma der Patienten- und Familienorientierung ist hierbei grundlegend.

Wir danken insbesondere der Deutschen Gesellschaft für Pflegewissenschaft, der Deutschen Gesellschaft für Fachkrankenpflege und Funktionsdienste sowie dem Verlag Hogrefe für die Unterstützung zur Realisierung dieses Buchprojektes.

Wir freuen uns auf den Austausch zur Entwicklung von Pflegeexzellenz im deutschsprachigen Raum und sehen mit dem Erscheinen dieses Buches einer Innovation im Bereich der Akut- und Intensivpflege positiv entgegen.

Irmela Gnass
Martina Gießen-Scheidel
Stefanie Monke
Claudia Bredthauer
Anja Claus

Geleitwort Deutsche Gesellschaft für Pflegewissenschaft (DGP)

Mit diesem Buch liegt erstmalig eine vollständige deutschsprachige Übersetzung des Synergiemodells für Pflegeexzellenz in der Akut- und Intensivpflege vor. Die Herausgeberinnen Ass.- Prof. Dr. Irmela Gnass, MScN; Martina Gießen-Scheidel, M.Sc.; Stefanie Monke, MScN; Claudia Bredthauer, M.Sc. und Anja Claus (Dipl. Pflegewirtin) haben als Mitglieder der Sektion „Pflege des kritisch kranken Menschen" der Deutschen Gesellschaft für Pflegewissenschaft (DGP) diese Übersetzungsarbeit verfolgt und mit großem Engagement erfolgreich zum Abschluss gebracht. Das Synergiemodell, im amerikanischen Kontext von Pflegenden der American Association of Critical-Care Nurses (AACN) entwickelt, bietet eine theoretische Grundlage für die Einschätzung der Bedürfnisse und Bedarfe von Patientinnen und Patienten in der Akut- und Intensivpflege. Auf dieser Basis können dann erforderliche Kompetenzen von Pflegenden nutzbar gemacht werden, mit dem Ziel, Synergien zur Erreichung von klinischer Exzellenz verfügbar zu machen. Nun ist theoriebasiertes Arbeiten in der Pflege nicht neu, waren doch Pflegetheorien mit mittlerer und großer Reichweite bereits vor mehr als 20 Jahren ein großes Thema in der deutschen Pflege. Allerdings wurde es nach einem großen Hype um Pflegetheorien, verbunden mit den ersten großen pflegewissenschaftlichen Kongressen in Deutschland, in den letzten Jahren eher still um die Entwicklung theoretischen Grundlagen der Pflege. Mit diesem Buch bieten die Herausgeberinnen wieder einen Anstoß, diesen Diskurs um die Theorieentwicklung in der Pflege neu zu beleben. Dies ist relevanter denn je, denn die Einschätzung des Pflegebedarfs, die Planung und die Evaluierung pflegerischer Maßnahmen gehören mit dem Inkrafttreten des Pflegeberufereformgesetzes (PflBRefG) vom 17. Juli 2017 zu den vorbehaltenen Aufgaben von Pflegefachpersonen. Der Deutschen Gesellschaft für Pflegewissenschaft (DGP) ist es daher eine große Freude, dass die Herausgeberinnen mit diesem Buch einen weiteren Baustein zur theoretischen Basierung pflegerischen Handelns legen. Dafür gebührt ihnen der Dank der DGP. Wir wünschen den Herausgeberinnen, dass dieses Werk in der Versorgungspraxis breit rezipiert wird und den Diskurs zur Theoriebildung bereichert.

Der Vorstand der Deutschen Gesellschaft für Pflegewissenschaft (DGP)
Prof. Dr. Renate Stemmer
Prof. Dr. Erika Sirsch
Prof. Dr. Christa Büker
Dr. Bernhard Holle
Prof. Dr. Sascha Köpke
Duisburg, im Februar 2020

Geleitwort Deutsche Gesellschaft für Fachkrankenpflege und Funktionsdienste (DGF)

Die professionelle Pflege steht aktuell vor den vielleicht größten Herausforderungen und Umwälzungen ihrer Geschichte. Aufgrund demographischer Veränderungen in der Bevölkerung, wachsender Komplexität der Krankheitsverläufe, steigender Ansprüche und Bedürfnisse der zu Pflegenden verändern sich auch der Tätigkeits- und Verantwortungsbereich Pflegender in spezialisierten Fachbereichen wie der Intensivmedizin und -pflege. Hier leisten hochspezialisierte Pflegende einen wesentlichen, unverzichtbaren Beitrag zur Betreuung der Schwerstkranken. Sie erkennen den komplexen Pflegebedarf der Patientinnen und Patienten, setzen Prioritäten bei der Bestimmung von Pflegezielen, planen die erforderlichen Pflegeinterventionen, sind verantwortlich für die fachlich fundierte Durchführung und die Evaluation des Pflegeprozesses. Dabei berücksichtigen sie die aktuell verfügbaren Erkenntnisse der Pflegewissenschaft. Darüber hinaus sind sie diejenigen, die insbesondere Aufgaben der Fall- und Prozesssteuerung im Rahmen interdisziplinärer und multiprofessioneller Teams koordinieren.

Zentrale Elemente der Pflege sind nach wie vor Respekt vor der Biografie und der Selbstbestimmung des Patienten und das Bewusstsein, dass alles Handeln am Pflegebedürftigen gleichzeitig im Kontext einer Beziehung zu ihm steht. Die Hinwendung zum Patienten, die individuelle Ansprache, ein responsives Lächeln oder ein kurzes Nicken führen häufig zu Antwortsignalen des Intensivpatienten, die Grundlage unserer Beurteilung sind. Klinische Einschätzungen entstehen deshalb vor allem situativ und werden aus vielen kleinen Informationen und Eindrücken gespeist. Neben Wissen und Erfahrung benötigen wir die Fähigkeit zur aufmerksamen Beobachtung, um „kompetent entscheiden“ zu können.

Mit der vorliegenden Übersetzung des Synergiemodells der American Association of Critical-Care Nurses (AACN) erhalten Intensivpflegende im deutschsprachigen Raum Impulse zur Umsetzung einer theoriegeleiteten Praxis in der Intensivpflege. So kann eine Brücke zwischen Pflegewissenschaft und Pflegepraxis gebildet werden, indem ein Wissenstransfer direkt aus der Pflegewissenschaft in die Pflegepraxis einfließt. Darüber hinaus zielt das ACCN -Synergiemodell darauf ab, durch erweiterte Pflegepraxis, klinische Beurteilung und klinische Untersuchung Synergieeffekte zwischen den Kompetenzen der Intensivpflegenden und komplexen Bedürfnissen der Intensivpatienten im Sinne einer evidenzbasierten Intensivpflege zu erwirken. Dabei wird besonders die jeweilige Erfahrung und das Theoriewissen der Intensivpflegekraft in Bezug zur Perspektive und den Bedürfnissen des Intensivpatienten und seinen Angehörigen gebracht. Je höher die komplexe Pflegesituation des Patienten ausfällt, desto höhere Kompetenzen müssen bei der verantwortlichen Intensivpflegekraft vorhanden sein.

Dies bietet Intensivpflegenden hierzulande in dem derzeitigen Professionalisierungsprozess eine Perspektive, in der unterschiedliche Qualifikationen und Kompetenzen patientenorientiert in der Praxis eingesetzt werden können und Personalentwicklung in einem kontinuierlichen Lernprozess geplant und unterstützt werden kann. Durch die direkte Zusammenarbeit und Partizipation von intensivpflegerisch spezialisierten Pflegewissenschaftlern und Pflegepraktikern kann die Kluft zwischen Pflegewissenschaft und Pflegepraxis geschlossen werden. Intensivpatienten profitieren von evidenzbasierter Pflege, die sich an den jeweiligen Bedürfnissen der Patienten orientiert. Dies bedeutet einen Perspektivwechsel vorzunehmen und die Patientensituation in den Mittelpunkt zu stellen.

Gleichzeitig könnte durch weitergehende Pflegeforschung die Beziehung von pflegerischer Kompetenz im Zusammenhang mit der Versorgungsqualität der Patienten aufgezeigt werden. Sollte dieser Prozess in den deutschsprachigen Ländern gelingen, könnten Handlungsspielräume für weiterqualifizierte und spezialisierte Intensivpflegepersonen wissenschaftsfundiert dargestellt werden, um dann auch auf rechtlicher Ebene ausgehandelt und eingefordert zu werden. Dies würde durchaus dazu beitragen, die Berufszufriedenheit der Pflegenden zu erhöhen und den hochkompetenten Intensivpflegenden die Anerkennung in unserer Gesellschaft zukommen zu lassen, die sie verdienen.

Lothar Ullrich
Vorsitzender
Deutsche Gesellschaft für Fachkrankenpflege und Funktionsdienste e. V.
Februar 2020

Vorwort

Dieses Buch ist ein Tribut an alle Pflegenden der Akut- und Intensivpflege, die überall auf der Welt Patienten versorgen. Es basiert auf dem Engagement der American Association of Critical-Care Nurses (AACN), die jahrzehntelang an der Entwicklung eines konzeptuellen Rahmens für die Pflegepraxis, das AACN-Synergiemodell, gearbeitet hat. Zweck dieses Buches ist es, Pflegefachpersonen das klinische Wissen zu vermitteln, das sie für die praktische Anwendung des Synergiemodells benötigen, und sie auf die von der AACN angebotenen Zertifizierungsprüfungen vorzubereiten. Die neue Auflage wurde um wichtige Inhalte ergänzt. Da das Synergiemodell immer mehr Anwendung findet, wurden Kapitel hinzugefügt. Sie zeigen, wie das Modell in nicht-intensivmedizinischen Bereichen genutzt werden kann. So wurden beispielsweise die Kapitel zur Integration des Modells in den perioperativen und ambulanten Bereich ergänzt. Des Weiteren beinhaltet diese Auflage Kapitel zur Anwendung des Modells in den Bereichen klinische Pflegepraxis, Pflegemanagement, Pflegeforschung und Einarbeitung neuer Pflegefachpersonen. Zudem dient es als Basis für Projekte zum Erwerb eines Doctor of Nursing Practice, für die Ermittlung des Akutheitsgrads von Patienten und für den Erhalt der Magnet-Zertifizierung durch das American Nurses Credentialing Center, einem Qualitätssiegel für gute Arbeitsbedingungen für Pflegende und eine hervorragende Patientenversorgung. Ein Kapitel verknüpft die Inhalte des Synergiemodells mit der Entwicklung des Konsensusmodells für Advanced Practice Registered Nurses.

Teil I, der ein Kapitel umfasst, gibt einen kurzen geschichtlichen Überblick über die Entwicklung des Synergiemodells und die patienten- und pflegespezifischen Charakteristika, die dem Modell zugrunde liegen. Kapitel 1 macht die Leserinnen und Leser dieses Buches mit den Grundlagen vertraut, damit sie die in den nachfolgenden Kapiteln dargelegten Konzepte besser verstehen. Die Kapitel in Teil II konzentrieren sich auf die einzelnen im Synergiemodell dargelegten patientenspezifischen Charakteristika und stellen Fallstudien vor, in denen die praktische Anwendung des Modells verdeutlicht wird. Die Kapitel in Teil III stellen die pflegespezifischen Charakteristika und ihre Anwendung in der Praxis in den Mittelpunkt. Teil IV schließlich beinhaltet Kapitel, die sich mit der Anwendung des Synergiemodells in verschiedenen klinischen und nicht-klinischen Bereichen beschäftigen.

Wir danken den Autoren der zweiten Auflage dieses Buches für ihre wertvollen Beiträge. Dieses Buch wurde herausgegeben, damit die Leserinnen und Leser ein tieferes Verständnis davon gewinnen, was das Synergiemodell für die Pflegeexzellenz ist. Es dient auch als Referenz für diejenigen, die das Modell praktisch anwenden, und für diejenigen, die ihre praktische Arbeit auf ein theoretisches Fundament stellen wollen.

Sonya R. Hardin
Roberta Kaplow

Danksagung

Wir danken allen Autoren für ihre herausragenden Beiträge zu diesem Buch. Ohne ihre Expertise wäre diese Arbeit nicht möglich gewesen.

Unser aufrichtiger Dank gilt auch der American Association of Critical-Care Nurses (AACN) und der AACN Certification Corporation für ihre Erlaubnis, die grafische Darstellung des Synergiemodells zu nutzen, und für ihr Engagement, die Patientenversorgung durch zertifizierte Praxis zu optimieren. Carol Hartigan verdient unsere Wertschätzung für ihren beständigen Scharfblick bei der Integration des Synergiemodells in die zertifizierte Praxis.

Des Weiteren danken wir Teresa Reilly und Juna Abrams von Jones & Bartlett Learning sowie Escaline Charlette Aarthi von S4Carlisle, die sich um das Tagesgeschäft wie das Lektorat, den Satz und das Korrekturlesen gekümmert haben.

Zu guter Letzt gilt unser besonderer Dank unseren Familien und Freunden, die uns bei der Produktion dieses Werks unterstützt haben. Ihre Hilfe und ihr Zuspruch haben uns geholfen, dieses Buch fertigzustellen.

Sonya R. Hardin
Roberta Kaplow

Teil I: Entwicklung des Synergiemodells

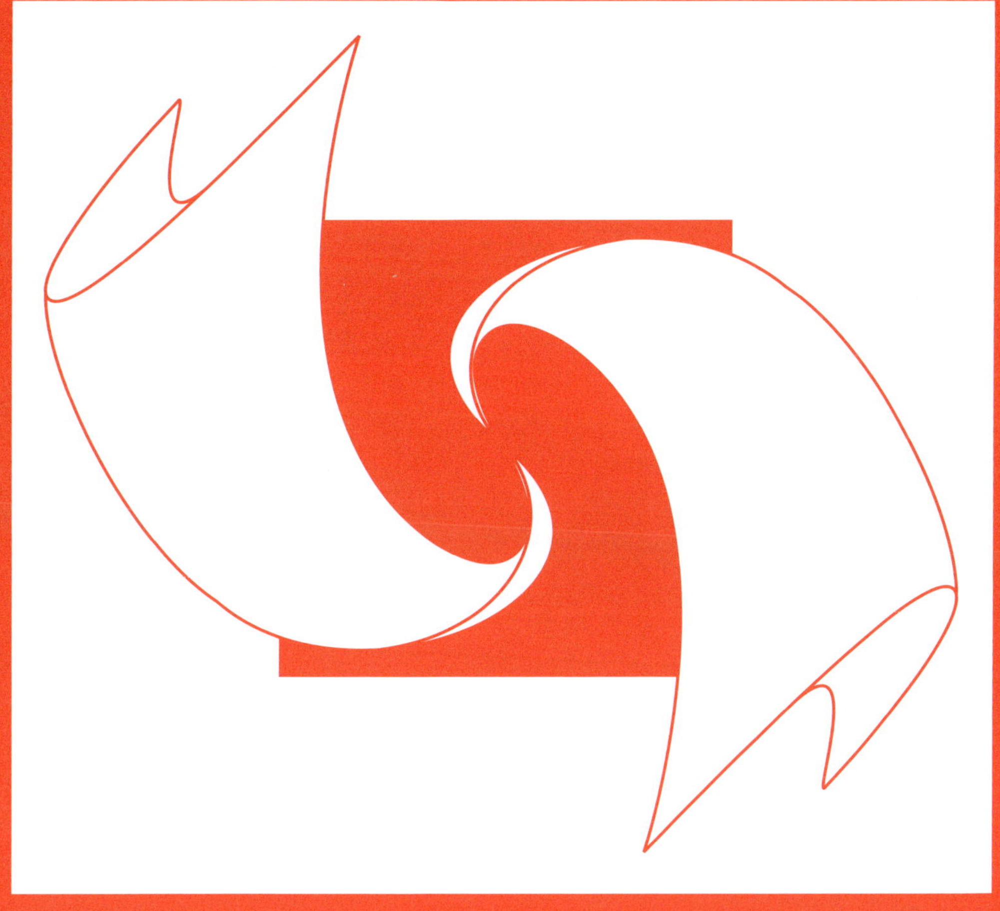

1 Vorstellung des Synergiemodells

Mary Frances D. Pate

Das Synergiemodell zur Patientenversorgung der American Association of Critical-Care Nurses (AACN) wurde in den 1990er Jahren als Leitfaden für die Zertifizierung von Pflegefachpersonen entwickelt. Seit seiner Konzeption wird es in immer mehr Bereichen eingesetzt. So dient es beispielsweise als Fundament für weitere Zertifizierungsprüfungen, Pflegelehrpläne für Bachelor- und Masterstudierende sowie als Berufspraxismodell im Klinikbereich. Außerdem orientieren sich an ihm Projekte zum Erwerb eines Doctor of Nursing Practice (DNP) und Dissertationen zum Erwerb eines PhD, des wissenschaftlichen Doktorgrads. In diesem Kapitel wird beschrieben, wie das Synergiemodell entstanden ist und warum es in der Pflege eine immer bedeutendere Rolle spielt.

1.1 Meine persönliche Entdeckung des Synergiemodells

Meinen ersten leidigen Kontakt mit Pflegetheorien, konzeptuellen Rahmen und Pflegemodellen hatte ich während meines Bachelor-Pflegestudiums. Später dann, als ich mit dem Masterstudium begann, wurde ich aufgefordert (oder eher genötigt), ein Modell zu wählen, das als Grundlage für meine pflegerische Praxis dienen sollte. Verstehen Sie mich bitte nicht falsch. Es ist unerlässlich, eine Grundlage für die eigene pflegerische Praxis zu haben, doch aus meiner damaligen Perspektive taugte kein einziges Modell für die „reale Welt" der Akut- und Intensivpflege. Ich erfüllte die Anforderungen für meinen Masterabschluss, indem ich wahllos irgendeine Pflegetheorie wählte und diese für meine Praxis passend machte. Für meine Promotionsarbeit verwendete ich eine Theorie, die sich nicht auf die Pflege bezog und zu der ich während meiner Verteidigung vom Dekan ausführlich befragt wurde.

Die Jahre vergingen und durch meine Mitgliedschaft in der American Association of Critical-Care Nurses (AACN) lernte ich das Synergiemodell zur Patientenversorgung kennen. Nachdem ich in das Modell eingeführt worden war, wurde mir klar, dass es absolut Sinn macht, weil es die Realität, die ich als Pflegefachperson im intensivmedizinischen Bereich erlebt hatte, widerspiegelte. Es war, als hätte sich alles geordnet, als wäre Licht ins Dunkel gebracht worden und als hätte nun alles seine Richtigkeit. Letztendlich hatte ich *mein* Modell für die Pflegepraxis gefunden und durch Gespräche, die ich im Laufe der Jahre mit Pflegenden im akut- und intensivmedizinischen Bereich geführt habe, wurde deutlich, dass andere es ebenfalls als perfekt für die *wirkliche* Pflegepraxis empfanden.

1.2 Entwicklung des Synergiemodells

Die AACN strebte ein System der Gesundheitsversorgung an, das durch die Bedürfnisse der Patienten und ihrer Angehörigen bestimmt wird, in dem Pflegende optimal zu den Patientenergebnissen beitragen (AACN Certification Corporation, 2015a; AACN, 2015a) und in dem die berufliche Zertifizierung eher auf dem Zusammenwirken (Synergie) zwischen Patienten und Pflegenden beruht, als auf dem Erfüllen einer Reihe von Aufgaben (Curley, 1998). Anfang der 1990er Jahre, als das Modell entwickelt wurde, erschien ein solcher Gedanke unkonventionell, da die Zertifizierung zur Intensivpflegefachperson auf den Stunden, die man im intensivmedizinischen Bereich gearbeitet hatte, der Anzahl und Art der durchgeführten Aufgaben und einer Untersuchung der Organsysteme basierte. Die Praxis der Pflege wurde neu konzipiert und war mehr als bloß die Summe ihrer Teile.

Wissenschaftliche Untersuchungen der realen Pflegepraxis und die Analyse und Validierung der Ergebnisse durch ein Gremium von Pflegeexperten bildeten die Grundlage für die Entwicklung des Synergiemodells (**Tab. 1-1**) (AACN Certification Corporation, 2015b; AACN, 2015b). Dieses Gremium war der Auffassung, dass spezifische Charakteristika der Pflegenden die Kompetenzen für zertifizierte Praxis bestimmen (Caterinicchio, 1995) und dass es wichtig ist, zertifizierte Praxis mit den Ergebnissen, die Patienten erzielen, in Beziehung zu setzen.

Das Synergiemodell dient heute als organisatorischer Rahmen für die von der AACN durchgeführten Zertifizierungsprüfungen zu verschiedenen Pflegequalifikationen wie Critical Care Registered Nurse (CCRN®), Progressive Care Nurses (PCCN®) oder Acute Care Nurse Practitioners/Adult-Gerontology (ACNP-AG®) und Acute Care Clinical Nurse Specialist/Adult-Gerontology (ACCNS-AG®). Die Rezertifizierung durch den Erwerb von Synergy CERPs (Continuing Education Recognition Points) in den CCRN- und PCCN-Prüfungen ermöglicht zertifizierten Pflegefachpersonen, ihr Engagement für fortgesetzte Kompetenz in der Pflegepraxis durch Integration des Synergiemodells in den Rezertifizierungsprozess zu demonstrieren.

1.3 Grundprinzipien des Synergiemodells

Pflegende unterstützen Patienten und Angehörige in Krisenzeiten auf ihrer „Reise“ durch das Gesundheitssystem. Das Synergiemodell basiert auf dem Grundprinzip, dass optimale Ergebnisse für Patienten und Angehörige erzielt werden, wenn die Bedürfnisse der Patienten mit den Kompetenzen der Pflegenden korrespondieren (Curley, 2007). Die im Folgenden aufgeführten Grundprinzipien bilden die Basis für eine Partnerschaft zwischen Patient und Pflegefachperson. Sie liefern den Kontext für ein umfassenderes Verständnis dieser sich gegenseitig bedingenden Beziehung – wenn die Bedürfnisse und Merkmale des Patienten, die Klinikabteilung oder -station, auf der sich der Patient befindet, und das Versorgungssystem insgesamt mit den Kompetenzen der Pflegefachperson harmonieren, entsteht Synergie (AACN Certification Corporation, 2015a).

1. Der Patient bildet eine biologische, soziale und spirituelle Einheit, die sich in einem bestimmten Entwicklungsstadium befindet. Der Patient ist in seiner Gesamtheit (Körper, Seele, Geist) zu betrachten.
2. Patienten, Angehörige und das Umfeld leisten ihren Beitrag zur Bereitstellung eines Kontextes für die Beziehung zwischen Pflegenden und Patienten.
3. Patienten können anhand von verschiedenen Merkmalen (Bedürfnisse) beschrieben werden. Diese sind miteinander verknüpft,

Tabelle 1-1: Zeitlicher Verlauf der Entwicklung des Synergiemodells zur Patientenversorgung (Daten der AACN Certification Corporation, 2015b)

Jahr	Thema	Beteiligte
1993	Entwicklung eines konzeptuellen Rahmens für zertifizierte Pflegepraxis mit dem Schwerpunkt Bedürfnisse und Charakteristika von Patienten.	Martha A.Q. Curley, Mairead Hickey, Patricia Hooper, Wanda Johanson, Bonnie Niebuhr, Sarah Sanford und Gayle Whitman
1994	Vorstellung des konzeptuellen Rahmens bei den Mitgliedern des AACN National Teaching Institute (NTI).	AACN Certification Corporation Board of Directors
1995	Umfassende und systematische Untersuchung der Pflegepraxis im intensivmedizinischen Bereich unter Anwendung des Synergiemodells als konzeptueller Rahmen.	AACN Certification Corporation; Professional Examination Services (PES)
1995	Überarbeitung des konzeptuellen Modells durch Pflegeexperten.	Martha A.Q. Curley, Duanne Foster-Smith, Deborah Gloskey, Janet Fraser Hale, Teresa Halloran, Sonya R. Hardin, Patricia Hooper, Mairead Hickey, Vickie Keough, Patricia Moloney-Harmon, Kathleen Shurpin und Daphne Stannard
1996	Festlegung optimaler Patientenergebnisse und Indikatoren zur Beurteilung der Versorgungsqualität: 1. Zufriedenheit von Patienten und Angehörigen 2. Rate unerwünschter Ereignisse 3. Komplikationsrate 4. Einhaltung des Entlassungsplans 5. Mortalitätsrate 6. Dauer des Klinikaufenthalts.	Patricia Benner, Melissa Biel, Martha A.Q. Curley, Wanda Johanson, Marion Johnson, Marguerite Kinney, Benton Lutz, Patricia Moloney-Harmon, Alvin Tarlov und Cheri White
1999	Übernahme des Synergiemodells als Rahmen für die Prüfung zur Critical Care Registered Nurse (CCRN).	AACN Certification Corporation Board of Directors
2001–2003 2004 veröffentlicht	Untersuchung der Praxis und Arbeitsanalyse. Prüfung und Präzisierung der pflegespezifischen Charakteristika, um Berufsanfänger im Bereich Intensivpflege, zertifizierte Critical Care Registered Nurses und Advanced Practice Registered Nurses mit zu erfassen.	AACN Certification Corporation; Patricia Atkins, Deborah Becker, Deborah Bingaman, Nancy Blake, Jo Ellen Craghead, Beth Diehl-Svrjcek, Sonya R. Hardin, Melissa Hutchinson, Linda Jackson, Roberta Kaplow, Marthe Moseley, Marlene Roman, Daphne Stannard, Karen Thomason, Darla Ura; Professional Examination Service (PES)
2010	Die Rezertifizierung durch Synergy CERPs (Continuing Education Recognition Points) auf der Basis der im AACN-Synergiemodell dargelegten pflegerischen Kompetenzen wird als primäres Rezertifizierungsprogramm für CCRN- und PCCN-zertifizierte Pflegefachpersonen eingeführt.	AACN Certification Corporation

History of AACN Certification Corporation. Unter: http://www.aacn.org/wd/certifications/content/aboutus.pcms?menu=certification; AACN Certification Corporation. (2003). *CCRN: certification for adult, pediatric and neonatal critical care nurses* [CCRN Job Analysis]. Unter: http://www.aacn.org/wd/certifications/docs/executivesummaryjob-analysis03.pdf; Curley, M.A. Q. (1998). Patient-nurse synergy: Optimizing patients' outcomes. *American Journal of Critical Care*, 7(1), 64–72; Muenzen, P. M., Greenberg, S. & Pirrol, K. A. (2004). Final report of a comprehensive study of *critical care nursing practice*. Unter: http://www.certcorp.org/certcorp.nsf/certcerp.ccrn)

bedingen sich gegenseitig und können nicht isoliert betrachtet werden.

4. Pflegende können anhand von verschiedenen Merkmalen (Kompetenzen) beschrieben werden. Diese sind miteinander verknüpft und zeichnen ein Profil der jeweiligen Pflegefachperson.
5. Ein Ziel der Pflege ist die Wiederherstellung eines vom Patienten definierten Grades an Wohlbefinden. Tod kann ein akzeptables Ziel sein, bei dem die pflegerische Betreuung darauf ausgerichtet ist, dem Patienten einen friedlichen Tod zu ermöglichen.

1.4 Merkmale und Bedürfnisse von Patienten

Das Synergiemodell stellt die Perspektive von Patienten und Angehörigen in den Mittelpunkt. Entscheidend ist, diese zu kennen und zu verstehen und dabei verschiedene Merkmale und Bedürfnisse aus dem physischen, sozialen, psychischen und spirituellen Bereich zu berücksichtigen. Die Merkmale und Bedürfnisse können bei akut oder kritisch kranken Patienten entlang eines Kontinuums von Gesundheit bis Vulnerabilität beschrieben werden (**Tab. 1-2**) (AACN Certification Corporation, 2015a). Ein Genesung förderndes Umfeld entsteht dann, wenn die Pflege und Betreuung vom Patienten bestimmt wird und Patienten und Angehörige im Zentrum stehen (AACN Certification Corporation, 2015a).

Tabelle 1-2: Merkmale und Bedürfnisse von Patienten, die für Pflegende von Bedeutung sind

Resilienz	Die Fähigkeit, anhand von kompensatorischen Bewältigungsmechanismen zu einem wiederhergestellten Funktionsgrad zurückzukehren; die Fähigkeit, sich nach einer Krise schnell zu erholen.
Vulnerabilität	Die Empfänglichkeit bzw. Anfälligkeit für real bestehende und potenzielle Stressoren, die das Patientenergebnis negativ beeinflussen können.
Stabilität	Die Fähigkeit, einen Zustand des Gleichgewichts aufrechtzuerhalten.
Komplexität	Die komplexe Verflechtung von zwei oder mehr Systemen (z. B. Körper, Familie, Therapie).
Ressourcen	Ausmaß der Ressourcen (z. B. technische, finanzielle, persönliche, psychische, soziale Ressourcen), die Patienten, Angehörige und das Umfeld mit in die Situation bringen.
Partizipation an der Gesundheitsversorgung	Ausmaß, in dem sich Patienten und Angehörige in Versorgungsaspekte einbringen.
Partizipation an Entscheidungsprozessen	Ausmaß, in dem sich Patienten und Angehörige in Entscheidungsprozesse einbringen.
Prognostizierbarkeit	Zusammenfassendes Kriterium, das einen bestimmten Krankheitsverlauf erwarten lässt.

(Modifiziert nach AACN Certification Corporation. (2015a). *The AACN Synergy Model for Patient Care.* Unter: http://www.aacn.org/wd/certifications/content/synmodel.pcms?menu=. Mit freundlicher Genehmigung der © 2015 American Association of Critical-Care Nurses.)

1.5 Merkmale und Kompetenzen von Pflegenden

Im Synergiemodell werden Merkmale von Pflegenden beschrieben, die Wissen, Kompetenz, Erfahrung und ein bestimmtes Verhalten widerspiegeln und erforderlich sind, um die Bedürfnisse von Patienten und Angehörigen zu erfüllen. Die Merkmale der Pflegenden leiten sich von den Bedürfnissen der Patienten ab. Letztere bestimmen, welche Kompetenzen erforderlich sind und über welchen Kompetenzgrad Pflegende verfügen müssen, um bestmögliche Ergebnisse zu erzielen und kritisch Kranke optimal pflegen und betreuen zu können (**Tab. 1-3**) (AACN Certification Corporation, 2015a).

1.6 Zertifizierte Pflegepraxis

Das Synergiemodell dient als Leitlinie für zertifizierte Pflegepraxis, hat aber darüber hinaus auch weitreichende Auswirkungen auf die Praxis der Pflege selbst und auf das Team, das Patienten versorgt.

Studien sind erforderlich, um die Beziehung zwischen Patientenergebnissen und zertifizierter Pflegepraxis näher zu beleuchten. Es wird für Pflegende auch in Zukunft wichtig sein, diese Beziehung und den herausragenden Beitrag der Pflege herauszustellen – unabhängig davon, wo Patientenversorgung stattfindet. Forschungsgelder sollten verwendet werden für die Sammlung von Daten zu Ergebnissen, die Patienten, Pflegende und das Gesundheitssystem erzielen (gemäß Definition des Synergiemodells) (**Abb. 1-1**) in Bereichen, in denen viele zertifizierte Pflegefachpersonen arbeiten – im Vergleich zu ähnlichen Bereichen, in denen das nicht der Fall ist (Curley, 2007). Diese Daten könnten die stetige Verbesserung und Validierung des Synergiemodells unterstützen.

1.7 Synergie über die Akut- und Intensivpflege hinaus

Das Synergiemodell wurde ursprünglich für die pflegerische Versorgung akut und kritisch kranker Patienten konzipiert. Jedoch hat es im Laufe der Jahre auch außerhalb dieser Bereiche an Popularität gewonnen. Lehrkräfte, die Pflegende ausbilden, haben sich an diesem Modell orientiert, um Lehrpläne für Bachelor- und Masterstudiengänge zu entwickeln und einzuführen, während Lehrkräfte, die Pflegende in Krankenhäusern schulen, es zur Entwicklung von Programmen zur Einarbeitung neuer Mitarbeiter, zur Praxisanleitung und zur Weiterbildung nutzen. Pflegende in den verschiedenen praktischen Versorgungsbereichen und Pflegeexperten (Advanced Practice Nurses) haben das Modell genutzt, um die Versorgung von spezifischen Patientenpopulationen und Krankheitsprozessen zu verbessern. Gesundheitsversorgungsteams haben sich an dem Modell orientiert, um besser zusammenarbeiten und optimale Pflegeübergaben und Patientenverlegungen gewährleisten zu können. Führungskräften dient es als Basis für Produktivität und für die Ermittlung der Anzahl an Pflegenden, die für eine optimale Patientenversorgung erforderlich sind.

1.8 Fazit

Das Synergiemodell der American Association of Critical-Care Nurses (AACN) zur Patientenversorgung kann Pflegenden als Leitfaden für die berufliche Weiterentwicklung dienen. Es könnte ein Katalysator dafür sein, die wirklichen Bedürfnisse und Merkmale von Patienten entdecken und über Bereiche zur Verbesserung der eigenen Praxis nachdenken zu wollen. Meiner Erfahrung nach spiegelt das Modell die tagtägliche Realität der Pflegepraxis wider,

Tabelle 1-3: Kompetenzen von Pflegenden, die für Patienten, Stationen/Abteilungen in Krankenhäusern und das Gesundheitssystem von Bedeutung sind

Klinisches Urteilsvermögen	Klinische Argumentation, zu der klinische Entscheidungsprozesse, kritisches Denken und ein globales Erfassen der Situation gehören, gekoppelt mit Pflegekompetenzen, die durch Integration formellen und informellen empirischen Wissens und evidenzbasierter Leitlinien erworben wurden.
Anwaltschaftliches und moralisches Handeln	Arbeit im Namen anderer und Vertretung der Belange von Patienten, Angehörigen und Umfeld; Funktion als moralisch handelnde Person bei der Erkennung und Unterstützung zur Lösung ethischer und klinischer Belange innerhalb und außerhalb des Klinikbereichs.
Fürsorgliches Verhalten	Konstellation pflegerischer Tätigkeiten, die den individuellen Patienten und seine Angehörigen in den Mittelpunkt stellen und eine anteilnehmende und therapeutische Umgebung schaffen, mit dem Ziel, Wohlbefinden zu fördern und Leiden zu verhindern. Dieses fürsorgliche Verhalten beinhaltet unter anderem Wachsamkeit, Engagement und Reaktionsbereitschaft.
Zusammenarbeit	Zusammenarbeit mit anderen (Patienten, Angehörigen und anderen an der Gesundheitsversorgung Beteiligten) in einer Weise, die den Beitrag aller zum Erreichen optimaler/realistischer Ziele für Patienten und Angehörige fördert. Dazu zählt die intra- und interdisziplinäre Zusammenarbeit mit Kollegen und dem Umfeld.
Systemisches Denken	Nutzung von Kenntnissen und Instrumenten, um alle für Patienten, Angehörige und Personal verfügbaren Ressourcen innerhalb bzw. außerhalb des Gesundheitssystems zu mobilisieren.
Umgang mit Vielfalt	Die Sensibilität, Unterschiede zu erkennen, zu respektieren und sie in die pflegerische Versorgung zu integrieren. Beispiele hierfür sind individuelle und kulturelle Eigenarten, spirituelle Überzeugungen, Geschlecht, ethnische Zugehörigkeit, Behinderung, Familienkonstellation, Lebensweise, sozioökonomischer Status, Alter, Werte, alternative Therapieformen.
Klinisches Hinterfragen Innovator/Evaluator	Der beständige Prozess des Infragestellens und Bewertens der Praxis und der Bereitstellung einer auf Information beruhenden Praxis. Veränderung der Praxis durch Umsetzung von Forschungsergebnissen und von empirischem (auf Erfahrung beruhendem) Lernen.
Förderliches Begleiten	Die Fähigkeit, Lernen für Patienten/Angehörige, Pflegende, andere Mitglieder des Versorgungsteams und das Umfeld zu ermöglichen. Dazu gehört sowohl formelles als auch informelles förderliches Begleiten.

Modifiziert nach AACN Certification Corporation. (2015a). *The AACN Synergy Model for patient care.* Unter: http://www.aacn.org/wd/certifications/content/synmodel.pcms?menu=certification. Modifiziert mit freundlicher Genehmigung der © 2015 American Association of Critical-Care Nurses.

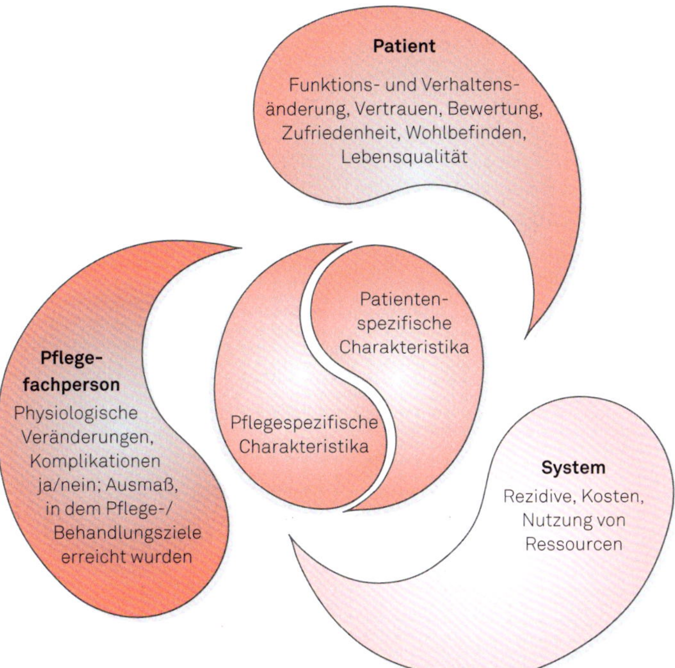

Abbildung 1-1: Das Synergiemodell skizziert drei Ergebnisebenen: Ergebnisse aufseiten des Patienten, Ergebnisse aufseiten der Pflegefachperson und Ergebnisse aufseiten des Gesundheitssystems

Übernommen aus Curley, M. A. Q. (1998). Patient-nurse synergy: Optimizing patients' outcomes. *American Journal of Critical Care,* 7(1), 64–72. Mit freundlicher Genehmigung der © 1998 American Association of Critical-Care Nurses.

und dieser Eindruck wurde mir von vielen Kolleginnen und Kollegen bestätigt. Einer von ihnen bezeichnete es als das „Ja-Klar-Modell der Pflegepraxis" (C. Hartigan in einem persönlichen Gespräch am 10. November 2015). Diese Resonanz beruht vielleicht auf der Tatsache, dass es von „wirklichen Pflegefachpersonen" für „wirkliche Pflegefachpersonen" im Bemühen um eine exzellente Versorgung mit dem Ziel positiver Patientenergebnisse geschrieben und validiert wurde.

1.9 Literatur

AACN. (2015a). *Key statements, beliefs and philosophies behind the American Association of Critical-Care Nurses (AACN).* Retrieved from https://www.aacn.org/nursing-excellence/aacn-standards/mission-and-values

AACN. (2015b). *Scope and Standards for Acute and Critical Care Nursing Practice.* Aliso Viejo, CA: AACN Critical Care Publications.

AACN Certification Corporation. (2003). *CCRN—certification for adult, pediatric and neonatal critical care nurses* [CCRN Job Analysis]. Retrieved from http://www.aacn.org/wd/certifications/docs/executivesummaryjobanalysis03.pdf

AACN Certification Corporation. (2015a). *The AACN Synergy Model for patient care.* Retrieved from http://www.aacn.org/wd/certifications/content/synmodel.pcms?menu=certification

AACN Certification Corporation. (2015b). *History of AACN Certification Corporation.* Retrieved from http://www.aacn.org/wd/certifications/content/aboutus.pcms?menu=certification

Caterinicchio, M. (1995). Redefining nursing according to patients' and families' needs: An evolving concept. *AACN Clinical Issues, 6*(1), 153-156. https://doi.org/10.1097/00044067-199502000-00019

Curley, M. A. Q. (1998). Patient-nurse synergy: Optimizing patients' outcomes. *American Journal of Critical Care, 7*(1), 64–72. https://doi.org/10.4037/ajcc1998.7.1.64

Curley, M. A. Q. (2007). *Synergy: The unique relationship between nurses and patients.* Indianapolis, IN: Sigma Theta Tau International.

Muenzen, P. M., Greenberg, S. & Pirrol, K. A. (2004). *Final report of a comprehensive study of critical care nursing practice.* Retrieved from http://www.certcorp.org/certcorp.nsf/certcerp.ccrn

Teil II:
Patientenspezifische Charakteristika

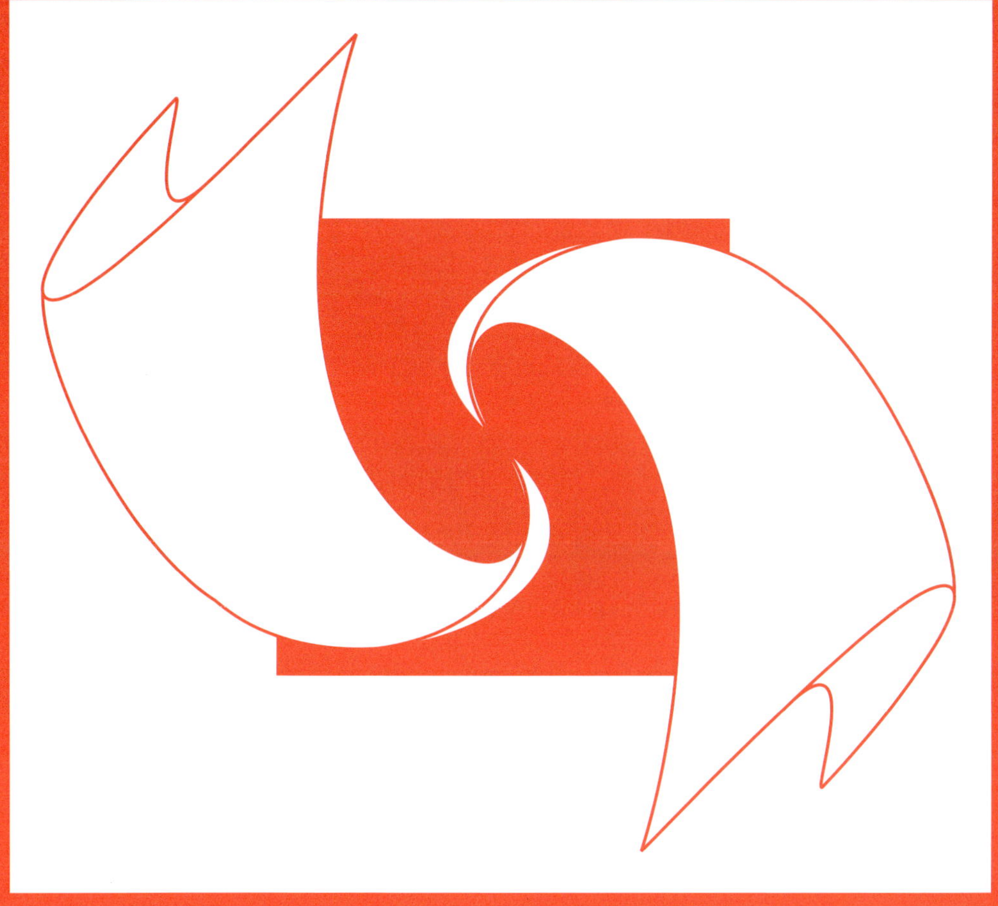

2 Resilienz

Roberta Kaplow

Warum erholen sich manche Patienten von schweren Krankheiten, überwinden Krisen (Grünberg, Verocay, Rébori & Amaral, 2005) und nehmen ihr Leben wieder auf, während andere mit starken Einschränkungen zu kämpfen haben (Mancini & Bonanno, 2009)? Häufig erzielen Patienten mit ähnlicher Krankheit und Therapie unterschiedliche Ergebnisse. Warum gehen sie so verschieden mit ähnlich gelagerten Krisen, Krankheiten und Ereignissen um? Warum sind manche Patienten in der Lage, das Leid und die Belastungen, die damit verbunden sind, zu überwinden (Kosman, 2001–2015)? Der Grund hierfür ist Resilienz.

Resilienz wird definiert als die Fähigkeit, Stress und Katastrophen standzuhalten, um zu überleben (Kosman, 2001–2015) oder als die Fähigkeit eines Menschen, sich an die Situation, die infolge eines Traumas, einer Krise oder ständiger Belastung entstanden ist, anzupassen (Christensen, 2011). Resilienz wurde auch beschrieben als „positive Adaption oder als Fähigkeit zur Bewahrung oder Wiedererlangung psychischer Gesundheit trotz widriger Umstände" (Herrman et al., 2011, S. 258).

Alternativen zu Resilienz nach erlebtem Verlust sind chronische Dysfunktion (charakterisiert durch anhaltende und einschränkende Symptome) und Genesung (charakterisiert durch Symptome, die langsam abklingen) (Mancini & Bonanno, 2009).

In den letzten Jahren wurde das Thema Resilienz in unterschiedlichen Kontexten unerwünschter Ereignisse untersucht. Beispiele hierfür sind Verarmung, gewalttätiges Umfeld, Missbrauch, Not leidende Familien und Krankheit mit hoher Morbidität und Mortalität (Grünberg et al., 2005).

Eine Reihe von Faktoren fördern oder verbessern die Resilienz eines Patienten. Dazu zählen eine intakte Familie, Freunde, ein unterstützendes soziales Netz und andere protektive Faktoren im Umfeld eines Menschen (Grünberg et al., 2005).

Bei Krebspatienten sind es nachweislich demografische Variablen, individuelle Eigenschaften (z.B. Hoffnung, positive Haltung, Motivation und Optimismus), soziale Unterstützung und Spiritualität, die einen Einfluss auf den Umgang mit Krisen haben. Liegen begünstigende Faktoren vor, sind Patienten, bei denen erstmals Krebs diagnostiziert wurde, in der Lage, sich den Herausforderungen einer lebensbedrohlichen Krankheit und den Problemen, die mit ihrer Behandlung verbunden sind, zu stellen (Molina et al., 2014). Patienten mit neu diagnostizierter Krebserkrankung, die einen höheren Grad an Resilienz aufweisen, leiden weniger unter der Diagnose, verfügen über bessere Bewältigungsstrategien und haben eine höhere Lebensqualität (Kenne Saremalin, Browall, Persson, Fall-Dickson & Gaston-Johansson, 2013). Während und nach der Therapie gewöhnen sich diejenigen, die überleben, an ein „neues Normal" (Molina et al., 2014).

Optimismus und Zufriedenheit mit der Therapieerfahrung korrelieren mit weniger Stress während der Behandlung und bis zu sechs Jahre danach bei Frauen mit Mammakarzinom (Lam et al., 2010; Lam, Shing, Bonanno, Mancini & Fielding, 2012) und mit Kolorektal- oder rezidivierendem Ovarialkarzinom (Hou, Law, Yin & Fu, 2010; Ponto, Ellington, Mellon & Beck, 2010). Bei Patienten mit neu diagnostizierten Karzinomen im Kopf- und Halsbereich hatten Optimismus und Bewältigungsstrategien einen Einfluss auf das Tumorwachstum (Llewellyn et al., 2013). Effektive Bewältigungsstrategien stehen in positivem Zusammenhang mit Resilienz und mit den Ergebnissen, die nach Brust- und Leberkrebstherapien erzielt werden (Fan & Eiser, 2012; Silva, Crespo & Canavarro, 2012).

2.1 Resilienz und Patientenergebnisse

Wie bereits erwähnt, besteht eine positive Beziehung zwischen Resilienz und den Ergebnissen, die Patienten erzielen. Beispielsweise hatten Patienten nach einem Trauma (z.B. durch einen Fahrzeugunfall, Sturz oder tätlichen Angriff), die vor Beginn ihrer traumabedingten Rehabilitationsmaßnahme höhere Resilienzgrade aufwiesen, seltener psychische Probleme wie posttraumatische Belastungsstörungen oder Depressionen und erholten sich im Allgemeinen besser (deRoon-Cassini, Rusch, Mancini & Bonanno, 2010; Quale & Schanke, 2010; White, Driver & Warren, 2011). Andere Daten stützen die These einer umgekehrten Beziehung zwischen Resilienz und Depressionen (Engmann, 2013).

Es zeigte sich zudem, dass eine positive Beziehung zwischen Resilienz und dem Überleben nach einer Blutstammzelltransplantation besteht. So wurden insbesondere bei Patienten mit niedrigem Resilienzgrad gravierendere Formen einer Graft-versus-Host-Reaktion, niedrigere Leistungswerte, höhere Fehlzeiten am Arbeitsplatz und häufiger bleibende Schäden nachgewiesen (Rosenberg, 2015).

Pflegende müssen das Kriterium Resilienz berücksichtigen, wenn sie Patienten mit lebensbedrohlichen Krankheiten betreuen. In einer kürzlich veröffentlichten systematischen Übersichtsarbeit wurden zehn soziodemografische Faktoren ermittelt, die das Krankheitsrisiko beeinflussen. Dazu zählten Geschlecht, Einkommen, Beschäftigungsstatus, Bildungsgrad, Alter, Familienstand, persönliche Überzeugungen, Gesundheitszustand, Wohngegend und soziale Beziehungen. Besonders Patienten mit niedrigem Einkommen zeigten ein erhöhtes Risiko für kardiovaskuläre Erkrankungen, höhere Mortalitätsraten und eine schlechtere psychische Gesundheit. Bei Patienten mit höherem Bildungsgrad wurden „gesündere Verhaltensweisen" festgestellt. Der Beschäftigungsstatus hatte einen Einfluss auf die psychische Gesundheit (Glonti et al., 2015). Auf Resilienz fokussierte Interventionen sind von entscheidender Bedeutung, um bessere Ergebnisse für Patienten zu erzielen.

2.2 Definition

Die Definition von Resilienz entsprechend dem Synergiemodell lautet: „die Fähigkeit des Patienten, durch Nutzung von Kompensations- und Bewältigungsstrategien zu einem wiederhergestellten Funktionsgrad zurückzukehren" (American Association of Critical-Care Nurses [AACN], 2015). Patienten mit einem niedrigen Resilienzgrad (Grad 1) können nicht reagieren. Sie haben keine Kompensations- und Bewältigungsstrategien, verfügen nur über geringe Reserven und sind fragil. Patienten mit einem Resilienzgrad 3 gelten als moderat widerstandsfähig. Sie können moderat reagieren, in gewissem Maß kompensieren und verfügen über einige Reserven. Patienten mit Resilienzgrad 5 gelten als äußerst widerstandsfähig. Sie können akut und langfristig reagieren und verfügen über intakte Kompensationsmechanismen, starke Reserven und Ausdauer (AACN,

2015). Eine sehr resiliente Person ist in der Lage, Stärke zu kultivieren, um potenziell schwierige Situationen oder Bedingungen zu meistern. Dies bedeutet, dass sie sich bereits in der Vergangenheit an Stressoren angepasst hat. Die Daten stützen die These, dass jeder Mensch „eine angeborene Fähigkeit zu Resilienz" hat (Henderson, 2014, S. 258).

2.3 Resilienzfördernde Faktoren

Studien mit Kindern haben gezeigt, dass Faktoren wie Temperament, eine fürsorgliche Betreuung und gesunde Bindungen Resilienz begünstigen. Faktoren wie emotionale Unterstützung, Beistand durch andere Familienmitglieder und Freunde, praktische Hilfe, spirituelle Aktivitäten und religiöse Überzeugungen fördern die Resilienz von Kindern, die einen Elternteil verloren haben. Menschen mit Behinderung sind in der Lage, sich wieder aufzurichten und ihre Krankheit anzunehmen, wenn sie ihren Verlust durch etwas Positives und Verständnis für sich selbst ersetzen können (DeChesnay, Wharton & Pamp, 2005; Rutter, 2013).

Bei Patienten mit präterminaler Niereninsuffizienz wurde Resilienz durch Geschlecht, Beschäftigungsstatus, Diabetes und gesundheitsförderndes Verhalten beeinflusst. Faktoren, die bei Patienten mit beginnender chronischer Nierenerkrankung die Resilienz beeinflussten, waren Beschäftigungsstatus und gesundheitsförderndes Verhalten. Bei Patienten mit einem hohen Risiko für eine chronische Nierenerkrankung waren es Bildungsgrad, Geschlecht, Ernährungszustand, Beschäftigungsstatus, Selbstverwirklichung und gesundheitsförderndes Verhalten (z.B. adäquate Ernährung, Stressminderung, Sport und ausreichend Freizeit) (Ma et al., 2013).

Weitere Faktoren, welche die Reaktion auf Krisen beeinflussen, sind die Merkmale des Verlusts und das Umfeld des Patienten (Mancini & Bonanno, 2009).

2.4 Rolle von Pflegenden bei der Stärkung von Resilienz

Die Fachliteratur stützt die zentrale Rolle, die Pflegende bei der Stärkung von Resilienz spielen. Grund hierfür ist, dass sie den Patienten helfen, effektiver mit ihrer Krankheit umzugehen. Resilienz stärkende Maßnahmen sind: 1) Patienten aufzuklären, damit sie ihre Krankheit verstehen und lernen, damit zu leben; 2) Patienten eine positive Rückmeldung zu geben und Erfolge zu feiern; 3) Patienten zu motivieren, sich ein soziales Netz aufzubauen und aktiv zu werden (z.B. Teilnahme an einer Selbsthilfegruppe); 4) Anwendung von Techniken zum Stressmanagement und Einbindung von Betreuungspersonen, die Unterstützung bieten (Kosman, 2001–2015).

Auf Grundlage ihrer Daten zu Patienten mit chronischer Nierenerkrankung schlagen Ma et al. (2013) vor, dass Pflegende den Fokus ihrer pädagogischen Bemühungen auf gesundheitsfördernde Verhaltensweisen legen und sich dabei auf die Patienten selbst und die Personen, die sie betreuen, konzentrieren.

Resilienzfördernde Interventionen werden auch für Überlebende von Krebserkrankungen beschrieben. Zu ihnen zählen Stressmanagement, kognitive Verhaltenstherapie und sinnstiftende Maßnahmen. Ergebnisse dieser Interventionen sind weniger Stress, höhere Lebensqualität und mehr Optimismus (Lee, Robin Cohen, Edgar, Laizner & Gagnon, 2006; Loprinzi, Prasad, Schroeder & Sood, 2011).

Fallstudie

Ein 45-jähriger Mann wurde nach einem Fahrzeugunfall ohne Beteiligung Dritter in die Notaufnahme gebracht. Er war mit niedriger Geschwindigkeit gefahren und hatte dabei das Bewusstsein verloren. Anschließend war er von einer am Unfall unbeteiligten Person aus dem Fahrzeug gezogen worden, reagierte jedoch nicht, atmete nicht und hatte keinen tastbaren Puls. Nach Ankunft des Notfallteams wurde er am Unfallort reanimiert und einmal defibrilliert. Danach normalisierte sich seine Kreislaufsituation spontan. Allerdings reagierte der Patient immer noch nicht auf verbale Anweisungen, weshalb er in die nächstliegende Notaufnahme gebracht wurde. Dort wurde ein erhöhter Troponinspiegel festgestellt, und das 12-Kanal-EKG zeigte einen ST-Hebungsinfarkt (STEMI). Nun wurde der Patient in das Herzkatheterlabor gebracht. Dort zeigte sich ein 90 %iger Verschluss der linken Koronararterie (LCA), weshalb er einen Stent erhielt. Seine Körpertemperatur wurde über 24 Stunden hinweg gezielt auf 34 °C heruntergekühlt und anschließend allmählich wieder erhöht.

Dreißig Stunden danach verbesserte sich sein neurologischer Status. Schließlich wurde der Patient von der maschinellen Beatmung entwöhnt und extubiert. Sein neurologischer Status war normal. Während seines Aufenthalts auf der kardiologischen Intensivstation war seine Ehefrau, mit der er seit 19 Jahren verheiratet war, immer an seiner Seite. Unter Anleitung der Pflegenden unterstütze sie die pflegerische Versorgung. Mitglieder der Glaubensgemeinschaft, der das Paar angehörte, kamen häufig zu Besuch.

Schließlich wurde der Patient verlegt und später zur kardialen Rehabilitation aus der Klinik entlassen. Nach einigen Wochen konnte er ohne Beeinträchtigung an seinen Arbeitsplatz zurückkehren.

2.5 Anwendung des Synergiemodells auf die Fallstudie

Dieser Patient zeigte einen hohen Grad an Resilienz. Trotz seines Herzinfarkts und seines Fahrzeugunfalls erholte er sich vollständig und konnte an seinen Arbeitsplatz zurückkehren. Seine Angehörigen führten die Genesung auf die Unterstützung zurück, die sie nach dem akuten Ereignis erhalten hatten, und auf den unverwüstlichen Optimismus, den der Patient tagtäglich bewiesen hatte.

2.6 Beispiele von Resilienzgraden

Hohe Resilienzgrade zeigen Patienten, die sich trotz fortschreitender COPD erholen; Patienten mit Rückenmarksverletzung, die lernen, mit einer Lähmung zu leben; Patienten mit starken Schmerzen, aber geringen Funktionsstörungen oder Einschränkungen; Patienten mit diabetischer Ketoazidose, die nach notfallmäßiger Volumengabe zur Senkung ihres Blutzuckerspiegels und zum Ausgleich ihres Elektrolythaushalts normale Blutzucker- und Elektrolytwerte und ein Säure-Basen-Gleichgewicht erreichen; Patienten, die nach Operationen am offenen Herzen oder anderen komplexen chirurgischen Eingriffen wieder einen hohen Funktionsgrad erzielen.

2.7 Fazit

Patienten und Angehörige, die über einen höheren Grad an Resilienz verfügen, können ein akutes Ereignis wie einen Aufenthalt auf der Intensivstation aufgrund einer lebensbedrohlichen Erkrankung besser bewältigen. Daher müssen Pflegende Faktoren fördern, die die Resilienz dieser vulnerablen Personen stärken, um optimale Ergebnisse zu erzielen.

2.8 Literatur

American Association of Critical-Care Nurses. (2015). *The AACN Synergy Model for patient care.* Retrieved from http://www.aacn.org/wd/certifications/content/synmodel.pcms?menu=certification#Patient

Christensen, M. E. (2011). *Resilience and health outcomes in patients with traumatic injury*. Unpublished Master's thesis, University of North Texas, Denton, TX.

DeChesnay, M., Wharton, R. & Pamp, C. (2005). Cultural competence, resilience, and advocacy. In M. DeChesnay (Ed.), *Caring for the vulnerable. Perspectives in nursing theory, practice, and research* (pp. 31–42). Sudbury, MA: Jones and Bartlett Publishers.

deRoon-Cassini, T. A., Rusch, M. D., Mancini, A. D. & Bonanno, G. A. (2010). Psychopathology and resilience following traumatic injury: A latent growth mixture model analysis. *Rehabilitation Psychology, 55*, 1–11. https://doi.org/10.1037/a0018601

Engmann, B. (2013). Could resilience predict the outcome of psychiatric rehabilitation patients? *Open Journal of Depression, 2*(2), 7–10. https://doi.org/10.4236/ojd.2013.22002

Fan, S. Y. & Eiser, C. (2012). Illness experience in patients with hepatocellular carcinoma: An interpretive phenomenological analysis study. *European Journal of Gastroenterology and Hepatology, 24*, 203–208. https://doi.org/10.1097/MEG.0b013e32834ec184

Glonti, K., Gordeev, V. S., Goryakin, Y., Reeves, A., Stuckler, D., McKee, M., ... Roberts, B. (2015). *PLOS One, 10*(4), e.0123117. https://doi.org/10.1371/journal.pone.0123117

Grünberg, J., Verocay, L., Rébori, A. & Amaral, C. (2005). *The promotion of patient resilience in a pediatric dialysis unit: A case report*. Retrieved from http://www.hektoeninternational.org/documents/thepromotionofpatientresilience.pdf

Henderson, N. (2014). *Resiliency in action*. Retrieved from http://www.resiliency.com

Herrman, H., Stewart, D. E., Diaz-Granados, N., Berger, E. L., Jackson, B. & Yuen, T. (2011). What is resilience? *Canadian Journal of Psychiatry, 56*(5), 258–265. https://doi.org/10.1177/070674371105600504

Hou, W. K., Law, C. C., Yin, J. & Fu, Y. T. (2010). Resource loss, resource gain, and psychological resilience and dysfunction following cancer diagnosis: A growth mixture modeling approach. *Health Psychology, 29*, 484–495. https://doi.org/10.1037/a0020809

Kenne Saremalin, E., Browall, M., Persson, L. O., Fall-Dickson, J. & Gaston-Johansson, F. (2013). Relationship of sense of coherence to stressful events, coping strategies, health status, and quality of life in women with breast cancer. *Psychooncology, 22*, 20–27. https://doi.org/10.1002/pon.2053

Kosman, S. (2001–2015). *Resilience-the secret ingredient of treatment plans*. Retrieved from https://news.aetna.com/resilience-secret-ingredient-treatment-plans

Lam, W. W., Bonanno, G. A., Mancini, A. D., Ho, S., Chan, M., Hung, W. K., ... Fielding, R. (2010). Trajectories of psychological distress among Chinese women diagnosed with breast cancer. *Psychooncology, 19*, 1044–1051. https://doi.org/10.1002/pon.1658

Lam, W. W., Shing, Y. T., Bonanno, G. A. Mancini, A. D. & Fielding, R. (2012). Distress trajectories at diagnosis of breast cancer in relation to 6 years survival. *Psychooncology, 21*, 90–99. https://doi.org/10.1002/pon.1876

Lee, V., Robin Cohen, S., Edgar, L., Laizner, A. M. & Gagnon, A. J. (2006). Meaning-making intervention during breast cancer or colorectal cancer treatment improves self-esteem, optimism, and self-efficacy. *Social Science and Medicine, 62*, 3133–3145. https://doi.org/10.1016/j.socscimed.2005.11.041

Llewellyn, C. D., Horney, D. L., McGurk, M., Weinman, J., Herold, J., Altman, K.,... Smith, H. E. (2013). Assessing the psychological predictors of benefit finding in patients with head and neck cancer. *Psychooncology, 22*, 97–105. https://doi.org/10.1002/pon.2065

Loprinzi, C. E., Prasad, K., Schroeder, D. R. & Sood, A. (2011). Stress management and resilience training (SMART) program to decrease stress and entrance resilience among breast cancer survivors: A pilot randomized clinical trial. *Clinical Breast Cancer, 11*, 364–368. https://doi.org/10.1016/j.clbc.2011.06.008

Ma, L. -C., Chang, H.-J., Lin, Y.-M., Hsieh, H. L., Lo, L., Lin, M.-Y., ... Lu, K. (2013). The relationship between health-promoting behaviors and resilience in patients with chronic kidney disease. *The Scientific World Journal*. Article ID 124973.

Mancini, A. D. & Bonanno, G. A. (2009). Predictors and parameters of resilience to loss: Toward an individual differences model. *Journal of Personality, 77*(6), 1805–1832. https://doi.org/10.1111/j.1467-6494.2009.00601.x

Molina, Y., Yi, J. C., Martinez-Gutierrez, J., Reding, K. W., Yi-Frazier, J. P. & Rosenberg, A. C. (2014). Resilience among patients across the cancer continuum: Diverse perspectives. *Clinical Journal of*

Oncology Nursing, 18(1), 93–101. https://doi.org/10.1188/14.CJON.93-101

Ponto, J. A., Ellington, L., Mellon, S. & Beck, S. L. (2010). Predictors of adjustment and growth in women with recurrent ovarian cancer. *Oncology Nursing Forum, 37,* 357–364. https://doi.org/10.1188/10.ONF.357-364

Quale, A. J. & Schanke, A. K. (2010). Resilience in the face of coping with a severe physical injury: A study of trajectories of adjustment in a rehabilitation setting. *Rehabilitation Psychology, 55*(1), 12–22. https://doi.org/10.1037/a0018415

Rosenberg, A. (2015). *Patient-reported resilience associated with outcomes after HCT*. Retrieved from http://www.oncologynurseadvisor.com/headlines/stem-cell-transplantation-patient-reported-better-outcomes/article/433767

Rutter, M. (2013). Annual research review: Resilience—clinical implications. *Journal of Child Psychology and Psychiatry and Allied Disciplines, 54*(4), 474–487. https://doi.org/10.1111/j.1469-7610.2012.02615.x

Silva, S. M., Crespo, C. & Canavarro, M. C. (2012). Pathways for psychological adjustment in breast cancer: A longitudinal study on coping strategies and posttraumatic growth. *Psychology and Health, 27,* 1323–1341. https://doi.org/10.1080/08870446.2012.676644

White, B., Driver, S. & Warren, A. M. (2011). Resilience and indication of adjustment during rehabilitation from a spinal cord injury. *Rehabilitation Psychology, 55*(1), 23–32. https://doi.org/10.1037/a0018451

3 Vulnerabilität

Roberta Kaplow

Vulnerabilität bedeutet je nach Kontext Verletzlichkeit, Verwundbarkeit, Anfälligkeit. In der Pflegefachliteratur existieren etliche Definitionen davon, wann es zu Vulnerabilität kommt und wann Patienten vulnerabel sind. So ist auch eine Krise oder Verletzung Ursache für Vulnerabilität (Hardin, 2015). Eine weitere, für dieses Kapitel relevante Ursache ist „die allgemein vorhandene Gefahr eines möglichen oder tatsächlichen Schadens“ (Mesman, 2014, S. 27).

In der Fachliteratur wird das Konzept der Vulnerabilität aus verschiedenen Blickwinkeln beleuchtet. Einer davon ist die Ermittlung „vulnerabler Populationen“, die auf der Basis ihres sozioökonomischen Status, ihrer ethnischen Zugehörigkeit, ihres Geschlechts, ihres Alters und anderer Faktoren identifiziert werden können. So sind beispielsweise ältere Menschen aufgrund ihrer körperlichen Veränderungen in Zusammenhang mit dem Altern anfälliger für kardiovaskuläre (Davis, 2014), pulmonale (Frederick, 2014), renale (Boling, 2014), immunologische (Lineberry & Stein, 2014), ernährungs- und flüssigkeitsassoziierte (DiMaria-Ghalili & Nicolo, 2014) Probleme sowie für eine veränderte Verstoffwechselung von Medikamenten. Letztere macht sie zunehmend anfälliger für Nebenwirkungen (Kaplow, 2014).

3.1 Formen der Vulnerabilität

In der Fachliteratur werden drei Formen von Vulnerabilität beschrieben: die physische, die psychosoziale und die soziale Vulnerabilität. Die physische Vulnerabilität betrifft körperliche Probleme. Sie kann die Morbidität oder Mortalität des Patienten erhöhen. Die psychosoziale Vulnerabilität betrifft Stressfaktoren wie Ängste oder andere emotionale Auswirkungen von kritischer Krankheit. Die soziale Vulnerabilität betrifft die demografischen Daten von Patienten und ihr Krankheitsrisiko (Scanlon & Lee, 2007).

3.2 Ursachen von Vulnerabilität

Physiologische Veränderungen des kardiovaskulären Systems, die ältere Patienten vulnerabler machen, sind eine niedrigere Herzfrequenz, eine verminderte Auswurffraktion und ein vermindertes Herzzeitvolumen. Diese physiologischen Veränderungen haben eventuell einen Einfluss darauf, wie ein Patient auf die Therapie anspricht. Der Verlust körperlicher Reserven macht ältere Patienten vulnerabler für Krankheiten. Die geschätzten 66 % der Menschen ab 65 und die etwa 80 % der Menschen ab 75 Jahren, die unter Bluthochdruck leiden, sind anfällig für eine fortschreitende Niereninsuffizienz und entwickeln eher eine linksventrikuläre Hypertrophie (Davis, 2014).

Der Verlust körperlicher Reserven macht ältere Patienten vulnerabler für kardiovaskuläre und renale Funktionsstörungen, Hypoxämie und Lungenödem. Zudem entwickeln sie eher Arrhythmien, wobei es häufiger zu Vorhofarrhythmien kommt, die Brustschmerzen, Herzinsuffizienz, Hypotonie oder eine Kombination aus diesen Symptomen verursachen.

Geschätzt wird, dass etwa 50 % der Erwachsenen mit Herzinsuffizienz mindestens 75 Jahre alt sind. Diese Daten sind signifikant, da etwa 50 % der Patienten auf Intensivstationen mindestens 65 Jahre alt sind (Davis, 2014).

Pulmonale Veränderungen bei älteren Menschen gehen mit einem verminderten Durstgefühl einher. Das bedeutet wiederum, dass sie anfälliger für Atemwegsinfektionen sind, weil sie den verdickten Schleim nicht ausreichend abhusten können. Ebenfalls mit dem Altern assoziiert sind ein häufigerer funktioneller Rechts-Links-Shunt und Veränderungen des Bewegungsapparates, wobei Letztere die Beweglichkeit des Thorax beeinträchtigen und zu einer verminderten Lungenfunktion führen können. Zudem besteht bei älteren Patienten aufgrund der erhöhten Zahl an Entzündungszellen im alveolären und bronchiolären Raum ein erhöhtes Risiko für Pneumonien (Frederick, 2014).

Des Weiteren sind sie anfälliger für die Entwicklung von Nierenerkrankungen. Dies steht in Zusammenhang mit den altersbedingten physiologischen Veränderungen und mit anderen, durch das Alter bedingten Erkrankungen. Zu den altersbedingten physiologischen Veränderungen zählen eine deutlich niedrigere Anzahl an Glomeruli und eine verminderte renale Reservekapazität. Dies wiederum führt zu einer reduzierten glomerulären Filtrationsrate und einem verminderten renalen Blutfluss. Außerdem ist die Fähigkeit zur Aufrechterhaltung des Natriumspiegels und zur Konzentration des Urins schlechter, was die Patienten anfälliger für eine Hypovolämie und eine schlechtere Nierendurchblutung macht. Das Altern ist außerdem mit einer Verringerung der Magermasse (Lean Body Mass) assoziiert, was zu einer Dehydratation der Zellen führen und sich nachfolgend bei Gabe nephrotoxischer Substanzen negativ auf die Nieren auswirken kann (Boling, 2014).

Aufgrund ihrer verminderten physiologischen Reserven und ihrer eingeschränkten Immunfunktion besteht bei älteren Menschen eine deutlich höhere Sepsisgefahr. Eine weitere Ursache für die Entwicklung einer Sepsis ist der Einsatz moderner Technologie zur Versorgung akut und kritisch kranker Patienten. Risikofaktoren für eine schwere Infektion sind eine veränderte B- und T-Zellfunktion, Mangelernährung, eine verminderte endokrine Funktion, ein eingeschränkter Husten- und Würgereflex, neurologische Defizite (z. B. Delir, Demenz), eine erhöhte Aspirationsgefahr, beeinträchtigte Mobilität und eine nicht intakte Haut. Ursache für das erhöhte Sepsisrisiko sind eine verstärkte Zytokinproduktion, eine verminderte Organfunktion infolge altersbedingter physiologischer Veränderungen, eine geringere kardiopulmonale Reserve und Vorerkrankungen (Lineberry & Stein, 2014).

Bei älteren Menschen besteht die Gefahr einer Mangelernährung. Dabei spielen physiologische, psychosoziale, finanzielle und ernährungsbedingte Faktoren eine Rolle. Liegt eine Mangelernährung vor, sind die Patienten anfälliger für Infektionen, eine verzögerte Wundheilung, eine längere maschinelle Beatmung, einen längeren Klinikaufenthalt und postoperative Komplikationen.

Sind gebrechliche ältere Menschen kritisch krank, können ihre funktionellen Fähigkeiten nachlassen. Dies macht sie anfälliger für körperliche Beeinträchtigung und eine längere Genesungszeit (DiMaria-Ghalili & Nicolo, 2014).

Bei älteren Menschen auf Intensivstationen besteht ein erhöhtes Risiko für die Entwicklung eines Delirs. Ursache hierfür ist möglicherweise das Alter, aber auch Alkoholkonsum, Rauchen, Alleinleben, Infektionen, akute Krankheit, Fieber, liegende Katheter oder Sonden, Sedierung, Elektrolytstörungen oder eine toxische Wirkung von Medikamenten. Faktoren in der Umgebung wie eine fehlende Uhr im Raum, fehlendes Tageslicht, Fixierung und kein Besuch begünstigen ebenfalls die Entwicklung eines Delirs auf Intensivstationen. Auch chronische Krankheiten wie Herz- und Lungenerkrankungen stehen mit einem Delir in Zusammenhang. Kognitive Störungen und insbesondere das Delir können zudem auf eine zu starke Sedierung, Stürze, Appetitlosigkeit und eine veränderte Körpertemperatur zurückzuführen sein (Amba, 2014; Van Rompaey et al., 2009).

Aufgrund der altersbedingten Veränderungen der Nieren- und Leberfunktion besteht bei älteren Menschen ein erhöhtes Risiko für Arzneimittelnebenwirkungen. Dies ist auf eine veränderte Pharmakokinetik und Pharmakodynamik der Wirkstoffe, die im kritischen Krankheitsstadium verabreicht werden, zurückzuführen und betrifft vor allem die Aufnahme, Verteilung, Metabolisierung und Ausscheidung der Substanzen. Alle diese Vorgänge können zu einer toxischen Wirkung der Medikamente oder zu einer verminderten therapeutischen Wirkung führen. Außerdem geht das Alter mit Begleiterkrankungen einher, die mit Medikamenten behandelt werden. Die bei älteren Menschen häufig anzutreffende Polypharmazie kann Wechselwirkungen verursachen, die wiederum zu einer erhöhten Anfälligkeit und zu suboptimalen Ergebnissen führen (Kaplow, 2014).

Säuglinge auf der Neugeborenenintensivstation sind ebenfalls sehr vulnerabel. Sie sind zart, verletzlich und bei therapeutischen Maßnahmen für Komplikationen gefährdet. Venöse Gefäßzugänge können katheterassoziierte Bakteriämien verursachen, Antibiotika zur Behandlung dieser eine Arzneimittelresistenz. Antikoagulanzien zur Prävention von Katheterokklusionen können zu einer Hirnblutung führen. Der Stress durch Intubation und maschinelle Beatmung erhöht die Vulnerabilität der Kinder; zudem verstärkt die Beatmung selbst den Stress und macht sie anfälliger. Vor allem Lärm und Licht auf Neugeborenenintensivstationen verursachen Schlafstörungen und atypische Stresssymptome (Mesman, 2014).

Auch die Abläufe auf Intensivstationen können die Vulnerabilität dieser Patientenpopulationen erhöhen. Beispiele hierfür sind die Übergaben von einer Schicht an die nächste oder die Übergaben bei Verlegungen in eine andere Abteilung (z. B. von der Notaufnahme auf die Intensivstation, vom OP in den Aufwachraum oder auf die Intensivstation). Daher ist es unerlässlich, dass diese erheblich vulnerablen Patienten an Pflegende übergeben werden, die über die dafür erforderlichen Kompetenzen und Erfahrungen verfügen.

3.3 Definition

Die Definition von Vulnerabilität gemäß Synergiemodell lautet: Empfänglichkeit für reale oder potenzielle Stressfaktoren, die sich negativ auf die Patientenergebnisse auswirken können. Ein Patient mit einem Vulnerabilitätsgrad 1 ist hochgradig verletzlich, anfällig, schutzlos und fragil. Ein Patient mit Vulnerabilitätsgrad 3 ist moderat verletzlich, moderat anfällig und in gewissem Umfang geschützt. Ein Patient mit Vulnerabilitätsgrad 5 ist minimal verletzlich, sicher, auf dem Weg der Besserung und nicht fragil (AACN, 2015).

3.4 Pflegerische Kompetenzen

Entscheidend ist, dass Pflegende, die akut oder kritisch kranke Patienten versorgen, altersbedingte physiologische Veränderungen berücksichtigen, welche die Vulnerabilität der Patienten und damit die Gefahr von Komplikationen und die Entwicklung von Begleiterkrankungen erhöhen. Äußerste Wachsamkeit ist erforderlich, damit spezifische und unspezifische Zeichen sich entwickelnder Probleme erkannt werden.

Einer der Faktoren, der Vulnerabilität mindert und in der Fachliteratur hervorgehoben wird, ist die „persönliche Kompetenz“. Sie wird definiert als „die offensichtlich angeborene Fähigkeit aller Menschen innerhalb einer Gesellschaft, zu wachsen, zu produzieren, zu funktionieren, Autonomie zu erreichen und das maximale Potenzial auszuschöpfen“. Sie steht vermutlich in umgekehrtem Verhältnis zu Vulnerabilität. Das bedeutet, dass ein Mehr dieser persönlichen Kompetenz das Empfinden physischer, psychischer und sozialer Vulnerabilität mindert (Scanlon & Lee, 2007). Pflegende können ihre persönliche Kompetenz vermehren und dadurch in ihren Rollen als anwaltschaftlich und moralisch Handelnde, förderlich Begleitende und Fürsorgende physische und psychische Vulnerabilität verringern. Diese drei pflegespezifischen Rollen bzw. Kompetenzen werden detailliert in den Kapiteln 11, 12 und 17 besprochen. Unerlässlich ist es, die Autonomie von Patienten in Krankenhäusern zu fördern, da sie in dieser Umgebung ihr Gefühl von Kontrolle und Unabhängigkeit verlieren.

Physische, psychische und soziale Vulnerabilität ist auch dann zu beachten, wenn Patienten auf ihre Entlassung vorbereitet werden. Dabei sind zu berücksichtigende Faktoren, ob sie sich selbst versorgen können, ob sie die Medikamente selbstständig richten und einnehmen können und ob sie die bei Entlassung übermittelten Anweisungen befolgen können. Durch Überprüfung, inwieweit der einzelne Patient verstanden hat, was nach seinem Klinikaufenthalt erforderlich ist, kann Vulnerabilität vermindert werden (Scanlon & Lee, 2007).

Die Überprüfung der Ursachen physischer Vulnerabilität muss fortlaufend erfolgen. Derartige Ursachen sind Begleiterkrankungen, sensorische Defizite und Mobilitätsprobleme. Psychosoziale Vulnerabilität ist absehbar bei Patienten, denen soziale Unterstützung fehlt (Hardin, 2015). Diese Risikofaktoren zu beachten und zu überprüfen, ist unerlässlich.

Fallstudie

Eine 85-jährige Frau, die vierzig Jahre lang täglich eine Packung Zigaretten geraucht hatte und unter Hypertonie, chronisch-obstruktiver Lungenerkrankung (COPD), Diabetes, Mangelernährung und Vorhofflimmern litt, wurde mit Brustschmerzen aufgenommen. Sie hatte fünf Kinder; drei ihrer Töchter und ihr Lebensgefährte besuchten sie häufig. Sie war Witwe und lebte vor ihrem Klinikaufenthalt selbstständig zu Hause.

Diagnostiziert wurde ein 6 cm großes Bauchaortenaneurysma ohne Beteiligung der Nierengefäße. Nach dem chirurgischen Eingriff wurde sie intubiert auf die Intensivstation verlegt und maschinell beatmet. Ein arterieller Zugang und ein zentraler Venenkatheter wurden gelegt.

Postoperativ entwickelte sich eine tiefe Beinvenenthrombose, eine Pneumonie und eine Sepsis. Die Patientin erhielt Antikoagulanzien und Breitbandantibiotika. Die Blutzucker- und Blutdruck-Einstellung war in der postoperativen Phase schwierig.

Nach viertägigem Aufenthalt auf der Intensivstation hatte sich die Patientin jedoch stabilisiert und wurde auf die allgemeinchirurgische Station verlegt. Schließlich wurde sie nach Hause entlassen.

3.5 Anwendung des Synergiemodells auf die Fallstudie

Diese Patientin war aufgrund etlicher Ursachen hochgradig vulnerabel. Aus physiologischer Perspektive waren hierfür ihre Vorerkrankungen verantwortlich. Aufgrund ihrer Hypertonie, der COPD und des Diabetes neigte sie zu postoperativen Komplikationen. Die COPD erschwerte die Entwöhnung von der maschinellen Beatmung, der Diabetes und die

Mangelernährung gefährdeten die Wundheilung. Die Mangelernährung beeinträchtigte zudem ihr Immunsystem. Die Gefäßkatheter waren ein Risiko für die Entwicklung einer Infektion oder Sepsis, und ihr Alter machte sie anfällig für Arzneimittelnebenwirkungen und Nierenfunktionsstörungen. Eine maximal sorgsame Pflege und Betreuung waren ausschlaggebend für das positive Ergebnis, das diese Patientin erzielte.

3.6 Patienten mit hohem Vulnerabilitätsrisiko

Ein hohes Vulnerabilitätsrisiko besteht bei Patienten auf Intensivstationen, bei denen Risikofaktoren für die Entwicklung eines Delirs vorliegen; bei älteren Patienten aufgrund altersbedingter physiologischer Veränderungen; bei Traumapatienten, bei denen die Gefahr eines Multiorganversagens gegeben ist und bei Patienten mit Immunschwäche und erhöhtem Infektions- oder Krebsrisiko (Carlson & Fitzsimmons, 2014). Patienten mit Vorerkrankungen wie Herzinsuffizienz, peripheren Gefäßerkrankungen, Leber- oder Nierenfunktionsstörungen und Krebserkrankungen sind hochgradig vulnerabel (Hardin, 2015).

3.7 Fazit

Pflegende spielen eine entscheidende Rolle bei der Identifikation von Patienten, die hochgradig vulnerabel sind. Neben der fortlaufenden Beurteilung dieser Patienten und der Überprüfung pflege- bzw. versorgungsassoziierter Komplikationen ist die Zusammenarbeit mit dem multidisziplinären Team entscheidend, um Stressfaktoren zu mindern und optimale Patientenergebnisse zu erzielen (Hardin, 2015).

3.8 Literatur

Amba, K.T. (2014). Delirium in the elderly adult in critical care. *Critical Care Nursing Clinics of North America, 26,* 139–145. https://doi.org/10.1016/j.ccell.2013.10.008

American Association of Critical-Care Nurses. (2015). *The AACN Synergy Model for Patient Care.* Retrieved from http://www.aacn.org/wd/certifications/content/synmodel.pcms?menu=certification#Patient

Boling, B. (2014). Renal issues in older adults in critical care. *Critical Care Nursing Clinics of North America, 26,* 99–104. https://doi.org/10.1016/j.ccell.2013.10.007

Carlson, B. & Fitzsimmons, L. (2014). Shock, sepsis, and multiple organ dysfunction syndrome. In L. D. Urden, K.M. Stacy & M.E. Lough (Eds.), *Critical care nursing: Diagnosis and management* (pp. 887–925). St. Louis, MO: Elsevier Mosby.

Davis, L. L. (2014). Cardiovascular issues in older adults. *Critical Care Nursing Clinics of North America, 26,* 61–89. https://doi.org/10.1016/j.ccell.2013.10.004

DiMaria-Ghalili, R. A. & Nicolo, M. (2014). Nutrition and hydration in older adults in critical care. *Critical Care Nursing Clinics of North America, 26,* 31–45. https://doi.org/10.1016/j.ccell.2013.10.006

Frederick, D. E. (2014). Pulmonary issues in older adults. *Critical Care Nursing Clinics of North America, 26,* 91–97. https://doi.org/10.1016/j.ccell.2013.09.008

Hardin, S. R. (2015). Vulnerability of older patients in critical care. *Critical Care Nurse, 35,* 55–61. https://doi.org/10.4037/ccn2015995

Kaplow, R. (2014). Oncologic issues in the older adult in critical care. *Critical Care Nursing Clinics of North America, 26,* 147–154. https://doi.org/10.1016/j.ccell.2013.09.007

Lineberry, C. & Stein, D. E. (2014). Infection, sepsis, and immune function in the older adult receiving critical care. *Critical Care Nursing Clinics of North America, 26,* 47–60. https://doi.org/10.1016/j.ccell.2013.09.009

Mesman, J. (2014). Vulnerability in critical care medicine. In A. Hommels, J. Jesman & W. E. Bijker (Eds.), *The vulnerability of technological cultures: New directions in research and governance* (pp. 27–32). Boston, MA: Massachusetts Institute of Technology.

Scanlon, A. & Lee, G. A. (2007). The use of the term vulnerability in acute care. Why does it differ and what does it mean? *Australian Journal of Advanced Nursing, 24*(3), 54–59.

Van Rompaey, B., Selseviers, M. M., Schuurmans, M. J., Shortridge-Baggett, L. M., Truijen, S. & Bassaert, L. (2009). Risk factors for delirium in intensive care patients: a prospective cohort study. *Critical Care Forum, 13*. Retrieved from http://www.ccforum.com/content/13/3/r77

4 Stabilität

Roberta Kaplow

Patienten mit einer kritischen Erkrankung, die zu einem instabilen Zustand führt, profitieren von einer Versorgung auf einer Intensivstation. Typischerweise haben sie eine Erkrankung, die tatsächlich oder potenziell lebensbedrohlich ist oder eine intensive Betreuung und Überwachung zur Vermeidung von Komplikationen oder Tod erfordert. Beispiele hierfür sind akutes Koronarsyndrom, Schock, Herzrhythmusstörungen, Herzinsuffizienz, Hypertonie, akute respiratorische Insuffizienz, Lungenembolie, akuter Schlaganfall, intrakranielle Blutung, Hirninfektionen und Schädel-Hirn-Trauma. Patienten werden möglicherweise aber auch auf einer Intensivstation versorgt, weil ihre Instabilität Maßnahmen erfordert, die auf einer weniger für Akutfälle ausgestatteten Station nicht sicher durchgeführt werden können. Solche Maßnahmen sind maschinelle Beatmung, kontinuierliche Nierenersatztherapie und Leberdialyse (Molecular Adsorbent Recirculating System, MARS). Sie sind mit Komplikationen verbunden, welche den Stabilitätsgrad des Patienten verändern können (Encyclopedia of Surgery, ohne Jahresangabe).

Die Fachliteratur, die sich mit Instabilität beschäftigt, rückt am häufigsten die hämodynamische Instabilität in den Fokus. Brindle et al. (2013) definieren hämodynamische Instabilität als einen „schwankenden und veränderten kardiopulmonalen Zustand" (Brindle et al., 2013, S. 254). Doch kommt es auf Intensiv- und nachgeschalteten Überwachungsstationen sicherlich auch zu anderen Formen von Instabilität. Die pulmonale Instabilität scheint jedoch nicht so sehr im Fokus zu stehen.

Zum Konzept der Stabilität liegen nur begrenzt Daten vor und diese entstammen einiger weniger Szenarien. Ein Szenario ist die Sicherheit spezifischer intensivmedizinischer Maßnahmen bei hämodynamisch und/oder respiratorisch instabilen Patienten. Es hat sich gezeigt, dass bestimmte Maßnahmen (z.B. Tracheostomie, offene Lungenbiopsie, perkutane endoskopische Gastrostomie) auf der Intensivstation sicher am Patientenbett durchgeführt werden können (Auzinger, O'Callaghan, Bernal, Sizer & Wendon, 2007; Yarmus et al., 2013; Yoo et al., 2011). In jüngerer Vergangenheit wurde demonstriert, dass bei Patienten mit lebensbedrohlichen intraabdominellen Erkrankungen, die hämodynamisch und/oder respiratorisch instabil sind, eine notfallmäßige Laparotomie am Krankenbett erfolgreich durchgeführt werden kann (Schreiber et al., 2014).

Patienten, die zur Diagnostik zum Röntgen transportiert werden, rangieren zwischen unterschiedlichen Stabilitätsgraden und Instabilität (werden z.B. maschinell beatmet oder benötigen hämodynamische Unterstützung). Bei anderen besteht die Gefahr einer Instabilität während der Untersuchung. Ott et al. (2011) führten eine retrospektive Pilotstudie zur Instabilität von Patienten aus medizinischen/chirurgischen Abteilungen durch, die zur Untersuchung zum Röntgen transportiert wurden und bei denen das Notfallteam aktiv werden musste. Die Patienten waren aus neurologischen

(39 %), kardialen (38 %) oder respiratorischen (22 %) Gründen während ihres Aufenthalts in der Röntgenabteilung instabil geworden. Sie hatten Vorerkrankungen (z. B. COPD, Diabetes) und 56 % benötigten vor dem Transport in die Röntgenabteilung zusätzlich die Gabe von Sauerstoff. Nach dem Einschreiten des Notfallteams benötigten 61 % von ihnen eine intensivere Versorgung. Weitere 3 % verstarben in der Röntgenabteilung und 19 % verstarben vor der Entlassung aus dem Krankenhaus. Die Daten dieser Studie deuten darauf hin, dass Patienten mit Vorerkrankungen eher instabil werden und nach Einschreiten des Notfallteams schlechte Ergebnisse erzielen.

Der Stabilitätsgrad von Patienten während ihres Krankenhausaufenthalts dient zudem zur Prognose der Morbiditäts- und Mortalitätsraten während einer notfallmäßigen Laparoskopie am Krankenbett. Besonders Patienten mit einem höheren SAPS-II-Punktwert (der Simplified Acute Physiology II Score ist ein etabliertes Instrument in der Intensivmedizin zur Abschätzung der Erkrankungsschwere von Patienten) am Tag ihrer Aufnahme und am Tag des chirurgischen Eingriffs überlebten die Maßnahme weniger wahrscheinlich als Patienten mit niedrigeren Punktwerten. Zudem überlebten Patienten mit niedrigeren Hämoglobin-, Alanin-Aminotransferase-, Procalcitonin-, Laktat- oder pH-Werten den notfallmäßigen intraabdominellen Eingriff seltener (Schreiber et al., 2014).

4.1 Prognostizierbarkeit von Instabilität

Eshelman et al. (2008) entwickelten einen Algorithmus, um prognostizieren zu können, welche Patienten wahrscheinlich hämodynamisch instabil werden. Sie identifizierten bestimmte Bedingungen (wie septischer Schock, akuter Schlaganfall und akuter Myokardinfarkt), die eine frühzeitige zielführende Therapie erfordern, um das Ergebnis für die Patienten zu verbessern. Die Autoren nutzten die Fülle von Daten auf Intensivstationen, die durch das kontinuierliche Monitoring und die täglichen Laboruntersuchungen generiert werden. Sie bildeten die Grundlage für den Algorithmus. In ihrer Studie wurden die Patienten in drei Gruppen eingeteilt: solche, die während ihres Aufenthalts auf der Intensivstation stabil blieben, solche, die instabil wurden, und solche, die nicht stabil waren. Zur letzten Gruppe zählten Patienten, die Medikamente oder Maßnahmen zur Behandlung der hämodynamischen Instabilität erhielten (z. B. Gabe von Vasopressoren oder Erythrozytenkonzentraten, Einsatz der intraaortalen Ballonpumpe, intravenöse Volumengabe von > 2 Litern in einer Stunde).

Die Entwicklung des Algorithmus basierte auf 15 Regeln und jede Regel umfasste bestimmte Kriterien, die erfüllt sein mussten. Waren alle Kriterien erfüllt, wurde ein Alarm ausgelöst. Bewertet wurden die Sensitivität (Anzahl der tatsächlich positiven, also hämodynamisch instabilen Patienten; Patienten, bei denen die Entwicklung einer hämodynamischen Instabilität prognostiziert worden war und bei denen diese eintrat) und die Spezifität (Anzahl der tatsächlich negativen Patienten; Patienten, die nicht hämodynamisch instabil wurden und bei denen dies nicht prognostiziert worden war) des Algorithmus. Ermittelt wurde ein positiver prädiktiver Wert von .797.

Auch Cao et al. (2008) entwickelten ein Prognosemodell. Sie verwendeten dazu die Daten zu Herzfrequenz und Blutdruck der Datenbank MIMIC II. Weitere Parameter wie Schockindex, Rate Pressure Product (Produkt aus Herzfrequenz und systolischem Blutdruck) und Herzfrequenzvariabilität wurden in ein Regressionsmodell eingeschlossen, um die Gefahr von hämodynamischer Instabilität besser einschätzen zu können. Das Modell hatte eine Sensitivität von 75 % und eine Spezifität von 80 %.

Yousef et al. (2012) führten eine prospektive Längsschnitt-Pilotstudie mit chirurgischen Traumapatienten einer der Intensivstation nachgeschalteten Wachstation durch, um ein Triage-System zu entwickeln und Patienten mit einem Risiko für kardiorespiratorische Instabilität zu ermitteln. Kardiorespiratorische Instabilität wurde anhand folgender physiologischer Kriterien definiert: Herzfrequenz < 40/min oder > 140/min, Atemfrequenz < 8/min oder > 36/min, SpO_2 < 85 %, systolischer Blutdruck < 80 mmHg oder > 200 mmHg oder diastolischer Blutdruck > 110 mmHg. Die Studie wurde durchgeführt, um prognostizieren zu können, welche Patienten zusätzliches Monitoring benötigen. Grundlage hierfür war ihr Risiko für eine kardiopulmonale Instabilität. Die Wissenschaftler verglichen den Charlson-Komorbiditätsindex (CCI) bei Aufnahme, die Diagnose für die Aufnahme auf der Überwachungsstation, die Diagnose für die Aufnahme auf der Allgemeinstation (von der der Patient kam) und die Diagnose in der Aufnahmeambulanz. Der CCI zeigte eine schwache, statistisch signifikante Beziehung zur Patienteninstabilität. Jeder weitere Punkt im CCI erhöhte das Risiko des Patienten, während des Aufenthalts auf der Überwachungsstation kardiorespiratorisch instabil zu werden, um 1,17. Die Wissenschaftler schlossen daraus, dass bei Patienten, die mit mindestens einer Vorerkrankung auf einer Überwachungsstation aufgenommen werden, die Entwicklung von kardiorespiratorischer Instabilität wahrscheinlicher ist.

Gallotta et al. (2008) untersuchten die Daten von Patienten mit submassiver und nichtmassiver Lungenembolie. Bei allen Patienten wurde unabhängig vom Ausmaß der Lungenembolie der Troponin-I-Spiegel bestimmt. Von den neunzig untersuchten Patienten wurden 33 (37 %) während ihres Krankheitsverlaufs hämodynamisch instabil. Die Wissenschaftler stellten fest, dass eine Troponin-I-Konzentration > 0,03 µg/l mit einer erhöhten Gefahr eines klinikinternen Todes korrelierte. Diese prognostischen Daten in Kombination mit oder ohne andere klinische, laborklinische oder echokardiografische Daten wurden als relevant erachtet.

4.2 Definition

Gemäß Synergiemodell wird Stabilität als die Fähigkeit definiert, ein stabiles Gleichgewicht aufrechtzuerhalten. Ein Patient mit einem Stabilitätsgrad 1 ist minimal stabil (instabil), schwankend, spricht nicht auf die Therapie an und hat ein hohes Mortalitätsrisiko. Ein Patient mit Stabilitätsgrad 3 ist moderat stabil, kann für begrenzte Zeit ein Gleichgewicht aufrechterhalten und spricht in gewissem Umfang auf die Therapie an. Ein Patient mit Stabilitätsgrad 5 ist sehr stabil, konstant, spricht auf die Therapie an und hat ein geringes Mortalitätsrisiko (AACN, 2015).

4.3 Fallstudie

Eine 45-jährige Frau, die als junge Frau ein Hodgkin-Lymphom gehabt hatte, wurde stationär aufgenommen. Aufgrund des Hodgkin-Lymphoms war sie damals bestrahlt worden und hatte eine Remission erreicht. 26 Jahre später war bei ihr ein Mammakarzinom diagnostiziert worden, das der damaligen Bestrahlung des Thorax zugeschrieben wurde. Zur Behandlung erhielt die Patientin nun eine Chemotherapie. Jedoch entwickelte sie trotz der Behandlung mit G-CSF (Granulozyten-Kolonien-stimulierender Faktor) eine febrile Neutropenie und wurde deshalb stationär aufgenommen.

Vitalzeichen bei Aufnahme: Blutdruck 98/60 mmHg (mittlerer arterieller Druck [MAD] 72), Temperatur 38,5 °C, Herzfrequenz 98/min, Atemfrequenz 22/min, Leukozytenzahl 2100 mm^3. Blutkulturen wurden entnommen und eine Therapie mit Breitbandantibiotika begonnen. In der Nacht wurden folgende Vitalzeichen dokumentiert: Blutdruck 80/48 mmHg (MAD 58 mmHg), Temperatur 38,9 °C, Herzfrequenz 114/min, Atemfrequenz 26/min. Die

Patientin erhielt einen Flüssigkeitsbolus von 1000 ml NaCl 0,9% innerhalb von einer Stunde, worauf sich die Vitalzeichen nur minimal besserten. Der Serumlaktatspiegel lag bei 4,2 mmol/l. Die Patientin wurde mit schwerer Sepsis auf die Intensivstation verlegt.
Dort erhielt sie zusätzlich Antibiotika, 30 ml Flüssigkeit pro kg/Körpergewicht i.v. und Noradrenalin als Infusion. Nach zwei Tagen aggressiver Therapie war sie schließlich stabil und wurde zurück auf die allgemeinmedizinische Station verlegt.

4.4 Anwendung des Synergiemodells auf die Fallstudie

Die febrile Neutropenie ist möglicherweise auf die Chemotherapie zurückzuführen. Bei dieser Fallstudie wurde die Patientin nach der Entwicklung eines systemischen inflammatorischen Response-Syndroms (SIRS) in die Klinik eingewiesen. Sie erfüllte vier Kriterien eines SIRS (Temperatur > 38,0°C, Herzfrequenz > 90/min, Atemfrequenz > 20/min, Leukozytenzahl < 4000 mm³). Anfangs war sie stabil, aufgrund der Neutropenie jedoch vulnerabel. In der Nacht verschlechterte sich ihr Zustand, wodurch sie instabiler wurde.

Die Versorgung von Patienten, die aufgrund einer schweren Sepsis oder anderer Ursachen hämodynamisch instabil werden, ist häufig schwierig für das Intensivpflegeteam. Da die zuständige Pflegende den veränderten klinischen Zustand der Patientin sofort erkannte und die evidenzbasierten gebündelten Therapiemaßnahmen einleitete, konnte die schwere Sepsis erfolgreich behandelt werden. Nachdem sich der Zustand der Patientin stabilisiert hatte, wurde entschieden, sie zu verlegen, weil ihre Sicherheit auf einer Station mit weniger intensiver Betreuung eher gewährleistet war. Organfunktionsstörungen entwickelten sich infolge dieser Episode nicht.

Dieser Fall zeigt, dass sich der Stabilitätsgrad von Patienten ändern kann, aber er zeigt auch, dass diese Patientin moderat resilient war (das Thema Resilienz wird in Kapitel 2 ausführlich behandelt). Sie war in der Lage, sich nach der Durchführung evidenzbasierter gebündelter Therapiemaßnahmen von einem kritischen Ereignis zu erholen.

4.5 Beispiele für die Wiederherstellung von Stabilität

- Ein Patient mit einem Blutdruck von 70/40 mmHg (MAD 51 mmHg), einer Herzfrequenz von 48/min und einer Atemfrequenz von 24/min hat Brustschmerzen und ist kurzatmig. Grund für das sinkende Schlagvolumen ist die Bradykardie. Er erhält notfallmäßig intravenös 0,5 mg Atropin und Flüssigkeit. Dieser Patient war zunächst instabil, zeigt jedoch nach der Therapie einen höheren Stabilitätsgrad.
- Ein Patient mit substernalen Brustschmerzen hat einen Blutdruck von 80/40 mmHg (MAD 53 mmHg), eine Herzfrequenz von 40/min und eine Atemfrequenz von 26/min. Das 12-Kanal-EKG zeigt eine ST-Strecken-Hebung. Er wird in das Herzkatheterlabor gebracht; dort erfolgt eine perkutane Koronarintervention (PCI). Anschließend normalisieren sich seine Vitalzeichen wieder.
- Ein Patient entwickelt eine supraventrikuläre Tachykardie. Zu Beginn hat er einen Blutdruck von 100/70 mmHg (MAD 80 mmHg), eine Herzfrequenz von 186/min und eine Atemfrequenz von 22/min. Vagusmanöver sind nicht erfolgreich. Kurz danach klagt der Patient über Brustschmerzen und wirkt somnolent. Zu dem Zeitpunkt hat er einen Blutdruck von 82/40 mmHg (MAD 54 mmHg), eine Herzfrequenz von 178/min und eine Atemfrequenz von 22/min. Er wird sediert und mit 50 Joules syn-

chronisiert kardiovertiert. Der Patient hat danach wieder einen Sinusrhythmus und die Vitalzeichen normalisieren sich.

4.6 Fazit

In der Fachliteratur bezieht sich die Veränderung des Stabilitätsgrades von Patienten am häufigsten auf die hämodynamische Instabilität, die zu einer Minderdurchblutung lebenswichtiger Organe und möglicherweise zu einem Multiorganversagen führt. Das frühzeitige Erkennen einer hämodynamischen oder anderen Form von Instabilität, eine engmaschige Überwachung und die sofortige Durchführung entsprechender Maßnahmen sind entscheidend, um lebensbedrohliche Zustände oder den Tod der Patienten zu verhindern.

4.7 Literatur

American Association of Critical-Care Nurses. (2015). *The AACN Synergy Model for Patient Care*. Retrieved from http://www.aacn.org/wd/certifications/content/synmodel.pcms?menu=certification#Patient

Auzinger, G., O'Callaghan, G. P., Bernal, W., Sizer, L. & Wendon, J. A. (2007). Percutaneous tracheostomy in patients with severe liver disease and high incidence of refractory coagulopathy: A prospective trial. *Critical Care, 11*(5), R110. https://doi.org/10.1186/cc6143

Brindle, C. T., Malhotra, R., O'rourke, S., Currie, L., Chadwik, D., Falls, P., ... Creehan, S. (2013). Turning and positioning the critically ill patient with hemodynamic instability: a literature review and consensus recommendations. *Journal of Wound, Ostomy, and Continence Nursing, 40*(3), 254–267. https://doi.org/10.1097/WON.0b013e318290448f

Cao, H., Eshelman, L., Chbat, N., Nielsen, L., Gross, B. & Saeed, M. (2008). *Predicting ICU hemodynamic instability using continuous multiparameter trends. Proceedings of the 30th Annual International Conference of the IEEE Engineering in Medicine and Biology Society, 3803–3806*. Vancouver, Canada, 8/20-28/2008.

Encyclopedia of Surgery. (n.d.) *Intensive care unit*. Retrieved from http://www.surgeryencyclopedia.com/FiLa/Intensive-Care-Unit.html

Eshelman, L. J., Lee, K. P., Frassica, J. J., Zong, W., Nielsen, L. & Saeed, M. (2008). Development and evaluation of predictive alerts for hemodynamic instability in ICU patients. *AMIA Annual Symposium Proceedings Archive, 2008*. Retrieved from http://www.ncbi.nlm.nih.gov/pmc/articles/PMC2656047

Gallotta, G., Palmieri, V., Piedimonte, V., Rendina, D., De Bonis, S., Russo, V., ... Di Minno, G. (2008). Increased troponin I predicts in-hospital occurrence of hemodynamic instability in patients with sub-massive or non-massive pulmonary embolism independent to clinical echocardiographic and laboratory information. *International Journal of Cardiology, 124*(3), 351–357. https://doi.org/10.1016/j.ijcard.2006.03.096

Ott, L., Hravnak, M., Clark, S. & Amesure, N. B. (2011). Patients' instability, emergency response, and outcomes in the radiology department. *American Journal of Critical Care, 20*(6), 461–469. https://doi.org/10.4037/ajcc2011248

Schreiber, J., Nierhaus, A., Vettorazzi, E., Braune, S. A., Frings, D. P., Vashist, Y., ... Kluge, S. (2014). Rescue bedside laparotomy in the intensive care unit in patients too unstable for transport to the operating room. *Critical Care, 18*(3), R123. https://doi.org/10.1186/cc13925

Yarmus, L., Gilbert, C., Lechtzin, N., Imad, M., Ernst, A. & Feller-Kopman, D. (2013). Safety and feasibility of interventional pulmonologists performing bedside percutaneous endoscopic gastrostomy tube placement. *Chest, 144*, 436–443. https://doi.org/10.1378/chest.12-2550

Yoo, D. B., Schiff, B. A., Martz, S., Fraloli, R. E., Smith, R. V., Kvetal, V., ... Fried, M. A. (2011). Open bedside tracheostomy: Impact on patient care and patient safety. *Laryngoscope, 121*, 515–520. https://doi.org/10.1002/lary.21413

Yousef, K., Pinsky, M. R., DeVita, M. A., Sereika, S. & Hravnak, M. (2012). Characteristics of patients with cardiorespiratory instability in a step-down unit. *American Journal of Critical Care, 21*(5), 344–350. https://doi.org/10.4037/ajcc2012797

5 Komplexität

Roberta Kaplow

Die Komplexität der Patienten, die in den letzten Jahrzehnten auf Intensivstationen aufgenommen wurden, hat deutlich zugenommen. Gründe hierfür sind technische und pharmakologische Fortschritte sowie die Population älterer Menschen mit Vorerkrankungen.

5.1 Ursachen von Komplexität

Die Fachliteratur zum Thema Komplexität beschäftigt sich nicht nur mit Patienten, sondern auch mit dem Umfeld Intensivstation, denn es besteht eine direkte Verbindung zwischen der Dringlichkeit der Situation bzw. der Komplexität des Patienten, der Komplexität des intensivmedizinischen Umfelds und der modernen Technologien, die zur Versorgung von Patienten mit lebensbedrohlichen Erkrankungen erforderlich sind. Fortschritte in der maschinellen Beatmung, Nierenersatztherapien, Leberdialyseverfahren (extrakorporale Unterstützung der Leber bei Patienten mit Leberinsuffizienz), Linksherzunterstützungssysteme und hochmoderne Infusionspumpen sind nur einige der technischen Errungenschaften, die zur Komplexität des intensivmedizinischen Umfelds beitragen.

Patienten, die auf eine Intensivstation verlegt werden, befinden sich in der Regel in einem schlechten bis sehr schlechten Zustand. Intensivpflichtige Patienten mit komplexen Bedürfnissen sind beispielsweise solche mit schwerer Sepsis, Leberinsuffizienz, respiratorischer Insuffizienz, Multiorganversagen, diabetischer Ketoazidose, hyperglykämischem hyperosmolarem Syndrom, akutem Koronarsyndrom, akutem Nierenversagen, pulmonaler Hypertonie, Kardiomyopathie, Arzneimittelüberdosis, febriler Neutropenie oder anderen onkologisch bedingten Komplikationen, Patienten mit lebensbedrohlichen Elektrolyt- oder Säure-Basen-Störungen sowie Patienten nach Herz- und Atemstillstand oder multiplem Trauma infolge eines Fahrzeugunfalls. Patienten mit komplexen Bedürfnissen, die auf einer chirurgischen Intensivstation versorgt werden, sind beispielsweise solche nach Organtransplantation und herzchirurgischen Eingriffen (z. B. Rekonstruktion oder Ersatz von Herzklappen, Koronararterien-Bypassoperation, Versorgung eines Aortenaneurysmas). Auf einer neurologischen Intensivstation sind es Patienten mit einem Anfallsleiden, einer Kopfverletzung, einem Schädel-Hirn-Trauma, einem Schlaganfall, einer Rückenmarksverletzung oder mit neuromuskulären Erkrankungen (z. B. amyotrophe Lateralsklerose, Guillain-Barré-Syndrom, Myopathien).

All diese Patienten benötigen eventuell eine Versorgung, die die Sicherung der Atemwege, maschinelle Beatmung, Monitoring der Hämodynamik, titrierte Gabe vasoaktiver Substanzen, Nierenersatztherapie, Sedierung oder eine Kombination dieser Maßnahmen umfasst.

Der Komplexitätsgrad einer evidenzbasierten Versorgung, die sich nach der spezifischen Situation richtet, wird jedoch dadurch verringert, dass Komplikationen, die auf diese Versorgung zurückzuführen sind, vermieden werden müssen. So wurden beispielsweise jahrzehntelang die Gefahren der Immobilität dokumentiert, weshalb die progressive Mobilität immer stärker an Bedeutung gewonnen hat. Früher blieben maschinell beatmete Patienten im Bett, heute hingegen sieht man sie nicht selten über die Intensivstation laufen, obwohl sie noch an das Beatmungsgerät gebunden sind.

Aufgrund der Diskrepanz zwischen der Anzahl der Organtransplantationskandidaten und der Anzahl der Organspenden erhalten immer mehr Patienten Linksherzunterstützungssysteme als Dauerlösung (Andrews & Kaplow, 2016). Frühgeborene und Säuglinge mit niedrigem Geburtsgewicht oder angeborenen Anomalien werden auf eine Neugeborenenintensivstation verlegt (Mandy, 2011).

Die Komplexität von Patienten aufgrund ihrer körperlichen Verfassung und der durchgeführten therapeutischen Maßnahmen wird durch das intensivmedizinische Umfeld verstärkt. So geht man beispielsweise davon aus, dass dieses Umfeld zur Entwicklung eines Delirs beiträgt. Lärm wird definiert als „jegliches ungewolltes oder unerwünschtes Geräusch, das als störend empfunden wird, die Leistungsfähigkeit einschränkt und physiologisch und psychisch belastend ist" (Wenham & Pittard, 2009, S. 178). Lärmquellen auf Intensivstationen sind Alarme von Beatmungsgeräten, Monitoringsystemen zur Überwachung der Körperfunktionen und von anderen Vorrichtungen zur Behandlung des Patienten sowie die Stimmen des Personals. Diese Geräusche werden von den Patienten als belastend wahrgenommen, weil sie Schlafstörungen verursachen. Vermutet wird, dass Lärm das sympathische Nervensystem stimuliert und dass daraus eine erhöhte Arbeitsbelastung des Myokards und unerwünschte Auswirkungen auf die Funktion der Atemmuskulatur resultieren. Lärm kann auch eine stärkere Sedierung der Patienten erforderlich machen (Wenham & Pittard, 2009).

Ein weiterer Stressfaktor, der auf das intensivmedizinische Umfeld zurückzuführen ist und die Komplexität der Patienten erhöht, ist das fehlende natürliche Licht. Desorientiertheit und/oder die Entwicklung eines Delirs können dadurch begünstigt werden, dass der Tag nicht mehr von der Nacht zu unterscheiden ist (Wenham & Pittard, 2009). Das Licht auf Intensivstationen und das Licht ein- und ausschalten bei der Versorgung trägt zu Schlafunterbrechungen bei.

Das Schlafverhalten der Patienten kann auch durch die Umgebungstemperatur beeinflusst werden. Vermutet wird, dass eine niedrigere Umgebungstemperatur die Schlaffähigkeit beeinträchtigt (Wenham & Pittard, 2009).

Auch technische Fortschritte haben die Komplexität der Patienten erhöht. So sind Anzahl und Arten der Monitoringsysteme und die Möglichkeit, immer mehr Parameter und Organfunktionen zu überwachen, deutlich gestiegen. Die Datenmenge, die pro Minute generiert wird, erfordert komplexes und kritisches Denken, um adäquate Entscheidungen zur Versorgung treffen zu können (Vincent, 2019).

Eine weitere Ursache für die Komplexität akut und kritisch kranker Patienten ist die Polypharmazie. Die vielfachen pharmakologischen Maßnahmen können zu Wechselwirkungen nicht nur zwischen Medikamenten, sondern auch zwischen Nahrungsmitteln und Medikamenten und zu einer erhöhten Zahl damit assoziierter Nebenwirkungen führen (Shah & Hajjar, 2012).

Da die Menschen länger leben, steigt die Zahl älterer Patienten, die auf Intensivstationen liegen. In einer Studie machten Patienten ab 65 Jahren 45 % der fünf Millionen Patienten aus, die jährlich auf Intensivstationen versorgt werden; 10 % von ihnen waren mindestens 85 Jahre alt (Bell, 2014). Die Versorgung älterer Patienten ist aus verschiedenen Gründen komplexer. Dazu zählen Polypharmazie, eine höhere Anzahl therapeutischer Maßnahmen und atypische Symptome, die die verschiedenen Erkrankungen verursachen (Hoonakker, Mcguire & Carayon, 2010).

5.2 Definition

Komplexität wird definiert als vielschichtige Verflechtung von zwei oder mehr Systemen (z.B. Körper, Familie, Therapie). Entsprechend den Grundsätzen des Synergiemodells verweist ein Komplexitätsgrad 1 auf einen höchst komplexen und vielschichtigen Patienten mit einer schwierigen Familiendynamik oder undeutlichen, atypischen Symptomen. Ein Komplexitätsgrad 3 verweist auf einen moderat komplexen Patienten mit einer mäßig schwierigen Familiendynamik. Ein Komplexitätsgrad 5 verweist auf einen einfachen, unkomplizierten Patienten mit eindeutigen Symptomen und einer regulären Familiendynamik (AACN, 2015).

Fallstudie

Ein 25-jähriger Patient mit frisch diagnostiziertem Burkitt-Lymphom, einer aggressiven Form des Non-Hodgkin-Lymphoms, wurde stationär aufgenommen. Burkitt-Lymphome sind durch eine hohe Zahl sich schnell teilender Zellen charakterisiert und müssen chemotherapeutisch sofort und aggressiv behandelt werden. Der junge Mann hatte vor Kurzem geheiratet. Er und seine Frau wollten nun eine Familie gründen. Nachdem man ihm diese verheerende Diagnose mitgeteilt hatte und er über die Gefahr der Unfruchtbarkeit, die mit der Therapie verbunden ist, aufgeklärt worden war, bat er darum, die Behandlung um einen Tag zu verschieben, damit er Samen spenden kann. In der Klinik müssen jedoch alle frischen Proben bis zum frühen Nachmittag abgegeben werden; diese Zeit war an diesem Tag schon verstrichen. Der Arzt versuchte den Patienten zu überreden, mit der Behandlung sofort zu beginnen, doch einigten sie sich schließlich darauf, bis zum nächsten Nachmittag zu warten. Der Patient erhielt vorher Flüssigkeit und Natriumbicarbonat zur Alkalisierung seines Urins. Zudem erhielt er Allopurinol, um die Produktion von Harnsäure zu verhindern. All diese Vorbehandlungen dienten der Prävention eines akuten Tumorlysesyndroms, das bei Burkitt-Lymphomen ein häufig eintretender onkologischer Notfall ist.

Trotz dieser Maßnahmen entwickelte der Patient 36 Stunden nach Therapiebeginn eine Hyperkaliämie (K 5,8 mmol/l). Er erhielt Polystyrensulfonat, Insulin und Glukose und wurde telemetrisch überwacht. Zwölf Stunden später zeigte sich eine Hyperphosphatämie und Hypokalzämie. Diese Elektrolytstörungen wurden entsprechend behandelt, doch kam es infolge der Ausfällung von Calciumphosphat zur Entwicklung eines akuten Nierenversagens. Zur weiteren Behandlung der Elektrolytstörungen und zur kontinuierlichen Nierenersatztherapie wurde der Patient nun auf die Intensivstation verlegt. Dort stabilisierte er sich schließlich und wurde zurück auf die hämatologische Station verlegt.

5.3 Anwendung des Synergiemodells auf die Fallstudie

Das akute Tumorlysesyndrom ist einer von etlichen onkologischen Notfällen, die nach Beginn einer Chemotherapie zur Behandlung aggressiver Malignome mit sich schnell teilenden Zellen auftreten können. Es ist durch schwere und potenziell lebensbedrohliche Elektrolyt- und Säure-Basen-Störungen gekennzeichnet. Das akute Tumorlysesyndrom kann zu akutem Nierenversagen und Tod führen.

Dieser Patient war hochgradig komplex. Aus physiologischer Perspektive waren die lebensbedrohlichen Elektrolytstörungen und das sich daraus entwickelnde akute Nierenversagen signifikant. Aus psychosozialer Perspektive wurde er plötzlich und unerwartet mit einer katastrophalen Diagnose konfrontiert.

Gemeinsam mit seiner Frau musste er die schwierige Entscheidung treffen, trotz Abraten des Arztes die Therapie zu verzögern, um Samen zu spenden. Außerdem hatte er vor Kurzem eine neue Arbeitsstelle angetreten. Des Weiteren übernahm seine Versicherung zwar den größten Teil der Krankenhaus- und Therapiekosten, doch musste er trotzdem erhebliche Kosten übernehmen. Zudem war er sich nicht sicher, ob er nach der Behandlung weiterhin arbeiten kann.

Weiterhin war der Patient aus psychosozialer Perspektive hochgradig komplex, weil er während der Therapie lebensbedrohliche Elektrolytstörungen entwickelte und die Chemotherapie gestoppt werden musste, bis sich die Laborwerte annähernd normalisiert hatten. Dies bereitete die Sorge, dass das Lymphom in dieser Zeit weiterwachsen könnte.

5.4 Beispiel hochkomplexer Patienten aus der Praxis

- Patienten mit multiplem Organversagen
- Patienten mit Sepsis
- Patienten mit schwierigen Familienverhältnissen
- Patienten mit komplexen medikamentösen Therapien
- Patienten mit finanziellen Problemen, die teure Medikamente benötigen

5.5 Fazit

Akut und kritisch kranke Patienten benötigen eine immer komplexere Versorgung. Nach der Verlegung von der Intensivstation auf eine Wach- oder Allgemeinstation haben die Patienten eventuell weiterhin einen hohen Betreuungsbedarf, weil sie sich von einer schweren Krankheit und von der intensivmedizinischen Versorgung erholen müssen. Einige müssen von der maschinellen Beatmung entwöhnt werden, andere leiden noch unter Muskelschwäche und neurologischen Störungen (Shostek, 2007). Eine maximal sorgsame Pflege und Betreuung dieser hochgradig komplexen Patienten während ihres gesamten Krankheits- und Genesungsverlaufs sind entscheidend dafür, dass sie optimale Ergebnisse erzielen.

5.6 Literatur

American Association of Critical-Care Nurses. (2015). *The AACN Synergy Model for Patient Care*. Retrieved from http://www.aacn.org/wd/certifications/content/synmodel.pcms?menu=certification#Patient

Andrews, T. & Kaplow, R. (2016). Bridge to transplant and cardiac transplantation. In S. R. Hardin & R. Kaplow (Eds.), *Cardiac surgery essentials for critical care nursing* (2nd ed., pp. 409–458). Burlington, MA: Jones & Bartlett Learning.

Bell, L. (2014). The epidemiology of acute and critical illness of older adults. *Critical Care Nursing Clinics of North America, 26*(1), 1–6. https://doi.org/10.1016/j.ccell.2013.10.001

Hoonakker, P., Mcguire, K. & Carayon, P. (2010). Sociotechnical issues of tele- ICU technology. In D. M. Hafter & A. Mirijamdotter (Eds.), *Information and communication technologies, society, and human beings: Theory and framework* (pp. 225–240). New York: Information Science Reference.

Mandy, G. (2011). *Prematurity and brain*. Retrieved from http://orbi.ulg.ac.be/bitstream/2268/114039/2/battisti_prematurity_brain_lungs.pdf

Shah, B. M. & Hajjar, E. R. (2012). Polypharmacy, adverse drug reactions, and geriatric syndromes. *Clinics in Geriatric Medicine, 28*(2), 173–186. https://doi.org/10.1016/j.cger.2012.01.002

Shostek, K. (2007). *Critical care safety essentials*. Retrieved from http://www.psqh.com/sepoct07/criticalcare.html

Vincent, J.-L. (2019). *How artificial intelligence will change the role of doctors*. Retrieved from https://www.interhospi.com/detail/international-hospital/how-artificial-intelligence-will-change-the-role-of-doctors/

Wenham, T. & Pittard, A. (2009). Intensive care unit environment. *Continuing Education in Anaesthesia, Critical Care and Pain, 9*(6), 178–183. https://doi.org/10.1093/bjaceaccp/mkp036

6 Ressourcen

Roberta Kaplow

Wenn Menschen akut oder kritisch krank sind und ins Krankenhaus müssen, erleben sie eine Situation, in der sie sich extrem verwundbar und ausgeliefert fühlen. Sie sind möglicherweise nicht nur mit krankheitsbedingten Problemen konfrontiert, sondern auch noch dem Risiko nosokomialer Komplikationen ausgesetzt. Die Genesung von Patienten ist von etlichen Faktoren abhängig; einer davon sind die Ressourcen bzw. die Menge und Art von Ressourcen, die sie mit in die Situation bringen.

6.1 Menschliche Ressourcen

Eine der am häufigsten evaluierten Ressourcen, die Patienten mit in die klinische Situation bringen, sind die menschlichen Ressourcen, also die Familie und enge Bezugspersonen bzw. die *soziale Unterstützung*, auf die sie zurückgreifen können. Die verfügbaren Daten stützen die These, dass Patienten bessere Ergebnisse erzielen, wenn sie während eines Behandlungsverlaufs von einer vertrauten Person begleitet werden, die sich für sie einsetzt. So haben beispielsweise Theiss et al. (2011) gezeigt, dass chirurgisch-orthopädische Patienten nach Gelenkersatz bessere Ergebnisse erzielen, wenn sie von einem Freund oder Angehörigen unterstützt werden. Diese Unterstützung umfasst das präoperative Aufklärungsgespräch, die Wartezeit vor der Operation und die gesamte Aufenthaltsdauer bis zur letzten physiotherapeutischen Behandlung.

Der Zusammenhang zwischen sozialer Unterstützung und den Ergebnissen, die Patienten erzielen, ist auch auf Intensivstationen nachgewiesen worden. Deja et al. (2006) vermuteten, dass Patienten, die ein intensivmedizinisch behandeltes akutes Atemnotsyndrom langfristig überlebt haben, bessere Ergebnisse in Hinblick auf ihre psychische Gesundheit erzielen (d.h., dass sie nicht unter anhaltenden Symptomen einer posttraumatischen Belastungsstörung leiden), wenn sie sich von anderen unterstützt fühlen. Die Wissenschaftler gingen davon aus, dass diese kritisch kranken Patienten eine akute Situation mit Unterstützung besser bewältigen.

Auch Plantinga et al. (2010) berichteten über einen Zusammenhang zwischen sozialer Unterstützung und Ergebnissen von Patienten mit Hämodialyse oder Peritonealdialyse. Sie verwiesen darauf, dass diese Patienten seltener stationär aufgenommen wurden (etwa 15 %ige Risikoreduktion), zufriedener waren und eine höhere Lebensqualität angaben. Weiterhin vermuteten sie, dass die höhere Lebensqualität mit der empfundenen sozialen Unterstützung assoziiert ist und zu einer besseren Adhärenz in Hinblick auf die medikamentöse Therapie und die Nahrungsaufnahme führt. Die Ergebnisse dieser Studie bestätigen ältere Daten von Wissenschaftlern, die Patienten mit anderen chronischen Krankheiten wie Herzerkrankungen, Diabetes (Lett et al., 2005;

Luttik, Laarsma, Moser, Sanderman & van Veldhuisen, 2005; van Dam et al., 2005; Zhang, Norris, Gregg & Beckles, 2007) und Patienten mit akutem Herzinfarkt untersucht haben (Bucholz et al., 2014). In der Studie zu Patienten mit akutem Herzinfarkt war der Gesundheitszustand derjenigen, die sozial weniger unterstützt wurden, schlechter. Sie hatten eine niedrigere Lebensqualität und zeigten häufiger Symptome einer Depression. Zudem lassen Längsschnittdaten vermuten, dass Personen, die sozial weniger eingebunden sind, eher einen ersten akuten Herzinfarkt erleiden (Ali, Merlo, Rosvall, Lithman & Lindström, 2006). Des Weiteren werden Herzinfarktpatienten, die sozial schlechter integriert sind, fast doppelt so häufig wieder stationär aufgenommen wie diejenigen, die sozial gut integriert sind (Rodriguez-Artalejo et al., 2006).

Die Fachliteratur zeigt außerdem eine Beziehung zwischen sozialer Unterstützung und Mortalitätsraten. Bei älteren Frauen und Dialysepatienten, die eine geringe soziale Unterstützung angaben, waren die Mortalitätsraten erwartungsgemäß höher (Lyyra & Heikkinen, 2006; Thong, Kaptein, Krediet, Boeschoten & Dekker, 2007).

Vermutet wird, dass die Beziehung zwischen sozialer Unterstützung und Patientenergebnissen mit etlichen Faktoren assoziiert ist. Diejenigen, die Unterstützung bieten, ermutigen die Patienten eventuell zu einem gesunden Verhalten und zur Einhaltung des Therapieplans. Damit verbunden ist auch eine bessere psychische Gesundheit (Reblin & Uchino, 2008).

6.2 Die Ressource Krankenversicherung

Nachgewiesen wurde, dass die Ergebnisse, die Patienten erzielen, auch von einer anderen Ressource beeinflusst werden: der Art der Krankenversicherung. Die verfügbaren Daten verweisen darauf, dass Patienten in den USA, die ein geringes Einkommen haben und deshalb vom Staat über das Programm Medicaid finanzielle Unterstützung für ihre medizinische Versorgung erhalten, seltener Zugang zum Gesundheitssystem haben und schlechtere Ergebnisse erzielen als Patienten, die privat versichert sind (Dayaratna, 2012). So haben Studien beispielsweise gezeigt, dass Kinder, die diese staatliche Unterstützung erhalten, von Ärzten abgewiesen wurden und längere Wartezeiten hatten als Kinder, die privat versichert sind (Bisgaier & Rhodes, 2011). Diese Daten werden von O'Connor (2013) bestätigt. Eine andere Studie zeigte wiederum deutliche Unterschiede in Hinblick auf den Zugang zu spezialisierter medizinischer Versorgung, wenn Patienten staatlich versichert sind (Cook et al., 2007). Zudem berichtete Decker (2012), dass 31 % der US-amerikanischen Ärzte keine neuen Medicaid-Patienten aufnehmen würden.

Ähnliche Probleme haben Patienten, die gar nicht versichert sind. Die Daten deuten darauf hin, dass sie seltener Zugang zur Primär- und Tertiärversorgung erhalten als versicherte Patienten. Sie nehmen auch weniger an evidenzbasierten Vorsorgeuntersuchungen wie Pap-Tests, Mammografien und Prostata-Screenings teil (Bernstein, Chollet & Peterson, 2010).

Was die gesundheitlichen Ergebnisse der Patienten anbelangt, so sind diese für Nichtversicherte ebenfalls schlechter. Beispielsweise besteht bei nicht versicherten Kindern nachweislich ein erhöhtes Risiko, im Krankenhaus zu sterben (Abdullah et al., 2010). Nicht versicherte Erwachsene werden nach einem Fahrzeugunfall seltener medizinisch versorgt und haben höhere Schlaganfallraten. Bei nicht versicherten Patienten ist die Mortalitätsrate nach einem Schlaganfall höher; sie sind länger im Krankenhaus und haben häufiger neurologische Störungen als versicherte Patienten (Derigne, Porterfield & Metz, 2009; Fowler-Brown, Corbie-Smith, Garrett & Lurie, 2007; Haider et al., 2008; Shen & Washington, 2007).

6.3 Definition

Entsprechend dem Synergiemodell wird die Verfügbarkeit von Ressourcen definiert als Ausmaß der Ressourcen (persönlich, finanziell, sozial, psychisch, technisch etc.), die Patienten, Angehörige und andere Bezugspersonen mit in die aktuelle Situation bringen (American Association of Critical-Care Nurses [AACN], 2015). Patienten mit einem Ressourcengrad 1 verfügen über geringe Ressourcen; notwendige Kenntnisse und Kompetenzen sind nicht vorhanden. Sie verfügen über minimale persönliche/psychische Ressourcen, die Unterstützung bieten und über ein schwaches soziales Netz. Patienten mit Ressourcengrad 3 verfügen über moderate Ressourcen. Ihre Kenntnisse und Kompetenzen, ihre finanziellen Ressourcen, ihre persönlichen/psychischen Unterstützung bietenden Ressourcen und ihr soziales Netz sind begrenzt. Patienten mit Ressourcengrad 5 haben viele Ressourcen. Sie verfügen über umfangreiche Kenntnisse und Kompetenzen, haben einen unmittelbaren Zugang zu finanziellen Ressourcen, haben starke persönliche/psychische Unterstützung bietende Ressourcen und ein starkes soziales Netz.

Die klinische Situation eines Patienten kann durch die Verfügbarkeit von Ressourcen beeinflusst werden. Nur begrenzt vorhandene Ressourcen behindern möglicherweise die Erholung von einer kritischen Krankheit oder von einem gravierenden Ereignis.

Fallstudie

Eine 57-jährige Frau mit einem Karzinom im Kopf- und Halsbereich wurde erfolgreich bestrahlt. Kurz nach Beendigung der Behandlung, durch die das Karzinom erfolgreich beseitigt wurde, hatte die Patientin Atemnot und einen trockenen Husten, der mit rezeptfreien Medikamenten nicht gelindert werden konnte. Sie fühlte sich abgeschlagen und hatte Schmerzen in den Gelenken und Muskeln. Nach umfangreichen diagnostischen Untersuchungen mit einer Lungenbiopsie wurde eine Lungenfibrose diagnostiziert. Die Patientin erhielt ambulant Kortikosteroide und Sauerstoff über eine Nasensonde. Innerhalb von zwei Wochen verschlechterte sich ihr Zustand; die Atemnot nahm zu. Sie wurde mit respiratorischer Insuffizienz über die Notaufnahme aufgenommen, auf die Intensivstation verlegt, intubiert und maschinell beatmet. Zur Beruhigung und zur besseren Tolerierung der Beatmung erhielt sie eine Infusion mit einer niedrigen Dosis Midazolam. Die Behandlung mit Kortikosteroiden wurde fortgesetzt. Die Patientin hatte zwei erwachsene Kinder; die Beziehung zu ihnen war sehr eng. Ihr Sohn wollte in zwei Monaten heiraten. Trotz der bekannten progressiven Art ihrer Erkrankung und ihres derzeitig schwachen Zustands sollte sie rechtzeitig zur Hochzeit vom Beatmungsgerät entwöhnt und extubiert werden.

Die Angehörigen und Freunde waren jeden Tag am Krankenbett. Sie unterstützten und ermutigten die Patientin fortwährend und sorgten dafür, dass sie sich wohlfühlt, mobiler wird und ausreichend isst. Es ist wichtig, dass Patienten mit Lungenfibrose ausreichend Nahrung zu sich nehmen, da sie aufgrund ihrer Beschwerden beim Essen und ihres erhöhten Energieaufwands beim Atmen schnell an Gewicht verlieren (Mayo Clinic, 1998–2015).

Die Patientin erhielt nach einer Woche maschineller Beatmung ein Tracheostoma, da sie noch nicht für eine Entwöhnung vom Beatmungsgerät bereit zu sein schien. Nach einmonatigem Aufenthalt auf der Intensivstation konnte sie von der maschinellen Beatmung entwöhnt werden, und nach einer Woche längerer Perioden unter CPAP-Beatmung, bei der die Spontanatmung des Patienten mit kontinuierlicher Überdruckbeatmung kombiniert wird, und mehreren Rückschlägen wurde die Patientin erfolgreich extubiert. Schließlich wurde sie auf die Allgemeinstation verlegt und später nach Hause entlassen. Sie konnte an der Hochzeit ihres Sohnes teilnehmen.

6.4 Anwendung des Synergiemodells auf die Fallstudie

Die Lungenfibrose ist eine irreversible Vernarbung des Lungengewebes mit typischerweise progressivem Verlauf. Manchmal kann die Behandlung das Fortschreiten der Erkrankung vorübergehend verlangsamen. Die in dieser Fallstudie beschriebene Patientin verfügte über viele Ressourcen. Ihre private Krankenversicherung übernahm einen erheblichen Teil der Kosten für den Klinikaufenthalt, die Versorgung auf der Intensivstation und die Therapien. Ihre Angehörigen und Freunde unterstützten sie sehr; ihre permanente Ermutigung war ausschlaggebend dafür, dass sich ihr Zustand besserte. Zusätzlich zu dieser psychosozialen Unterstützung war einer der entscheidenden Faktoren dafür, dass sie vom Beatmungsgerät entwöhnt und extubiert werden konnte, das Engagement dieser Personen, sie trotz ihrer Appetitlosigkeit und ihrer nur begrenzt vorhandenen Energie zum Essen zu bewegen.

6.5 Merkmale unterschiedlicher Ressourcengrade

- Patienten, die über viele Ressourcen verfügen, erhalten finanzielle, physische und psychosoziale Unterstützung durch Angehörige und/oder Freunde oder schöpfen Energie aus spirituellen oder religiösen Quellen. Sie verfügen über notwendige Kenntnisse und Kompetenzen.
- Patienten, die nur über geringe Ressourcen verfügen, haben keinen Zugang zu den genannten und anderen Unterstützung bietenden Netzen (AACN, 2015).

6.6 Fazit

Patienten, die mit dem Gesundheitssystem in Berührung kommen, bringen unterschiedlich viele und unterschiedliche Arten von Ressourcen mit. Pflegende müssen die verfügbaren Ressourcen ermitteln und ihren Beitrag maximieren, um optimale Ergebnisse für die Patienten zu erzielen. Haben Patienten nur begrenzte oder gar keine Ressourcen, sind sie sehr vulnerabel. Dann müssen Pflegende für sie einstehen, damit sie eine adäquate pflegerische Versorgung erhalten.

6.7 Literatur

Abdullah, F., Zhang, Y., Lardaro, T., Black, M., Colomban, P. M., Chrouser, K., ... Chang, D. C. (2010). Analysis of 23 million US hospitalizations: Uninsured children have higher all-cause in-hospital mortality. *Journal of Public Health, 32*(2), 236–244. https://doi.org/10.1093/pubmed/fdp099

Ali, S. M., Merlo, J., Rosvall, M., Lithman, T. & Lindström, M. (2006). Social capital, the miniaturisation of community, traditionalism a first time acute myocardial infarction. A prospective study of southern Sweden. *Social Science & Medicine, 63,* 2204–2217. https://doi.org/10.1016/j.socscimed.2006.04.007

American Association of Critical-Care Nurses. (2015). *The AACN Synergy Model for Patient Care.* Retrieved from http://www.aacn.org/wd/certifications/content/synmodel.pcms?menu=certification#Patient

Bernstein, J., Chollet, D. & Peterson, S. (2010). *How does insurance coverage improve health outcomes?* Retrieved from http://www.mathematica-mpr.com/~/media/publications/PDFs/health/reformhealthcare.IB1.pdf

Bisgaier, J. & Rhodes, K. V. (2011). Auditing access to specialty care for children with public insurance. *New England Journal of Medicine, 364,* 2324–2333. https://doi.org/10.1056/NEJMsa1013285

Bucholz, E. M., Strait, K. M., Dreyer, R. P., Geda, M., Spatz, E. S., Bueno, H.,... Spertus, J. A. (2014). Effect of low perceived social support on health outcomes in young adults with acute myocardial infarction: Results from the VIRGO (Variation in recovery: Role of gender on outcomes of young AMI patients) study. *Journal of the American Heart Association, 3,* e001252. https://doi.org/10.1161/JAHA.114.001252

Cook, N. L., Hicks, L., O'Mattey, A. J., Keegan, T., Guadagnoli, E. & Landon, B. E. (2007). Access to specialty care and medical services in community health centers. *Health Affairs, 26*(5), 1459–1468. https://doi.org/10.1377/hlthaff.26.5.1459

Dayaratna, K. D. (2012). *Studies show: Medicaid patients have worse access and outcomes than privately insured.* Retrieved from https://www.heritage.org/health-care-reform/report/studies-show-medicaid-patients-have-worse-access-and-outcomes-the

Decker, S. L. (2012). In 2011 nearly one-third of physicians said they would not accept new Medicaid patients, but rising fees may help. *Health Affairs, 31*(3), 1673–1679. https://doi.org/10.1377/hlthaff.2012.0294

Deja, M., Denke, C., Weber-Carstens, S., Schröder, J., Pille, C. E., Hokema, F., ... Kaisers, U. (2006). Social support during intensive care unit stay might improve mental impairment and consequently health-related quality of life in survivors of severe acute respiratory distress syndrome. *Critical Care, 10*(5), R147. https://doi.org/10.1186/cc5070

Derigne, L., Porterfield, S. & Metz, S. (2009). The influence of health insurance on parent's reports of children's unmet mental health needs. *Maternal and Child Health Journal, 13*(2), 176–186. https://doi.org/10.1007/s10995-008-0346-0

Fowler-Brown, A., Corbie-Smith, G., Garrett, J. & Lurie, N. (2007). Risk of cardiovascular events and death-Does insurance matter? *Journal of General Internal Medicine, 22*(4), 502–507. https://doi.org/10.1007/s11606-007-0127-2

Haider, A. D., Chang, D., Efron, E., Haut, E., Crandall, M. & Cornwell, E. (2008). Race and insurance status as risk factors for trauma mortality. *Archives of Surgery, 143*(10), 945–949. https://doi.org/10.1001/archsurg.143.10.945

Lett, H. S., Blumenthal, L. A., Babyak, M. A., Straumann, T. L., Robins, C. & Sherwood, A. (2005). Social support and coronary heart disease: Epidemiologic evidence and implications for treatment. *Psychosomatic Medicine, 67,* 869–878. https://doi.org/10.1097/01.psy.0000188393.73571.0a

Luttik, M. L., Laarsma, T., Moser, D., Sanderman, R. & van Veldhuisen, D. L. (2005). The importance and impact of social support on outcomes in patients with heart failure: An overview of the literature. *Journal of Cardiovascular Nursing, 20,* 162–169. https://doi.org/10.1097/00005082-200505000-00007

Lyyra, T. M. & Heikkinen, R. L. (2006). Perceived social support and mortality in order people. *Journals of Gerontology, Series, B., Psychological Sciences and Social Sciences, 61,* 147–152.

Mayo Clinic. (1998–2015). *Pulmonary fibrosis.* Retrieved from http://www.mayoclinic.org/diseases-conditions/pulmonary-fibrosis/basics/lifestyle-home-remedies/con-20029091

O'Connor, B. (2013). *Death by insurance: Disparities in healthcare outcomes based on payment methods.* Retrieved from https://chicagopolicyreview.org/2013/11/18/death-by-insurance-disparities-in-healthcare-outcomes-based-on-payment-methods/

Plantinga, L. C., Fink, N. E., Harrington-Levey, R., Finkelstein, F. O., Hebah, N., Powe, N. R., ... Jaar, B. G. (2010). Association of social support with outcomes in incident dialysis patients. *Clinical Journal of the American Society of Nephrology, 5*(8), 1480–1488. https://doi.org/10.2215/CJN.01240210

Reblin, M. & Uchino, B. N. (2008). Social and emotional support and its implications for health. *Current Opinions in Psychiatry, 21*(2), 201–205. https://doi.org/10.1097/YCO.0b013e3282f3ad89

Rodriguez-Artalejo, F., Guallar-Castillon, P., Herrera, M. C., Otero, C. M., Chiau, M. O., Ochoa, C. C., ... Pascual, C. R. (2006). Social support as a predicator of hospital readmission and mortality among older patients with heart failure. *Journal of Cardiac Failure, 12,* 621–627. https://doi.org/10.1016/j.cardfail.2006.06.471

Shen, J. J. & Washington, E. L. (2007). Disparities in outcomes among patients with stroke associates with insurance status. *Stroke, 38,* 1010–1016. https://doi.org/10.1161/01.STR.0000257312.12989.af

Theiss, M. M., Ellison, M. W., Tea, C. G., Warner, J. F., Silver, R. M. & Murphy, V. J. (2011). The connection between strong social support and joint replacement. *Orthopedics, 34*(5), 357.

Thong, M. S., Kaptein, A. A., Krediet, R. T., Boeschoten, E. W. & Dekker, F. W. (2007). Social support predicts survival in dialysis patients. *Nephrology,*

Dialysis, Transplantation, 22, 845–850. https://doi.org/10.1093/ndt/gfl700

van Dam, H. A., van der Horst, F. G., Knoops, L., Ryckman, R. M., Creholder, H. F. & van den Borne, R. H. (2005). Social support in diabetes: A systematic review of controlled intervention studies. *Patient Education & Counseling, 59,* 1–12. https://doi.org/10.1016/j.pec.2004.11.001

Zhang, X., Norris, S. L., Gregg, E. W. & Beckles, G. (2007). Social support and mortality among older person with diabetes. *Diabetes Educator, 33,* 273–281. https://doi.org/10.1177/0145721707299265

7 Partizipation an der Gesundheitsversorgung

Roberta Kaplow

Entscheidungen zur Gesundheitsversorgung sind komplex (James, 2013). In der Fachliteratur herrscht die Überzeugung vor, dass es hilfreich ist, Patienten in Prozesse einzubeziehen, die ihre Versorgung betreffen. Im Jahr 2000 verwies das Institute of Medicine in seinem Bericht *To Err is Human: Building a Safer Health System* (zu Deutsch etwa „Irren ist menschlich: Aufbau eines sichereren Gesundheitssystems") darauf, dass Patienten als Teil des Gesundheitsteams und als aktiv an ihrer Versorgung Beteiligte betrachtet werden sollten (Institute of Medicine, 2000). Andere Begriffe, die synonym hierfür verwendet werden, sind Patientenbeteiligung, Partnerschaft, Engagement und Zusammenarbeit. In jüngerer Zeit wird häufig von der *patientenzentrierten Versorgung* gesprochen. Es ist notwendig, dass Patienten und Gesundheitsteams zusammenarbeiten.

Die Partizipation von Patienten und auch von Angehörigen an der Gesundheitsversorgung wird unterschiedlich beschrieben. Im Wesentlichen umfasst sie die Beteiligung an Entscheidungsprozessen und an anderen Aspekten der Versorgung. Dazu gehört, den Verlauf und die Auswirkungen der Versorgung zu überwachen und Vorschläge zu ihrer Verbesserung zu machen (Cashin-Garbutt, 2013). Partizipation an der Gesundheitsversorgung wird auch beschrieben als aktive Beteiligung von Patienten an der Planung, Durchführung, Überwachung und Bewertung ihrer Versorgung (Phillips, Street & Haesler, 2014).

Der Trend zur Partizipation nimmt zu. Patienten übernehmen mehr Verantwortung für die Prävention und Behandlung von Gesundheitsproblemen. Die verstärkte Gewichtung dieses Aspekts steht damit im Zusammenhang, dass Patientenzufriedenheit und eine nicht adäquate Aufklärung über die vorliegende Erkrankung negativ miteinander korrelieren (Coulter, Parsons & Askham, 2008).

Die große Bedeutung der Partizipation von Angehörigen ist ebenfalls gut dokumentiert (James, 2013; Larsson, Sahlsten, Segesten & Plos, 2011; Lindberg, Kreuter, Taft & Person, 2013; Phillips et al., 2014). Deshalb wird ihr Beitrag in der Pflegepraxis zunehmend akzeptiert (James, 2013).

Zur Unterstützung der Partizipation an der Gesundheitsversorgung liegt eine Fülle von Daten vor. Weingart et al. (2011) zeigten in einer retrospektiven Studie zu stationären Patienten, dass fast alle zumindest in einer Form in ihre Versorgung eingebunden waren, wobei die Studie sieben Formen der Partizipation definierte. 80 % der Patienten berichteten, dass sie sich gut genug fühlten, um mit Mitgliedern des Versorgungsteams zu sprechen. Zudem war meistens (> 79 % der Aufenthaltsdauer) eine Person anwesend, die dafür sorgte, dass die Wünsche des Patienten erfüllt wurden.

Unruh und Pratt (2007) beschrieben Fälle, in denen sich Patienten aktiv einbrachten und welche Ergebnisse dadurch erzielt wurden. Im ersten Fall erhielt eine Patientin, die aufgrund eines Mammakarzinoms behandelt wurde, eine Infusion. Die Pflegefachperson erklärte ihr, dass diese über 20 Minuten einlaufen muss; tatsächlich war sie jedoch bereits nach 8 Minuten eingelaufen. Die Patientin meldete sich. Die Ursachen dieses Fehlers wurden erforscht und die Prozesse so verändert, dass der Fehler nicht mehr auftreten kann.

Im zweiten Fall koordinierte die Patientin Therapieaufgaben. Sie hinderte die Pflegefachperson daran, die Portnadel zu ziehen, da eine andere Pflegende daraus noch Blut für eine klinische Studie entnehmen wollte. Wieder eine andere Pflegende wollte ein Pflaster auf ihre Haut kleben, doch wurde diese Hautregion bestrahlt und die Patientin war angewiesen worden, keine Pflaster zu verwenden. Diese beiden Situationen zeigen, dass die Pflegefachpersonen nicht vollständig über die Patientin informiert waren. Diese verhinderte ein erneutes Anstechen ihres Ports und eine mögliche Schädigung ihrer Haut.

Der dritte Fall beschreibt die Bedeutung von Kontinuität in der Patientenversorgung. Eine Patientin, die wegen eines Mammakarzinoms behandelt wurde, hatte zehn Jahre zuvor ein Hodgkin-Lymphom gehabt und war deshalb pneumoniegefährdet. Sie machte die neue Pflegefachperson darauf aufmerksam, dass ihre Lungenfunktion überwacht werden muss und lieferte relevante Informationen zu ihrer Krankengeschichte, die der neuen Pflegefachperson nicht übergeben worden waren. Die Überwachung der Lungenfunktion ist keine regulär erforderliche Maßnahme, war aber in diesem Fall indiziert. Die Patientin wurde dementsprechend überwacht.

Im vierten Fall überwachte eine Patientin ihren Gesundheitszustand selbst. Während ihrer Chemotherapie kam es zu den erwarteten Nebenwirkungen, zu einer Myelosuppression und insbesondere dem Absinken der Leukozytenzahl. Entsprechend der evidenzbasierten Leitlinie wurde die Therapie verschoben, und schließlich erhielt die Patientin eine niedriger dosierte Chemotherapie. Sie war jedoch besorgt, weil sie nicht die volle, für ihre Erkrankung empfohlene Dosis erhielt, weshalb sie sagte, dass die Myelosuppression weniger gravierend sei und die Leukozytenzahl schneller ansteige, wenn man ihr Wachstumsfaktoren verabreichen würde. Dadurch, dass sie ihren Gesundheitszustand sehr gut überwachte, konnte sie dem medizinischen Personal mitteilen, wie man ihr die volle Chemotherapiedosis verabreichen und damit die Gefahr eines Rezidivs vermindern könnte.

7.1 Partizipationsebenen von Patienten und Angehörigen

In der Fachliteratur werden verschiedene Ebenen im Rahmen eines Kontinuums beschrieben, wie Patienten und Angehörige in die direkte Gesundheitsversorgung einbezogen werden können. Sie umfassen die Elemente Beratung, Beteiligung, Partnerschaft und Shared Leadership (die Verteilung der Führung auf unterschiedliche Akteure). Die Ebene der Beratung beinhaltet, die Patienten über ihre Diagnose zu informieren. Sie werden zudem zu ihren Therapiepräferenzen befragt. Die Ebene der Beteiligung umfasst, die Präferenzen bezüglich des Therapieplans auf der Grundlage der Vor- und Nachteile jeder Option zu ermitteln. Die Ebenen Partnerschaft und Shared Leadership umfassen Entscheidungen zur bereitgestellten Versorgung und basieren auf Evidenz, Patientenpräferenzen und klinischem Urteilsvermögen (James, 2013).

Wie stark sich Patienten und Angehörige in die Versorgung einbringen, ist unterschiedlich. Coulter, Parsons und Askham (2008) führten eine Studie durch, in der sie dies untersuchten. Sie berichteten darüber, dass sich Patienten und Angehörige an durchschnittlich 5,5 von 7 verschiedenen Formen der Partizipation beteiligten. Patienten, die sich stärker einbrachten, sprachen mit dem medizinischen Personal, wenn sie sich gut genug fühlten. Fast 80 %

der Angehörigen dieser Studie versicherten, dass die Wünsche der Patienten erfüllt wurden. In dieser Studie prüften weniger als 40 % der Patienten in der Regel oder immer, ob sie die korrekten Medikamente erhielten.

7.2 Partizipation beeinflussende Faktoren

Die Bereitschaft oder Fähigkeit von Patienten und Angehörigen, sich an der Gesundheitsversorgung zu beteiligen, wird von etlichen Faktoren beeinflusst. Die Art der medizinischen Einrichtung (Primär-, Sekundär- oder Tertiärversorgung) kann hier eine Rolle spielen. Davis et al. (2007) stellten fest, dass es für Patienten leichter ist, mit dem medizinischen Personal der Primärversorgung (in der Regel der Hausarztpraxis) zu kommunizieren als mit dem Klinikpersonal. Sie stellten weiterhin fest, dass Patienten, die über die Notaufnahme stationär aufgenommen werden, seltener Gelegenheit haben, mit dem Klinikpersonal zu sprechen als Patienten, die ambulant überwiesen werden. Patienten in der Notaufnahme sind eventuell schlechter über ihren Zustand informiert und weniger in der Lage, sich an ihrer Versorgung zu beteiligen.

Davis et al. (2008) verwiesen darauf, dass Patienten eher ganz konkrete als komplexe Fragen stellen. Weitere Merkmale, die diesen Autoren zufolge mit einer stärkeren Partizipation in Zusammenhang stehen, waren weibliches Geschlecht, höherer Bildungsgrad und Berufstätigkeit. Patientinnen und Patienten mit diesen Merkmalen waren eher bereit, Fragen zu stellen.

Davis et al. (2007) nannten fünf Faktoren, die möglicherweise einen Einfluss auf die Partizipation von Patienten, insbesondere in Bezug zu ihrer Sicherheit, haben. Diese waren demografische Daten, Kenntnisse, Meinungen über medizinisches Fachpersonal, Art der medizinischen Einrichtung (d.h. Primär-, Sekundär- oder Tertiärversorgung) und Schweregrad der Erkrankung. Hinzu kam, ob die Sicherheitsmaßnahmen mit denen der Art der Kliniker übereinstimmten. Vor allem jüngere, weibliche und gebildete Patienten wollten in die Versorgung einbezogen werden. Vermutet wird, dass sie die dafür erforderlichen Informationen besser verarbeiten und verstehen können. Weiterhin wird angenommen, dass Patienten mit einer weniger schweren Erkrankung eine aktivere Rolle übernehmen. Die Beteiligung wird möglicherweise auch dadurch beeinflusst, wie sich die Erkrankung klinisch manifestiert, welcher Therapieplan vorliegt und wie viel Möglichkeiten es gibt, sich in die Versorgung einzubringen. Patienten mit einer neu diagnostizierten Erkrankung bringen sich weniger wahrscheinlich ein als Patienten mit einer chronischen Erkrankung.

Coulter, Parsons und Askham (2008) nannten die Merkmale von Patienten, die sich wahrscheinlich stärker einbringen. Dabei handelt es sich um ältere männliche Patienten, die nicht über die Notaufnahme aufgenommen und in einem größeren Lehrkrankenhaus behandelt werden. Die beiden zuletzt genannten Merkmale wurden von Weingart et al. (2011) bestätigt. Die Patienten in der von Coulter et al. durchgeführten Studie hatten auch mehr Vertrauen in ihre Fähigkeit, sich selbst vor medizinischen Fehlern zu schützen.

In einer anderen Studie zeigten sich jüngere weibliche Patienten mit höherem Bildungsgrad und solche, die schon früher mit medizinischen Fehlern konfrontiert worden waren, eher bereit, sich an ihrer Versorgung zu beteiligen, um Fehler zu verhindern (Davis, Koutantji & Vincent, 2008).

7.3 Mögliche Aufgaben von Angehörigen

McAdam, Arai und Puntillo (2008) beschreiben Aufgaben, die Angehörige übernehmen können, wenn ein älteres Mitglied ihrer Familie im Krankenhaus ist. Dazu gehört aktive Präsenz zu zeigen, Schutz zu bieten, zu vermitteln, Informationen zu liefern, zu unterstützen und zu betreuen. Aktive Präsenz zu zeigen heißt, am Krankenbett zu bleiben, Sicherheit zu vermitteln und dadurch eventuell Desorientiertheit zu verhindern. Schutz zu bieten bedeutet, dafür zu sorgen, dass die Wünsche des Patienten erfüllt werden und die bestmögliche Versorgung gewährleistet wird. Hardin (2012) führt hier das Beispiel an, dass die Schutz bietende Person sicherstellt, dass keine Medikamente verabreicht werden, gegen die der Patient allergisch ist. Die Rolle des Vermittlers beinhaltet, Pflegefachpersonen Verhaltensweisen des Patienten zu erklären und auf Maßnahmen zur Verbesserung des Wohlbefindens hinzuweisen. Informationen zu liefern bedeutet, Symptome des Patienten zu beschreiben, Medikamente abzugleichen, über Ereignisse zu berichten, die zur aktuellen Situation geführt haben und spezifische Bedürfnisse des Patienten mitzuteilen. Zu unterstützen heißt, sozusagen als Coach zu fungieren und den Patienten zur Kooperation zu ermutigen (z.B. sich mehr zu bewegen und zu essen). Angehörige, die Pflegeaufgaben übernehmen, müssen sich darin schulen lassen, wie sie den Patienten bei den Aktivitäten des täglichen Lebens, bei der Medikation, beim An- und Ausziehen oder bei der Wundversorgung unterstützen oder wie sie ihm die Maßnahmen in verständlicher Weise erklären können.

7.4 Partizipation behindernde Faktoren

Es gibt sowohl aufseiten des medizinischen Personals als auch aufseiten der Patienten Faktoren, die die Partizipation an der Versorgung behindern. Faktoren aufseiten des Personals, die in der Fachliteratur genannt werden, sind Zeitmangel, unzureichende Schulung, fehlende Motivation und fehlende Informationsweitergabe (Friedberg, Van Burom, Wexler, Bowen & Schneider, 2013; Légaré & Witteman, 2013; Lin et al., 2013).

Faktoren aufseiten der Patienten sind mangelnde Gesundheitskompetenz, bestimmte kulturelle Eigenarten, das Geschlecht, das Alter, der Bildungsgrad, die sensorische Funktion, die Entscheidungskompetenz, sozioökonomischer Status, kognitive Fähigkeiten, fehlende Bereitschaft zur Senkung der Kosten und spezifische religiöse Überzeugungen (Bernabeo & Holmboe, 2013; Friedberg et al., 2013; Hardin, 2012; James, 2013; Sommers, Goold, McGlynn, Pearson & Danis, 2013).

Weitere in der Fachliteratur genannte Faktoren sind: mangelnde Kommunikation zwischen Patient und Personal, eine aufgabenorientierte pflegerische Betreuung, eine Umgebung, die die Intimsphäre des Patienten beeinträchtigt, Unfähigkeit des Patienten, fehlender Respekt aufseiten der Pflegenden, Nicht-Berücksichtigung der Patientenwünsche, fehlende Kenntnis der Voraussetzungen für die Partizipation an der Gesundheitsversorgung, fehlende Empathie für den Patienten, eine herablassende Kommunikation mit dem Patienten und ein „paternalistisches Verhalten" (Larsson, Sahlsten, Segesten & Plos, 2011).

In einer Studie gaben die Patienten an, sie hätten den Eindruck, dem Fachpersonal in puncto sicherer Versorgung trauen zu können und seien nicht dafür verantwortlich, die medikamentöse Therapie zu überwachen. In einer anderen Studie war die Beteiligung der Patienten je nach Situation unterschiedlich. Beispielsweise fragten diese eher nach einem fehlenden Patientenarmband als danach, ob sich das Personal die Hände desinfiziere (Cashin-Garbutt, 2013). Patienten müssen dazu in der Lage sein, sich an ihrer Gesundheitsversorgung zu beteiligen und adäquate Entscheidungen zu treffen (Larsson et al., 2011).

Schwappach (2010) berichtete, dass Patienten zur Partizipation an Strategien, die nachweislich Fehler verhindern, unterschiedlich eingestellt sind. Sie zeigten sich positiv gegenüber einem Informationsaustausch mit dem Personal, waren aber weniger dazu bereit, die Autorität des Personals infrage zu stellen. Zudem stellten sie eher die Maßnahmen der Pflegefachpersonen als die der Ärzte infrage.

Hardin (2012) beschrieb Barrieren bei älteren Menschen auf einer Intensivstation, die eine Partizipation an der Gesundheitsversorgung verhinderten. Dies waren vor allem sensorische Störungen und ein höheres Alter der Betreuungspersonen (Ehe- oder Lebenspartner). Hardin nannte zudem Barrieren, die Angehörige selbst angegeben haben, wie fehlendes Vertrauen in die eigene Fähigkeit, den älteren Menschen adäquat versorgen zu können.

7.5 Ergebnisse zur Partizipation von Patienten

Während einige Autoren darüber berichten, dass eindeutige Ergebnisse zur Partizipation von Patienten an der Gesundheitsversorgung fehlen (Sanders et al., 2013), führen andere positive Ergebnisse für die Patienten an. Dazu zählen eine verbesserte Funktionsfähigkeit, weniger Symptome, bessere Kontrolle der chronischen Erkrankung und die geringere Wahrscheinlichkeit, dass ein unerwünschtes Ereignis eintritt (Cashim-Garbutt, 2013; Philips, Street & Haesler, 2014; Weingart et al., 2011). Weitere Ergebnisse, über die in der Fachliteratur berichtet wird, sind positivere Erfahrungen der Patienten, höhere Zufriedenheitswerte, höhere Patientensicherheit, geringere Gefahr unerwünschter Ereignisse im Krankenhaus (Coulter et al., 2008; Lindberg et al., 2013), bessere Therapieadhärenz (Larsson et al., 2011), höhere Motivation, bessere Behandlungsergebnisse, höhere Zufriedenheit mit der Versorgung und weniger Stress (Larsson et al., 2011). Auch über bessere Rehabilitationsergebnisse wurde berichtet (Lindberg et al., 2013), ebenso wie über niedrigere Mortalität, eine geringere Zahl erneuter Klinikaufenthalte, kürzere Verweildauer, eine positivere Wahrnehmung der Versorgungsqualität, eine höhere Entscheidungsbereitschaft und weniger Medikationsfehler (Phillips et al., 2014).

7.6 Definition

Gemäß Synergiemodell ist die Partizipation an der Gesundheitsversorgung das Ausmaß, in dem sich Patienten und Angehörige an dieser beteiligen (AACN, 2015). Grad-1-Patienten und -Angehörige beteiligen sich gar nicht. Sie können oder wollen nicht in die Entscheidungsfindung einbezogen werden. Grad-3-Patienten und -Angehörige beteiligen sich moderat. Sie verfügen über begrenzte Fähigkeiten und suchen den Rat anderer, um eine Entscheidung treffen zu können. Häufig wenden sie sich an Freunde oder Nachbarn. Sie führen vielleicht etwas an, was sie im Fernsehen gesehen oder im Internet gelesen haben, verfügen eventuell jedoch nicht über genaue Daten. Grad-5-Patienten und -Angehörige sind voll und ganz in den Entscheidungsprozess einbezogen. Sie verfügen über die erforderlichen Fähigkeiten und können selbst Entscheidungen treffen. Sie suchen aktiv nach Informationen, sind offen für Ratschläge und möchten bei der Versorgung eines Angehörigen eine aktive Rolle spielen.

7.7 Partizipation fördernde Strategien aufseiten der Patienten

Es gibt etliche Strategien, die Patienten nutzen können, um mehr in ihre Gesundheitsversorgung einbezogen zu werden. Zunächst einmal müssen sie vollständige und präzise Informationen über ihre Krankengeschichte, ihre bisherigen Behandlungen, Medikamente (auch rezeptfreie und pflanzliche Substanzen), Arzneimittelallergien und -nebenwirkungen liefern (Weingart et al., 2008). Optimal wäre es, wenn sie die Ursache ihrer Erkrankung kennen und wissen, welche Auswirkungen sie hat. Wenn Patienten in die Versorgung einbezogen werden wollen, müssen sie mit Ärzten und Pflegenden zusammenarbeiten. Nur so kann das optimale Therapieschema gefunden werden, an das sie sich halten müssen. Sie sollten auf Nebenwirkungen und die Wirksamkeit der Therapie achten und lernen, wie man mit den Nebenwirkungen der Therapie und mit der zugrundeliegenden Erkrankung umgeht. Sie müssen die Medikamente, die sie erhalten, überprüfen und sich vergewissern, dass sie mit denen, die verordnet wurden, übereinstimmen und sie müssen sich an Entscheidungsprozessen beteiligen (Coulter et al., 2008). Patienten, die sich stark einbringen, veranlassen das medizinische Fachpersonal zu einer sicheren Arbeitsweise (Händedesinfektion, Überprüfung des Patientenarmbands, Vorstellung der eigenen Person bei Betreten des Patientenzimmers, etc.). Sie sollten sich wohlfühlen, wenn sie Angelegenheiten, die ihre Versorgung betreffen, mit dem Personal besprechen – insbesondere dann, wenn etwas nicht richtig zu sein scheint. Patienten sollten nach Untersuchungsergebnissen fragen und verstehen, was sie bedeuten. Sich selbst zu schulen und sowohl Fakten als auch Fragen an das Personal aufzuschreiben, sind weitere wichtige Strategien, um sich einzubringen.

7.8 Partizipation fördernde Strategien aufseiten der Pflegenden

Pflegende spielen eine entscheidende Rolle bei der Partizipation von Patienten an ihrer Gesundheitsversorgung (Tobiano, Bucknall, Marshall, Guinane & Chaboyer, 2015). Damit sich Patienten aktiv einbringen können, müssen Pflegende bestimmte Strategien anwenden. Wichtig ist, am Beitrag der Patienten Interesse zu zeigen und Patienten als individuelle Persönlichkeiten zu akzeptieren. Pflegende müssen Patienten über ihre Sicherheit aufklären (Schwappach, 2010) und sie als mündige Personen behandeln. Sie müssen positiv auf Patienten, die sich engagieren, reagieren (Davis, Jacklin, Sevdalis & Vincent, 2007). Deshalb müssen sie bereit sein, mit den Patienten und Angehörigen Informationen auszutauschen und das Für und Wider von Therapieoptionen zu erklären. Sie müssen mit den Patienten und ihren Angehörigen zusammenarbeiten, um individuell relevante Versorgungsziele festzulegen und zu ermitteln, wie wahrscheinlich es ist, dass diese erreicht werden. Sie müssen Patienten das Wissen zur Verfügung stellen, das sie benötigen, um informierte Entscheidungen über ihre Versorgung treffen zu können.

Tobiano et al. (2015) führten eine Studie dazu durch, wie Pflegende über die Partizipation von Patienten an der Versorgung denken. Dabei kristallisierten sich fünf wichtige Punkte heraus. Erstens müssen Pflegende Patienten als Partner bei der Versorgung anerkennen. Zweitens müssen sie Partizipation ermöglichen, um die Versorgung zu verbessern. Drittens müssen sie dafür sorgen, dass die Sicherheit des Patienten gewährleistet ist, indem sie die aktive Beteiligung an der Versorgung überwachen. Viertens nannten Pflegende Merkmale von Patienten, die eine Einbindung schwierig machen. Fünftens müssen Pflegende den Patienten vertrauen können, dass für sie eine Beteiligung an ihrer körperlichen Versorgung möglich ist und über klinische Probleme sprechen können.

Hardin (2012) beschrieb Strategien von Pflegenden, um die Partizipation von Angehörigen an der Versorgung zu verbessern. Dazu zählen die Entwicklung von Leitlinien bzw. Standards, die eine Beteiligung der Angehörigen erleichtern, das Erstellen von Listen mit Tätigkeiten, die Angehörige übernehmen können, das Respektieren von Angehörigen, die sich nicht einbringen können oder wollen, das Koordinieren von Treffen, bei denen das Team mit den Angehörigen zusammenkommt und das Schaffen von Gelegenheiten zur Zusammenarbeit mit den Angehörigen, um zu ermitteln, wo sie sich einbringen können und wollen. Hardin nennt zudem Strategien zur Kommunikation mit älteren Menschen, wie sich Zeit nehmen, Augenkontakt herstellen, Patienten respektvoll ansprechen, Störungen vermeiden, aufmerksam zuhören, beim Thema bleiben, einfache Instruktionen geben und Zeit zum Fragenstellen geben. All diese Strategien sind unerlässlich, denn wenn wir mit den Patienten nicht effektiv kommunizieren, ist die Wahrscheinlichkeit geringer, dass sie sich an der Versorgung beteiligen.

Andere Strategien, die beschrieben wurden, sind das Erklären der Vor- und Nachteile verschiedener Therapieoptionen, die Bereitschaft zum Informationsaustausch mit Patienten und Angehörigen, die Zusammenarbeit mit Patienten und Angehörigen, um individuell relevante Versorgungsziele festzulegen und die Wahrscheinlichkeit zu ermitteln, dass diese erreicht werden und die Weitergabe von Wissen an die Patienten, damit diese informierte Entscheidungen bezüglich ihrer Versorgung treffen können.

Fallstudie

Eine Patientin mit progressiver amyotropher Lateralsklerose (ALS) wurde zur Anlage eines Tracheostomas auf die Intensivstation verlegt. Vor der stationären Aufnahme war sie von ihrem Ehemann versorgt worden, der sie bei den Aktivitäten des täglichen Lebens wie Mobilität (z.B. Einkaufen), Ausscheidungen, Körperpflege, Essen und Trinken sowie bei der Medikamentengabe unterstützt hatte. Indikation für die Tracheostomie war das Fortschreiten der degenerativen Erkrankung, die letztlich die Atmung beeinträchtigen würde. Die Patientin hatte bereits respiratorische Probleme, wie die schlechter werdenden Lungenfunktionstests, die zunehmende Dyspnoe, die vermehrte Atemarbeit, das Unwohlsein bei der Atmung und der Einsatz der Atemhilfsmuskulatur zeigten. Sie musste zunehmend über BiPAP beatmet werden. Anfangs war dies nur nachts erforderlich, nun aber rund um die Uhr.

Nach Rücksprache mit dem Neurologen stimmten die Patientin und ihr Ehemann der Anlage eines Tracheostomas zu. Nach dem Eingriff wurde sie zur Überwachung auf die Intensivstation zurückverlegt. Dort sollte sie von der maschinellen Beatmung entwöhnt oder deren Einsatz minimiert werden. Die Notwendigkeit der maschinellen Beatmung sollte anhand ihres Befindens und ihrer Atemarbeit bestimmt werden. Nach der Narkose war die Patientin wach und ansprechbar. Bereits bei ihrer Aufnahme auf die Intensivstation erfolgte die Planung ihrer Entlassung. Dazu zählte die Schulung des Ehemanns, weil sich der Zustand seiner Frau geändert hatte. Aufgrund der Pflege des Tracheostomas, der Notwendigkeit, Fehler am Heimbeatmungsgerät beheben zu können und der zusätzlichen Überwachung der Atmung seiner Frau bestand nun ein anderer Versorgungsbedarf. Der Ehemann lernte, den Schleim über das Tracheostoma abzusaugen, seine Frau an die BiPAP-Beatmung anzuschließen und sie später wieder abzuhängen und wie er sie bei den Aktivitäten des täglichen Lebens unterstützen kann. Weitere Hilfsmittel wie ein Nachttisch, ein spezieller Rollstuhl, der auch ein Heimbeatmungsgerät transportiert und ein tragbares Absauggerät würden zu Hause erforderlich sein. Die Planung der Entlassung

umfasste auch die Herstellung des Kontakts zu einem Sanitätshaus, welches das Beatmungsgerät regelmäßig überprüft und das erforderliche Einwegmaterial liefert.
Der Ehemann war während des gesamten Planungsprozesses sehr engagiert und beteiligte sich an der Versorgung seiner Frau. Dabei konnten die Pflegefachpersonen seine Kompetenz überprüfen und ermitteln, wie er sich mit den erforderlichen neuen Versorgungsaspekten fühlt. Der Ehemann stellte viele Fragen und zeigte, dass er die Antworten verstanden hatte. Bevor seine Frau nach Hause entlassen wurde, wurden weitere Betreuungspersonen organisiert. Dazu zählten die Kinder, ein ambulanter Pflegedienst, Nachbarn und die Kirchengemeinde. Die Entlassung der Patientin in ihr häusliches Umfeld war erfolgreich.

7.9 Anwendung des Synergiemodells auf die Fallstudie

Die amyotrophe Lateralsklerose ist eine progressive neurologische Erkrankung, die die Kontrolle der willkürlichen Muskulatur betrifft. Die oberen und unteren Motoneurone sterben ab, wodurch die Nerven nicht mehr in der Lage sind, Signale an die Muskeln weiterzuleiten. Im Verlauf der Krankheit sind alle willkürlich beeinflussbaren Muskelgruppen betroffen, auch das Zwerchfell (National Institute of Neurological Disorders and Stroke, 2015).

Der Ehemann dieser Patientin war sehr engagiert und aktiv an der Versorgung seiner Frau beteiligt. Er erfüllte ihre körperlichen Bedürfnisse und war bereit und in der Lage, die Versorgung, die aufgrund des veränderten Zustands seiner Frau erforderlich sein würde, zu lernen. Er kümmerte sich zudem um weitere Unterstützung durch seine Kinder, Nachbarn und die Kirchengemeinde.

7.10 Merkmale unterschiedlicher Partizipationsgrade

- Patienten, Angehörige und andere enge Bezugspersonen, die sich sehr stark in die Versorgung einbringen, sind bereit, sich an einem oder mehreren Versorgungsaspekten zu beteiligen. Sie verstehen den Zustand des Patienten und haben eine positive Einstellung zum Therapieschema.
- Patienten, Angehörige und andere enge Bezugspersonen, die sich kaum in die Versorgung einbringen, sind nicht bereit, sich zu engagieren oder sind körperlich oder emotional nicht dazu in der Lage. Dies ist eventuell daran erkennbar, dass die Patienten nicht in Gespräche eingebunden werden und als „hilflose Wesen“, bei denen Maßnahmen durchgeführt werden müssen, behandelt werden. Eine herablassende Form der Kommunikation mit den Patienten kann deren Gefühl der Verwundbarkeit verstärken und beeinträchtigt eine partnerschaftliche Beziehung und Zusammenarbeit (Larsson et al., 2011).

7.11 Fazit

Die Daten zeigen, dass Patienten, die in ihre Gesundheitsversorgung einbezogen werden, zu ihrer Sicherheit beitragen und Fehler und unerwünschte Ereignisse verhindern können. Diese positiven Ergebnisse sind einer Reihe von Faktoren zuzuschreiben. Zunächst einmal sind die Patienten die einzigen, die an allen Behandlungen und Beratungsgesprächen beteiligt sind. Deshalb können sie in Gesprächen über ihre Versorgung wichtige Informationen liefern und Zusammenhänge herstellen. Patienten wollen Schaden verhindern und gute Ergebnisse erzielen. Außerdem sind sie es letztendlich, die sich „im Krankenbett“ befinden, wenn Versorgung stattfindet. Sie sind ausschlaggebend für die Vermeidung von Fehlern oder Schäden, indem sie beispielsweise sicherstellen, dass die Hände desinfiziert und Medikamente sicher verabreicht werden. Sind Patienten über ihren Versorgungsplan informiert, können sie eher Abweichungen von sicherer Praxis erkennen (Schwappach, 2010). Doch auch wenn sie die Sicherheit verbessern können, liegt die Hauptverantwortung weiterhin beim Versorgungsteam (Davis, Jacklin, Sevdalis & Vincent, 2007).

Die meisten Patienten wollen zwar in ihre Versorgung einbezogen werden, doch verweisen die Daten darauf, dass es auch Patienten gibt, die lieber eine passive Rolle einnehmen (Larsson, Sahlsten, Segesten & Plos, 2011). Partizipation muss also individuell entsprechend den Bedürfnissen und Fähigkeiten der Patienten erfolgen. Wichtig ist, dass Pflegende das Engagement unterstützen, das Patienten bereitwillig einbringen (Lindberg et al., 2013).

7.12 Literatur

AACN. (2015). *The AACN Synergy Model for Patient Care.* Retrieved from http://www.aacn.org/wd/certifications/content/synmodel.pcms?menu=certification#Patient

Bernabeo, E. & Holmboe, E. S. (2013). Patients, providers, and systems need to acquire a specific set of competencies to achieve truly patient-centered care. *Health Affairs, 32*(2), 250–258. https://doi.org/10.1377/hlthaff.2012.1120

Cashin-Garbutt, A. (2013). *Patient participation in care (PPC): An interview with Professor Wendy Chaboyer, NHMRC.* Retrieved from http://www.news-medical.net/news/20130325/patient-participation-in-care-an-interview-with-Professor-Wendy-Chaboyer-NHMRC.aspx

Coulter, A., Parsons, S. & Askham, J. (2008). *Where are the patients in their decision making about their own care?* Retrieved from http://www.who.int/management/general/decisionmaking/WhereArePatientsinDecisionMaking.pdf

Davis, R. E., Jacklin, R., Sevdalis, N. & Vincent, C. A. (2007). Patient involvement in patient safety: What factors influence patient participation and engagement? *Health Expectations, 10,* 259–267. https://doi.org/10.1111/j.1369-7625.2007.00450.x

Davis, R. E., Koutantji, M. & Vincent, C. A. (2008). How willing are patients to question healthcare staff on issues related to the quality and safety of their healthcare? An exploratory study. *Quality and Safety in Health Care, 17,* 90–96. https://doi.org/10.1136/qshc.2007.023754

Friedberg, M. W., Van Burom, K., Wexler, R., Bowen, M. & Schneider, E. C. (2013). A demonstration of shared decision making in primary care highlights barriers to adoption and potential remedies. *Health Affairs, 32*(2), 268–275. https://doi.org/10.1377/hlthaff.2012.1084

Hardin, S. R. (2012). Engaging families to participate in care of older critical care patients. *Critical Care Nurse, 32*(3), 35–40. https://doi.org/10.4037/ccn2012407

Institute of Medicine. (2000). *To err is human: Building a safer health system.* Washington, D. C.: National Academy Press.

James, J. (2013). Patient engagement. *Health Care Briefs.* Retrieved from http://healthaffairs.org/healthpolicybriefs/brief_pdfs/healthpolicybrief_86.pdf

Larsson, I. E., Sahlsten, J. M., Segesten, K. & Plos, K. A. E. (2011). Patients' perceptions of nurses' behaviour that influence patient participation in nursing care: A critical incident study. *Nursing Research and Practice,* Article # 534060.

Légaré, F. & Witteman, H. O. (2013). Shared decision-making: examining key elements and barriers to adoption into routine clinical practice. *Health Affairs, 32*(2), 276–284. https://doi.org/10.1377/hlthaff.2012.1078

Lin, G. A., Halley, M., Rendle, K. A. S., Tietbohl, C., May, S. G., Trujillo, L., ... Forsch, D. L. (2013). An effort to spread decision aids in five California primary care practices yielded low distribution, highlighting hurdles. *Health Affairs, 32*(2), 311–320. https://doi.org/10.1377/hlthaff.2012.1070

Lindberg, J., Kreuter, M., Taft, C. & Person, L.-O. (2013). Patient participation in care and rehabilitation from the perspective of patients with spinal cord injury. *Spinal Cord, 51,* 831–837. https://doi.org/10.1038/sc.2013.97

McAdam, J. L., Arai, S. & Puntillo, K. S. (2008). Unrecognized contributions of families in the intensive care unit. *Intensive Care Medicine, 34*(6),

1097–1101. https://doi.org/10.1007/s00134-008-1066-z

National Institute of Neurological Disorders and Stroke. (2015). *Amyotrophic lateral sclerosis (ALS): Fact sheet*. Retrieved from http://www.ninds.nih.gov/disorders/amyotrophiclateralsclerosis/detail_ALS.htm

Phillips, N. M., Street, M. & Haesler, E. (2014). Measuring patient participation in health care: A comprehensive systematic review protocol. *JBI Database of Systematic Reviews and Implementation Reports*, *12*(2). Retrieved from http://joannabriggslibrary.org/index.php/jbisrir/article/view/1380/1887

Sanders, A. R., van Weeghel, I., Vogelaar, M., Verheul, W., Pieters, R. H., de Wit, N. J., ... Bensing, J. M. (2013). Effects of improved patient participation in primary care on health-related outcomes: a systematic review. *Family Practice, 30*(4), 365–378. https://doi.org/10.1093/fampra/cmt014

Schwappach, D. L. B. (2010). Engaging patients as vigilant partners in safety. A systematic review. *Medical Care Research and Review, 67*(2), 119–148. https://doi.org/10.1177/1077558709342254

Sommers, R., Goold, S. D., McGlynn, E. A., Pearson, S. D. & Danis, M. (2013). Focus groups highlight that many patients object to clinicians' focus on costs. *Health Affairs, 32*(2), 338–346. https://doi.org/10.1377/hlthaff.2012.0686

Tobiano, G., Bucknall, T., Marshall, A., Guinane, J. & Chaboyer, W. (2015). Patients' perceptions of participation in nursing care on medical wards. *Scandinavian Journal of Caring Sciences*. Retrieved from http://onlinelibrary.wiley.com/doi/10.1111/scs.12237/abstract

Unruh, K. T. & Pratt, W. (2007). Patients as actors: The patient's role in detecting, preventing, and recovering from medical errors. *International Journal of Medical Informatics, 76*(S1), 236–244. https://doi.org/10.1016/j.ijmedinf.2006.05.021

Weingart, S. N., Hamrick, H. E., Tutkus, S., Carbo, A., Sands, D. Z., Tess, A., ... Phillips, R. S. (2008). Medication safety measures for patients via the web portal: The MedCheck intervention. *International Journal of Medical Informatics, 77*(3), 161–168. https://doi.org/10.1016/j.ijmedinf.2007.04.007

Weingart, S. N., Zhu, J., Chiappetta, L., Stuver, S. O., Schneider, E. C., Epstein, A. M., ... Weissman, J. S. (2011). Hospitalized patients' participation and its impact on quality of care and patients safety. *International Journal for Quality in Health Care, 23*(3), 269–277. https://doi.org/10.1093/intqhc/mzr002

Weiterführende Literatur

Nease, R. F., Frazee, S. G., Zarin, L. & Miller, S. B. (2013). Choice architecture is a better strategy than engaging patients to spur behavior change. *Health Affairs, 32*(2), 242–249. https://doi.org/10.1377/hlthaff.2012.1075

8 Partizipation an Entscheidungsprozessen

Roberta Kaplow

Der Gedanke, dass Patienten an Entscheidungsprozessen, die ihre Gesundheitsversorgung betreffen, teilhaben, ist nicht neu. Er reflektiert eine zunehmende Akzeptanz der Forderung, dass die Vorstellungen und Präferenzen der Patienten bei der Wahl der therapeutischen Optionen zu berücksichtigen sind. Er respektiert zudem die spezifische Position von Menschen als Patienten, die Nutzen und Risiken von Therapien für sich bewerten können. Die Partizipation an Entscheidungsprozessen wird gefördert, weil sie die Sicherheit der Patienten verbessert (Longtin et al., 2010). Sie beinhaltet, dass Patienten über ihre Erkrankung und Versorgung informiert werden und bei der Wahl der gewünschten Behandlung eine Stimme haben.

Andere Begriffe, die für Partizipation verwendet werden, sind Zusammenarbeit, Einbeziehung, Selbstbefähigung und Patientenzentrierung (Longtin et al., 2010). Die Partizipation an Entscheidungsprozessen widerspricht der Rolle, die Patienten früher zugedacht war und heute durch eine aktivere Rolle ersetzt wird (Longtin et al., 2010). Die Fachliteratur befürwortet übereinstimmend, dass Patienten in Entscheidungsprozesse über ihre Gesundheitsversorgung eingebunden werden, um eine optimale Versorgungsqualität sicherzustellen (Coulter, Parsons & Askham, 2008; Melnyk & Fineout-Overholt, 2011).

Die Daten stützen die These, dass die meisten Patienten (und Angehörigen) an Entscheidungsprozessen, die Versorgungsprioritäten betreffen, beteiligt werden wollen. Viele möchten sich aktiv einbringen und so viel wie möglich über ihre Erkrankung und mögliche Therapieoptionen wissen (Coulter et al., 2008).

Doch auch wenn die Partizipation von Patienten an Entscheidungsprozessen gefördert wird, um ihre Sicherheit zu verbessern, sind nicht alle Patienten damit einverstanden. Manche ziehen es vor, Entscheidungen von Ärzten und Pflegenden treffen zu lassen (Longtin et al., 2010). Oftmals handelt es sich dabei um ältere Patienten und Patienten mit lebensbedrohlichen Krankheiten. Sie wollen in der Regel, dass der Arzt entscheidet (Weingart et al., 2008). Andere wiederum möchten an allen Entscheidungen beteiligt werden, nachdem sie sämtliche dafür erforderlichen Informationen erhalten haben (Coulter et al., 2008). Die Daten hierzu liefern kein einheitliches Bild. Weingart et al. (2011) berichteten, dass die Patienten ihrer Studie, die sich eher an Entscheidungsprozessen beteiligten, älter und männlich waren und einen mittelmäßigen bis schlechten Gesundheitszustand aufwiesen. Ihre stationäre Aufnahme erfolgte eher selten über die Notaufnahme und sie wurden in größeren Lehrkrankenhäusern behandelt.

Die verfügbaren Daten deuten außerdem darauf hin, dass die Partizipation an Entscheidungsprozessen mit einer Reihe positiver Ergebnisse verbunden ist. Dazu zählen eine höhere Zufriedenheit, eine bessere Lebensqualität und Unabhängigkeit. Die Patienten übernehmen mehr Verantwortung für ihre Gesundheitsversorgung, halten sich an die Therapie, erreichen Behandlungsziele und entwickeln eine vertrauensvolle Beziehung zum medizinischen Personal (Coulter et al., 2008; Marmo & D'Arcy, 2013; Melnyk & Fineout-Overholt, 2011). Des Weiteren wird darauf verwiesen, dass das Gesundheitssystem weniger in Anspruch genommen wird und Patienten ihre Krankheit stärker überwachen, wenn sie gut informiert und eingebunden sind. Dieses letzte Ergebnis kann die öffentliche Gesundheit verbessern (Coulter et al., 2008). Die Daten deuten weiterhin darauf hin, dass Patienten weniger ängstlich sind und unerwünschte Ereignisse und Medikationsfehler seltener auftreten, wenn sie in Entscheidungsprozesse einbezogen werden. Vermutet wird, dass dies aufseiten der Patienten die partnerschaftliche Beziehung zum Gesundheitsteam und aufseiten des Gesundheitsteams ein besseres Verständnis für die individuellen Bedürfnisse fördert und die Selbstbefähigung der Patienten stärkt (Friedman, Provan, Moore & Hanneman, 2008; Weingart et al., 2007; Weingart et al., 2011).

8.1 Definition

Gemäß Synergiemodell ist die Partizipation an Entscheidungsprozessen das Ausmaß, in dem sich Patienten und Angehörige an einer Entscheidungsfindung zur Gesundheitsversorgung beteiligen (AACN, 2015). Grad-1-Patienten oder -Angehörige besitzen nicht die Fähigkeit zur Entscheidungsfindung und benötigen eine Person, die dies stellvertretend für sie übernimmt. Grad-3-Patienten oder -Angehörige verfügen über begrenzte Fähigkeiten zur Entscheidungsfindung und suchen den Rat anderer. Grad-5-Patienten oder -Angehörige hingegen können für sich selbst Entscheidungen treffen. Die Familie ist integraler Bestandteil des Patienten, der Gesundheitsversorgung und des Gesundheitsteams (AACN, 2015).

8.2 Partizipation behindernde Faktoren

Ein Faktor, der die Partizipation an Entscheidungsprozessen behindert, ist ein höheres Alter. Aufgrund des Geräuschpegels auf Intensivstationen in Kombination mit Schwerhörigkeit verstehen ältere Patienten vielleicht nicht alles, was gesprochen wird und können sich deshalb nicht adäquat an Entscheidungsprozessen beteiligen (Hardin, 2012).

Eine weitere Barriere ist die Haltung mancher Ärzte und Pflegefachpersonen, die sich weigern, anderen Mitsprache zu gewähren (Longtin et al., 2010). Die Daten verweisen darauf, dass Ärzte Patienten eher in Entscheidungsprozesse einbeziehen, die psychosoziale (und nicht körperliche) Aspekte betreffen (van den Brink-Muinen et al., 2006).

Ein weiterer hinderlicher Faktor ist die Angst der Patienten davor, heikle Themen anzusprechen. Beispielsweise berichteten Weingart et al. (2011) darüber, wie wahrscheinlich es ist, dass Patienten trotz ihrer Angst vor einem Konflikt Ärzte fragen, ob sie sich die Hände desinfiziert haben – weil sie davon überzeugt sind, dass dies wichtig ist (Selbstwirksamkeit).

8.3 Partizipation fördernde Strategien aufseiten der Pflegenden

In der Fachliteratur werden etliche Strategien vorgeschlagen, wie Pflegende die Partizipation an Entscheidungsprozessen fördern können, um bessere Versorgungsergebnisse zu erzielen. Zunächst sollten sie herausfinden, ob der jeweilige Patient in Entscheidungsprozesse einbezogen werden möchte und kann. Sie sollten die Faktoren kennen und berücksichtigen, die einen Einfluss auf die Fähigkeit zur Partizipation haben (z.B. Gesundheitskompetenz, Bildungsgrad, sensorische Verluste, Beschäftigungsstatus, Schwere der Erkrankung, Bereitschaft von Ärzten und Kollegen zur Einbeziehung von Patienten, Alter des Patienten, Begleiterkrankungen, ethnische Zugehörigkeit, kulturelle Faktoren, sozioökonomischer Status) (Almborg, Ulander, Thulin & Berg, 2009; Florin, Ehrenberg & Ehnfors, 2008; Hardin, 2012; Katz, Jacobson, Veledar & Kripalani, 2007; Longtin et al., 2010).

Zudem sollten Pflegende offene Fragen stellen und detaillierte Informationen geben, damit Patienten Entscheidungen treffen können, die ihre Präferenzen und Bedürfnisse widerspiegeln. Außerdem sollten sie eine autoritäre Sprache vermeiden (z. B. „Sie sollten ..." oder „Es ist zwingend erforderlich, dass Sie ...") und dem Patienten Zeit für Fragen und Einwände geben (Longtin et al., 2010).

Huffines et al. (2013) entwickelten und implementierten einen evidenzbasierten Algorithmus für die Kommunikation mit Angehörigen von Patienten, um die Zufriedenheit zu verbessern. Sie zeigten, wie eine hilfreiche, vertrauensbildende Kommunikation mit Angehörigen im intensivstationären Setting stattfinden kann und wie Angehörige als Partner in die Entscheidungsfindung einbezogen werden können. Das Ergebnis waren höhere Zufriedenheitswerte im Hinblick auf die Menge an wahrgenommener Partizipation und gute Zusammenarbeit mit Ärzten und Pflegenden.

Eine wichtige Ursache für niedrige Zufriedenheitswerte von Patienten ist, nicht ausreichend über die eigene Erkrankung und über Therapieoptionen informiert worden zu sein. Patienten über das zu informieren, was sie selbst tun können, wird die Adhärenz und die Bewältigung der Krankheit verbessern. Kommunikation ist entscheidend, um zu klären, ob und inwieweit Patienten in Entscheidungsprozesse einbezogen werden wollen (Coulter et al., 2008). Weitere von Coulter et al. beschriebene Strategien sind das Unterstützen von Selbstvertrauen, das Entwickeln von Erinnerungshilfen für Fragen oder Themen, die mit Ärzten/Pflegenden besprochen werden sollen und das Erstellen einer schriftlichen Zusammenfassung der Gespräche mit Ärzten/Pflegenden, die später gelesen werden kann. Die Autoren verweisen zudem auf die Fülle an evidenzbasierten Informationen, die in verschiedenen Formaten verfügbar sind und Patienten über ihre Erkrankung aufklären, damit sie fundierte Entscheidungen treffen können. Pflegende sollten Patienten auf diese Quellen hinweisen. Die Autoren sind der Meinung, dass individualisierte Informationen die Partizipation an Entscheidungsprozessen verbessern.

Fallstudie

Ein Patient mit HIV/AIDS wurde wegen Atemnot auf einer allgemeinmedizinischen Station aufgenommen. Er war in dem Krankenhaus schon zweimal wegen der gleichen Symptome gewesen. Beide Male war die Atemnot auf eine Pneumocystis-jiroveci-Pneumonie (PjP) zurückzuführen gewesen und beide Male musste der Patient auf die Intensivstation verlegt, intubiert und maschinell beatmet werden. Die Aufenthalte auf der Intensivstation waren durch eine Sepsis und eine längere Verweildauer erschwert worden. Der Patient und sein Partner, mit dem er seit zehn Jahren zusammenlebte, hatten vor der stationären Aufnahme ein langes Gespräch miteinander geführt. Dabei hatte der Patient bestimmt, im Falle einer erneuten PjP nicht noch einmal intubiert werden zu wollen. Der Partner hatte die Entscheidung akzeptiert und wollte sie unterstützen, auch wenn er das wahrscheinliche Ergebnis kannte. Die Wünsche des Patienten wurden den Pflegefachpersonen und dem zuständigen Arzt mitgeteilt, nicht jedoch schriftlich durch Unterschrift bestätigt.

Die Ergebnisse der diagnostischen Untersuchungen zeigten dann, dass erneut eine PjP vorlag. Der Patient erhielt zwei Tage lang Sauerstoff über eine Gesichtsmaske. In der zweiten Nacht wurde er zunehmend kurzatmig und tachypnoeisch. Die Sauerstoffsättigung fiel von 92 % auf 85 %. Die arterielle Blutgasanalyse zeigte eine respiratorische Azidose und eine zunehmende Hypoxämie. Der zuständige Arzt erklärte, dass wahrscheinlich eine Intubation erforderlich sein würde. Ein BiPAP-Versuch war erfolglos. Die Symptome des Patienten, die Hypoxämie und die Hyperkapnie nahmen zu. Obwohl der Patient weiterhin orientiert war, erklärte der Arzt, er sei aufgrund der Hypoxämie und Hyperkapnie nicht mehr fähig, eine Entscheidung zu fällen. Da der Patient und sein Partner nicht verheiratet waren, weigerte sich der Arzt, den Wunsch, nicht intubiert zu werden, zu berücksichtigen. Er rief den Anästhesisten, der die Intubation vornahm. Der Patient wurde dann auf die Intensivstation verlegt, maschinell beatmet und erhielt eine Lorazepam-Infusion.

Bei der Ankunft auf der Intensivstation erklärte der Partner der Pflegefachperson die Situation und forderte, den Patienten aufgrund seines ausdrücklichen Wunsches zu extubieren. Die Pflegende sprach sofort mit dem zuständigen Arzt. Nach einer multidisziplinären Besprechung am nächsten Morgen, bei dem der Partner, die verantwortliche Pflegende, der zuständige Arzt und der Pneumologe, der den Patienten von seinen früheren Aufenthalten her kannte, anwesend waren, kamen die Beteiligten überein, die Wünsche des Patienten zu erfüllen. Dieser wurde von der Beatmung entwöhnt und extubiert. Sein Partner war die ganze Zeit an seiner Seite. Schließlich verstarb der Patient friedlich.

8.4 Anwendung des Synergiemodells auf die Fallstudie

Der Patient und sein Partner waren gut informiert und wussten über den Zustand des Patienten und die damit verbundene Prognose Bescheid. Sie kannten sich sehr gut aus und konnten sich aktiv in den Entscheidungsprozess einbringen. Trotzdem hielt der herbeigerufene Arzt den Patienten für nicht dazu fähig und behandelte ihn entgegen seiner Wünsche invasiv. Glücklicherweise schenkten die Pflegefachpersonen und Ärzte auf der Intensivstation den Bitten und Appellen des Partners, den Patienten zu extubieren, Gehör und koordinierten innerhalb sehr kurzer Zeit ein gemeinsames Gespräch. Sie zeigten ein hohes Maß an Kompetenz zu anwaltschaftlichem und moralischem Handeln, weil sie die Wünsche des Patienten und seines Partners erfüllten.

8.5 Merkmale unterschiedlicher Partizipationsgrade

- Patienten, die zur Partizipation an Entscheidungsprozessen voll und ganz in der Lage sind, verstehen die verschiedenen Aspekte ihrer Erkrankung, sind über die Vor- und Nachteile der Therapie informiert, wünschen die Einbeziehung in die Entscheidungsfindung und besitzen das innere Vertrauen, Entscheidungen zu treffen, die von den Präferenzen der Ärzte abweichen.
- Patienten, die zur Partizipation an Entscheidungsprozessen kaum in der Lage sind, sind nicht autonom genug, wissen nicht genug über ihre Erkrankung oder haben kulturelle Bedenken, die sie daran hindern, sich an der Entscheidungsfindung zu beteiligen.

8.6 Fazit

Patienten, Ärzte und Pflegende müssen zusammenarbeiten, damit Patienten informierte Entscheidungen über ihre Gesundheitsversorgung treffen können. Die Bedeutung der Perspektive des Patienten kann nicht genug hervorgehoben werden. Ärzte und Pflegende müssen die Präferenzen der Patienten bezüglich ihrer Partizipation an Therapieentscheidungen berücksichtigen und diesbezügliche Barrieren beseitigen.

8.7 Literatur

Almborg, A. H., Ulander, K., Thulin, A. & Berg, S. (2009). Patients' perception of their participation in discharge planning after acute stroke. *Journal of Clinical Nursing, 18*(2), 199–209. https://doi.org/10.1111/j.1365-2702.2008.02321.x

American Association of Critical-Care Nurses. (2015). *The AACN Synergy Model for Patient Care.* Retrieved from http://www.aacn.org/wd/certifications/content/synmodel.pcms?menu=certification#Patient

Coulter, A., Parsons, S. & Askham, J. (2008). *Where are the patients in their decision-making about their own care?* Retrieved from http://www.who.int/management/general/decisionmaking/WhereArePatientsinDecisionMaking.pdf

Florin, J., Ehrenberg, A. & Ehnfors, M. (2008). Clinical decision-making: predictors of patient participation in nursing care. *Journal of Clinical Nursing, 17*(21), 2935–2944. https://doi.org/10.1111/j.1365-2702.2008.02328.x

Friedman, S. M. Provan, D., Moore, S. & Hanneman, K. (2008). Errors, near misses and adverse events in the emergency department: What can patients tell us? *Clinical Journal of Emergency Medicine, 10*, 421–427.

Hardin, S. R. (2012). Hearing loss in older critical care patients: Participation in decision making. *Critical Care Nurse, 32*(6), 43–50. https://doi.org/10.4037/ccn2012407

Huffines, M., Johnson, K. L., Naranjo, L. L. S., Lissauer, M. E., Fishel, M. A.-M., Howes, S. M. D., ... Smith, R. (2013). Improving family satisfaction and participation in decision making in an intensive care unit. *Critical Care Nurse, 33*(5), 56–69. https://doi.org/10.4037/ccn2013354

Katz, M. G., Jacobson, T. A., Veledar, E. & Kripalani, S. (2007). Patient literacy and question-asking behavior during the medical encounter: A mixed methods analysis. *Journal of General Internal Medicine, 22*(6), 782–786. https://doi.org/10.1007/s11606-007-0184-6

Longtin, Y., Sax, H., Leape, L. L., Sheridan, S. E., Donaldson, L. & Pittet, D. (2010). Patient participation: Current knowledge and applicability to patient safety. *Mayo Clinic Proceedings, 85*(1), 53–62. https://doi.org/10.4065/mcp.2009.0248

Marmo, L. & D'Arcy, Y. (2013). The art and science of pain assessment. In L. Marmo & Y. D'Arcy (Eds.), *Clinical compact guide to critical care, trauma, and emergency pain management* (pp. 17–32). New York, NY: Springer.

Melnyk, B. M. & Fineout-Overholt, F. (Eds.). (2011). *Evidence-based practice in nursing and healthcare: A guide to best practice* (2nd ed., pp. 28–31). Philadelphia, PA: Lippincott Williams & Wilkins.

van den Brink-Muinen, A., van Dulmen, S. M., de Haes, H. C., Visser, A. P., Schellevis, T. G. & Bensing, J. M. (2006). Has patients' involvement in decision-making process changed over time? *Health Expectations, 9*(4), 333–342. https://doi.org/10.1111/j.1369-7625.2006.00413.x

Weingart, S. N., Hamrick, H. E., Tutkus, S., Carbo, A., Sands, D. Z., Tess, A., ... Phillips, R. S. (2008). Medication safety measures for patients via the web portal: The MedCheck intervention. *International Journal of Medical Informatics, 77*(3), 161–168. https://doi.org/10.1016/j.ijmedinf.2007.04.007

Weingart, S. N., Price, J., Duncombe, D., Connor, M., Sommer, K., Conley, K. A., ... Ponte, P. R. (2007). Patient-reported safety and quality in care in outpatient oncology. *Joint Commission Journal on Quality and Patient Safety, 33*, 83–94. https://doi.org/10.1016/S1553-7250(07)33010-9

Weingart, S. N., Zhu, J., Chiappetta, L., Stuver, S. O., Schneider, E. C., Epstein, A. M., ... Weissman, J. S. (2011). Hospitalized patients' participation and its impact on quality of care and patient safety. *International Journal for Quality in Health Care, 23*, 269–277. https://doi.org/10.1093/intqhc/mzr002

9 Prognostizierbarkeit

Roberta Kaplow

Wie wahrscheinlich ist es, dass der Patient mit Neutropenie eine Sepsis entwickelt? Kann der Patient erfolgreich von der maschinellen Beatmung entwöhnt werden? Wird der Patient mit Multiorganversagen überleben? Wie lange wird es dauern, bis sich bei dem Patienten mit diabetischer Ketoazidose der Flüssigkeits-, Elektrolyt- und Säure-Basen-Haushalt wieder normalisiert hat? Wie wahrscheinlich ist es, dass ein Patient stürzt? Dies sind nur einige der Fragen, die sich Ärzte und Pflegende selbst oder anderen stellen in dem Versuch, Versorgungsaspekte zu antizipieren.

Die Genesung kritisch kranker Patienten basiert auf etlichen Faktoren. Einige davon sind die Schwere der Erkrankung, Begleiterkrankungen oder Komorbiditäten, Grad der Resilienz (**Kap. 2**) und Verfügbarkeit von Ressourcen (**Kap. 6**). Ein weiterer Faktor, der bei der Genesung berücksichtigt werden sollte, ist der Einfluss, den die Konfrontation mit einer kritischen und oftmals lebensbedrohlichen Situation auf den psychosozialen und emotionalen Zustand des jeweiligen Patienten hat. All diese Faktoren sind während des Krankheits- bzw. Genesungsverlaufs immer wieder zu überprüfen. Je weniger Ressourcen ein Patient hat, desto weniger ist dieser Verlauf vorhersehbar. Durchgeführte Maßnahmen basieren primär auf verfügbarer Evidenz, dem empirisch erbrachten Nachweis des Nutzens einer diagnostischen oder therapeutischen Intervention. Trotzdem muss berücksichtigt werden, wie der einzelne Patient auf traumatisch bedingten Stress reagiert, um dann die Versorgung entsprechend dieser Reaktion individuell anpassen zu können.

Die Versorgung kritisch kranker Patienten birgt außerdem die Gefahr von Komplikationen. Ursache hierfür sind die vorhersehbaren Folgen vieler Interventionen, die zur Behandlung dieser Patienten durchgeführt werden. Solche potenziellen und möglicherweise prognostizierbaren Komplikationen sind ein Baro- oder Volutrauma infolge der maschinellen Beatmung, beatmungsassoziierte Erkrankungen, katheterassoziierte Septikämien durch einen zentral-venösen Zugang sowie Muskelschwäche durch eingeschränkte Mobilität.

Zur Beantwortung von Fragen zu derartigen Komplikationen nutzen Ärzte und Pflegefachpersonen eine Reihe von Assessmentinstrumenten oder Prognosemodellen. So existieren beispielsweise etliche valide und reliable Instrumente zur Prognostizierbarkeit der Sturzwahrscheinlichkeit eines Patienten, die auf verschiedenen klinischen Indizes basieren. So können aufgrund des allgemeinen Risikos des spezifischen Patienten prophylaktische Maßnahmen ergriffen werden, die einen Sturz verhindern.

Ein anderes Beispiel ist die Prognostizierbarkeit einer erfolgreichen Extubation. Vor der Maßnahme werden häufig bestimmte physiologische Parameter geprüft, die zeigen, ob der Patient für eine Entwöhnung von der Beatmung bereit ist. Die erzielten Werte helfen vorherzusagen, ob er die Extubation toleriert. Sicherlich gelten die abgefragten Parameter nicht bei allen Patienten als Indiz dafür, dass die Extubation erfolgreich sein wird, doch geben sie eventuell einen Hinweis darauf, ob eine erneute Intubation erforderlich ist. Auch wenn Entwöhnungsparameter keine genaue Auskunft geben und weiterhin über ihren eher begrenzten Nutzen berichtet wird, werden sie immer noch befürwortet, weil sie bis zu einem gewissen Grad vorhersagen, ob eine Entwöhnung von der maschinellen Beatmung erfolgreich ist oder nicht (Nemer & Barbas, 2011). Im Folgenden nun werden Studien zur Prognostizierbarkeit verschiedener Patientenergebnisse vorgestellt, die in der Fachliteratur beschrieben werden.

9.1 Überleben von kritischer Krankheit

Die Fachliteratur zum Thema Prognostizierbarkeit scheint sich größtenteils mit dem Überleben von kritischer Krankheit zu beschäftigen. So lieferten Seeley et al. (2008) Daten zur Prognostizierbarkeit der Mortalität von Patienten mit akuter Lungenverletzung und akutem Lungenversagen. Sie verwiesen darauf, dass der Oxygenierungsindex eines Patienten einen Hinweis auf die Mortalitätswahrscheinlichkeit gibt.

9.2 Auftreten von Nebenwirkungen

In der Fachliteratur zur Prognostizierbarkeit werden auch Häufigkeit und Zeitpunkt von therapieassoziierten Nebenwirkungen beschrieben. So berichteten beispielsweise Tagawa et al. (2013) über die Prognostizierbarkeit einer toxischen Wirkung einer spezifischen biologischen Therapie, die bei Männern mit einem bestimmten Prostatakarzinomtyp angewendet wird. Coates (2014) wiederum beschrieb die Prognostizierbarkeit einer chemotherapiebedingten Knochenmarksuppression.

9.3 Scoring-Systeme auf Intensivstationen

Auch auf Intensivstationen spielt der Begriff der Prognostizierbarkeit eine wichtige Rolle. Für sie wurden sogenannte Scoring-Systeme entwickelt. So werden beispielsweise häufig Skalen zur Bestimmung des Schweregrads einer Erkrankung genutzt. Sie helfen, Patientenergebnisse zu prognostizieren (Vincent & Moreno, 2010), doch sind die Daten hierzu uneinheitlich. Kelley (2014) beschrieb vier Scoring-Systeme, die im intensivstationären Bereich häufig verwendet werden: die Acute Physiologic and Chronic Health Evaluation (APACHE), der Simplified Acute Physiologic Score (SAPS), das Mortality Prediction Model (MPM) und der Sequential Organ Failure Assessment (SOFA) Score. Bei all diesen Scoring-Systemen werden klinische Indizes genutzt, um den Schweregrad der Erkrankung zu bestimmen. Mithilfe des erzielten Wertes kann dann vorhergesagt werden, wie wahrscheinlich ein Patient den Aufenthalt auf einer Intensivstation überlebt.

Park et al. (2013) überprüften retrospektiv die Krankenakten von Patienten, die aufgrund solider Tumoren chemotherapeutisch behandelt worden waren und nachfolgend ein Lungenversagen entwickelt haben, sodass eine Intubation mit maschineller Beatmung erforderlich geworden war. Sie fanden heraus, dass der Leistungsstatus der Patienten vor der Chemotherapie der einzige statistisch signifikante Prognosefaktor für die Mortalität auf Intensivstationen ist. Das bedeutet, dass Patienten mit einem schlechteren Leistungsstatus und respiratorischer Insuffizienz den Aufenthalt auf einer Intensivstation weniger wahrscheinlich überleben.

Gupta et al. (2011) wiederum analysierten die Daten von Frauen, die nach der Entbindung auf eine hierfür spezialisierte Intensivstation verlegt worden waren. Sie verwendeten das Mortality Probability Model II (MPM II) zur

Vorhersage der Mortalität von Müttern auf dieser Intensivstation innerhalb eines Jahres. Die durch MPM II prognostizierten Mortalitätsraten waren signifikant niedriger als die tatsächlichen Mortalitätsraten in dieser Patientenpopulation. Die Haupttodesursache in dieser Gruppe war eine postpartale Blutung, die zu hämodynamischer Instabilität geführt hatte.

Devabhaktuni et al. (2013) bewerteten die gleichen, von Kelley (2014) beschriebenen vier Scoring-Systeme zur Prognose der Mortalität von Frauen auf Intensivstationen, die gerade entbunden hatten. Sie fanden heraus, dass die Anzahl der Tage maschineller Beatmung und die Verweildauer im Krankenhaus einen signifikanten Einfluss auf das Patientenergebnis hatten. Die prognostizierte Mortalitätsrate der vier Scoring-Systeme zur Ermittlung des Krankheitsschweregrads variierte zwischen 17 und 30 %. Die beobachtete Rate in dieser Patientengruppe lag bei 17 %.

Wiencek und Winkelman (2010) berichteten über ein Syndrom, das als chronisch kritische Krankheit bezeichnet wird. Dabei handelt es sich um Patienten, die nach einem akuten Ereignis wiederholt instabil werden. Solche Patienten müssen längerfristig medizinisch und pflegerisch versorgt werden und benötigen lebenserhaltende Therapien. Das Ergebnis dieser Maßnahmen ist kaum prognostizierbar. Die Autoren merkten an, dass bei Patienten mit chronisch kritischer Krankheit, die nicht innerhalb von zwei bis drei Tagen von der maschinellen Beatmung entwöhnt werden können, eine höhere Mortalität und die Notwendigkeit weiterer Therapiemaßnahmen außerhalb des Akutkrankenhauses prognostiziert werden. Sie berichteten weiterhin, dass die Mortalität von Patienten erheblich von den Faktoren höheres Alter und schlechter Leistungsstatus (d.h. Unfähigkeit zur Durchführung der Aktivitäten des täglichen Lebens) vor Beginn einer akuten Erkrankung bestimmt wird. Wiencek und Winkelman merkten an, dass die Population der Patienten mit diesen Merkmalen hochgradig komplex ist (Komplexität s. Kap. 5). Aufgrund dieser Komplexität und der schlechten Prognostizierbarkeit ist die Entwicklung von klinischen Behandlungspfaden nicht möglich.

9.4 Definition

Gemäß Synergiemodell ist Prognostizierbarkeit ein zusammenfassendes Merkmal, das einen bestimmten Krankheits- bzw. Genesungsverlauf erwarten lässt. Bei Grad-1-Patienten ist der Verlauf nicht prognostizierbar und ungewiss. Es handelt sich vielleicht um eine seltene Patientenpopulation, eine seltene Erkrankung oder einen ungewöhnlichen klinischen Verlauf. Die Patienten folgen keinem Behandlungspfad oder haben eine Erkrankung, für die kein Behandlungspfad entwickelt wurde. Bei Grad-3-Patienten ist der Verlauf moderat prognostizierbar und schwankend. Sie gehören zu einer gelegentlich anzutreffenden Population. Bei Grad-5-Patienten ist der Verlauf prognostizierbar. Sie sind Teil einer gängigen Population. Ihre Erkrankung verläuft wie erwartet. Ihre Therapie folgt einem intensivmedizinischen Behandlungspfad (American Association of Critical-Care Nurses, 2015).

Fallstudie

Ein 58-jähriger Patient mit familienanamnestisch bekannter Herzerkrankung wurde stationär aufgenommen. Bei der körperlichen Untersuchung, die jährlich durchgeführt wurde, hatte er keine Brustschmerzen, doch zeigte das EKG bei körperlicher Belastung Veränderungen. Bei einer anschließend durchgeführten Herzkatheteruntersuchung wurde festgestellt, dass die linke vordere absteigende Koronararterie zu 89 % verschlossen war.

Nach einer koronaren Bypass-Operation wurde der Patient mit laufenden Propofol- und Vasopressin-Infusionen direkt aus dem OP auf die Intensivstation gebracht. Vitalzeichen bei Aufnahme: Temperatur 36,0 °C, zentraler Venendruck 11 cmH_2O, Blutdruck 100/62 mmHg,

Herzfrequenz 86/min, Atemfrequenz 16/min. Die Körpertemperatur des Patienten wurde langsam wieder angehoben. Die Sedierung erfolgte nun mit Dexmedetomidin. Vasopressin wurde langsam ausgeschlichen, nachdem der Patient 2000 ml physiologische Kochsalzlösung erhalten hatte. Die Thoraxdrainage förderte nur wenig Flüssigkeit (175 ml in 2 Stunden).

Nachdem der Patient wieder vollständig wach und orientiert war, wurde ein Versuch der Spontanatmung unternommen. Nach mehr als dreistündigem Aufenthalt auf der Intensivstation wurde er extubiert und anschließend progressiv mobilisiert. Anfangs saß er nur am Bettrand, doch konnte er bald in einen Stuhl gesetzt werden.

Am 1. postoperativen Tag wurde der Patient auf die allgemeinchirurgische Station verlegt. Am 2. postoperativen Tag wurden Thoraxdrainage und Schrittmacherkabel entfernt. Einige Tage nach einem unauffälligen postoperativen Verlauf wurde der Patient nach Hause entlassen.

9.5 Anwendung des Synergiemodells auf die Fallstudie

Bei diesem Patienten war der Therapieverlauf sehr gut prognostizierbar. Der Behandlungspfad bei Patienten mit koronarer Bypass-OP macht deutlich, dass vorhergesagt werden kann, an welchem spezifischen Punkt ihrer Genesung sich die Patienten befinden (zeitliche Etappen). Dieser Patient wurde bereits nach weniger als vier Stunden auf der Intensivstation extubiert. Er war stabil genug, um am 1. postoperativen Tag auf die Allgemeinstation verlegt zu werden und um am 2. postoperativen Tag Thoraxdrainage und Schrittmacherkabel zu entfernen. Diese wichtigen Etappen auf dem Weg zu seiner Genesung wurden innerhalb des erwarteten Zeitrahmens erreicht. Wären postoperativ Komplikationen aufgetreten, wäre der Verlauf weniger gut prognostizierbar gewesen.

9.6 Beispiele verschiedener Grade von Prognostizierbarkeit

- Relativ präzise prognostizierbar sind pharmakokinetische und pharmakodynamische Daten von Arzneimitteln, metabolische Veränderungen in Zusammenhang mit einer Sepsis (z. B. erhöhter Serum-Laktatspiegel, Hyperglykämie) (Kumar & Kumar, 2009), Erholung des Knochenmarks nach Blutstammzelltransplantation, Toxizität von Chemotherapien, Erholung nach herzchirurgischen Eingriffen, Entwicklung einer Myelosuppression nach Gabe von Chemotherapeutika (Coates, 2014). Symptome und Zeichen einer diabetischen Ketoazidose sind dann prognostizierbar, wenn die damit verbundenen pathophysiologischen Veränderungen bekannt sind (Pollak, 2012).
- Wenig prognostizierbar sind die Erholung von einer Sepsis, von respiratorischer Insuffizienz und von Multiorganversagen sowie der Verlauf kompensatorischer Mechanismen bei Säure-Basen-Störungen im Zusammenhang mit kritischer Krankheit (Ronco & Bellomo, 2012).

9.7 Fazit

Bei kritisch kranken Patienten basiert die Prognostizierbarkeit des Genesungsverlaufs auf etlichen Faktoren. Die Nutzung von Scoring-Systemen zur Einschätzung der Schwere der Erkrankung ist eine Möglichkeit zur Prognostizierbarkeit von Patientenergebnissen. Andere Faktoren wie Vorerkrankungen und Leistungsstatus vor der Aufnahme sollten von den Pflegenden auf der Intensivstation berücksichtigt werden, um Komplikationen zu verhindern und optimale Ergebnisse zu erzielen.

9.8 Literatur

American Association of Critical-Care Nurses. (2015). *The AACN Synergy Model for Patient Care.* Retrieved from http://www.aacn.org/wd/certifications/content/synmodel.pcms?menu=certification#Patient

Coates, T. D. (2014). *Drug-induced neutropenia and agranulocytosis.* Retrieved from http://www.uptodate.com/contents/drug-induced-neutropenia-and-agranulocytosis

Devabhaktuni, P., Samavedam, S., Thota, G. V. S., Pusala, S. V., Velega, K., Bommakanti, L., ... Thomas, P. (2013). Clinical profile and outcome of obstetric ICU patients. APACHE II, SOFA, SAPS II, and MPM scoring systems for prediction of prognosis. *Open Journal of Obstetrics & Gynecology, 3,* 41–50. https://doi.org/10.4236/ojog.2013.39A006

Gupta, S., Naithani, U., Doshi, V., Bhargava, V. & Vijay, B. S. (2011). Obstetric critical care: A prospective analysis of clinical characteristics, predictability, and fetomaternal outcome in a new dedicated obstetric intensive care unit. *Indian Journal of Anaesthesia, 55*(2), 146–153. https://doi.org/10.4103/0019-5049.79895

Kelley, M. A. (2014). *Predictive scoring systems in the intensive care unit.* Retrieved from http://www.uptodate.com/contents/predictive-scoring-systems-in-the-intensive-care-unit

Kumar, A. & Kumar, A. (2009). Sepsis and septic shock. In A. Gabrielli, A. J. Layon & M. Yu (Eds.), *Civetta, Taylor & Kirby's critical care* (9th ed., pp. 855–892). Philadelphia: Lippincott Williams & Wilkins.

Nemer, S. N. & Barbas, C. S. V. (2011). Predictive parameters for weaning from mechanical ventilation. *Journal Brasileiro de Pneumologia, 37*(9).

Park, S. Y., Yeon, S., Um, S. W., Koh, W.-J., Chung, M. P., Jung, H. O., ... Suh, G. Y. (2013). Outcome and predictors of mortality in patients requiring invasive mechanical ventilation due to acute respiratory failure while undergoing ambulatory chemotherapy for solid cancers. *Supportive Care in Cancer, 21*(6), 1647–1653. https://doi.org/10.1007/s00520-012-1709-z

Pollak, A. N. (2012). Abdominal and gastrointestinal emergencies. In A. N. Pollak (Ed.), *Nancy Caroline's emergency care in the streets* (7th ed., pp. 1122–1137). Burlington, MA: Jones & Bartlett Learning.

Ronco, C. & Bellomo, R. (2012). *Critical care nephrology.* Berlin: Springer.

Seeley, E., McAuley, D. F., Eisner, M., Mileth, M., Matthay, M. A. & Kallet, R. H. (2008). Predictors of mortality in acute lung injury during the era of lung protective ventilation. *Thorax, 63*(11), 944–998. https://doi.org/10.1136/thx.2007.093658

Tagawa, S. T., Akhtar, N. H., Nikolopoulou, A., Kaur, A., Robinson, B., Kahn, R., ... Bander, N. H. (2013). Bone marrow recovery and subsequent chemotherapy following radiolabeled anti-prostate-specific membrane antigen monoclonal antibody j591 in men with metastatic castration-resistant prostate cancer. *Frontiers in Oncology, 3.* https://doi.org/10.3389/fonc.2013.00214

Vincent, J.-L. & Moreno, R. (2010). Clinical review: Scoring systems in the critically ill. *Critical Care, 14,* 207. https://doi.org/10.1186/cc8204

Wiencek, C. & Winkelman, C. (2010). Chronic critical illness. *American Association of Critical-Care Nurses Advanced Critical Care, 21*(1), 44–61.

Teil III: Pflegespezifische Charakteristika

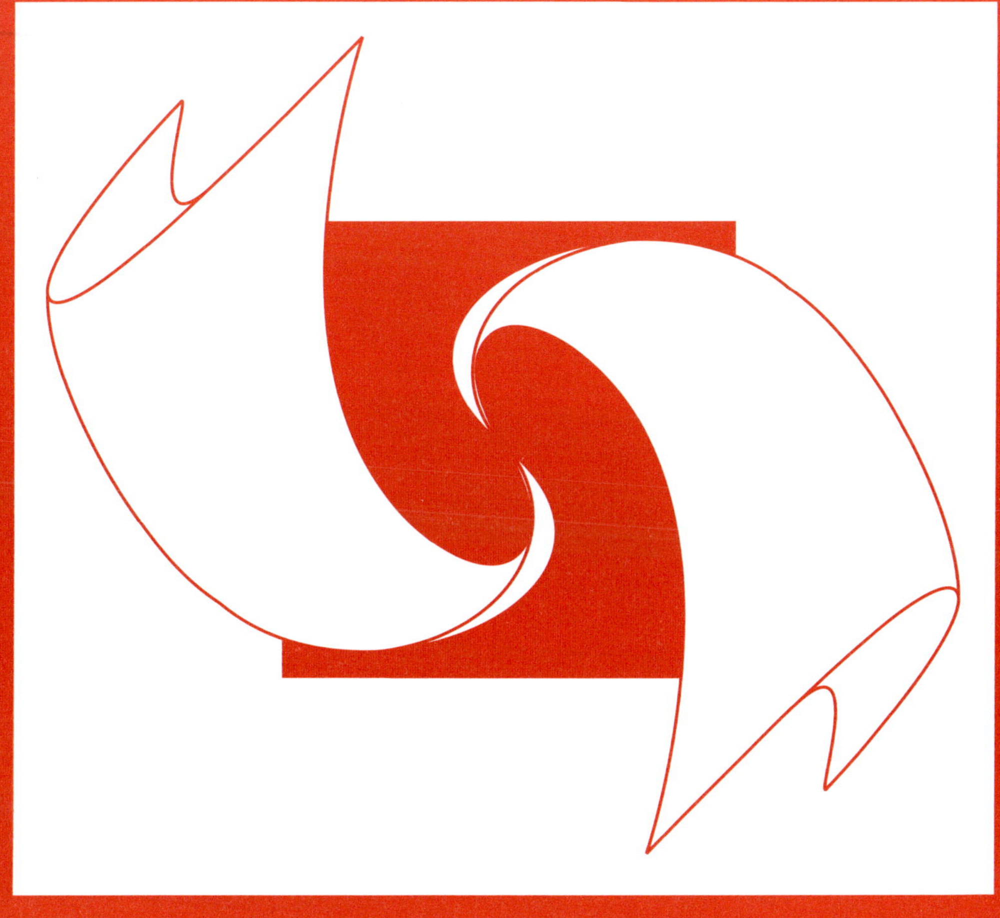

10 Klinisches Urteilsvermögen

Kristin Curcio

Klinisches Urteilsvermögen steht im Zentrum der Pflege. Pflegende sind dafür zuständig und verantwortlich, die richtigen Entscheidungen im richtigen Moment zu treffen, um für Patienten und ihre Angehörigen frühzeitig optimale Ergebnisse, einen sicheren Weg durch das Gesundheitssystem und eine qualitativ gute Versorgung sicherzustellen. Entscheidungen für und gemeinsam mit Patienten zu treffen, ist sowohl Kunst als auch Wissenschaft. Pflegende nutzen Reflexion und kritisches Denken, wenn sie im Kontext der Situation die bestmögliche Entscheidung für den Patienten treffen. Klinisches Urteilsvermögen ist eine Kompetenz, die im Pflegeprozess von Beurteilung, Planung, Intervention und Evaluation begründet ist. Häufig wird es durch Rituale und Traditionen oder Vorschriften und Maßnahmen ersetzt. Es hat sich gezeigt, dass unerfahrene Pflegefachpersonen andere Denkprozesse durchlaufen als erfahrene Pflegefachpersonen. Erstere orientierten sich am Pflegeprozess, während sich Letztere auf Erfahrung, Intuition, praktische Intelligenz und wissenschaftliches Wissen verlassen (Benner, 2001; Dreyfus & Dreyfus, 2009).

10.1 Klinisches Urteilsvermögen im Pflegeprozess

Den Pflegeprozess bei verschiedenen Erkrankungen zu verstehen erfordert, klinisches Urteilsvermögen in allen Phasen der Beurteilung, Planung, Intervention und Evaluation des Versorgungsplans anwenden zu können. Die einzelnen Phasen im Pflegeprozess dienen der Problemlösung, die zu einem adäquaten klinischen Urteil führt. Der Pflegeprozess, eine Form des kritischen Denkens für Pflegende, wird als logische und rationale Vorgehensweise zur Organisation und Durchführung der Pflege betrachtet. In der Erhebungs- und Einschätzungsphase begegnet der Pflegefachperson ein Problem bzw. erkennt sie ein Problem. Sie erfasst die Informationen mithilfe subjektiver und objektiver Methoden und stellt eine Pflegediagnose oder zieht ein Fazit. Die pflegerische Einschätzung umfasst die Kompetenz, die Krankengeschichte zu erfassen und die spezifischen Signale zu erkennen, die für die Symptome des Patienten relevant sind. Die Pflegefachperson sollte körperliche, psychosoziale, kulturelle, entwicklungsassoziierte und spirituelle Informationen erfassen. Diese werden analysiert, indem sie zur erwarteten bzw. unerwarteten Art des Krankheitsprozesses in Beziehung gesetzt werden.

Die Planung beginnt mit der Ermittlung der Patientenziele. Diese bestimmen die Wahl der Maßnahmen. An diesem Punkt wird ein Aktionsplan entwickelt, der auf der Hypothese möglicher Gründe für das Problem basiert. Diese Hypothese wird dann überprüft, wenn die Pflegefachperson verschiedene Maßnahmen zur Verbesserung der Ergebnisse für den Patienten ergreift. Die Durchführung beinhaltet das Tun spezifischer Maßnahmen unter stetiger Überprüfung der Reaktion des Patienten. Die Evaluierungsphase umfasst die Überprüfung der Fortschritte des Patienten, die Beurteilung der Ergebnisse und die Überarbeitung des Versorgungsplans entsprechend der Reaktion des Patienten.

Während des gesamten Pflegeprozesses werden verschiedene Fähigkeiten des kritischen Denkens genutzt. Beispiele hierfür sind, relevante von irrelevanten Informationen zu unterscheiden, Muster in und Beziehungen zwischen Informationen zu erkennen, die vom Patienten gewünschten Ergebnisse zu ermitteln, Wissen zur Durchführung der Maßnahmen anzuwenden und die Reaktion des Patienten zu den gewünschten Ergebnissen in Beziehung zu setzen. Pflegende nutzen ihre klinische Expertise, um die Ergebnisse ihrer Pflegeprozesse zu überprüfen und wenden Methoden zur Verbesserung dieser an, indem sie Prozesse verändern und erneut überprüfen – all das mit dem Ziel, die Qualität der Versorgung und die Sicherheit der Patienten zu verbessern.

10.2 Klinisches Urteilsvermögen auf Expertenebene

Erfahrene Pflegefachpersonen nutzen Intuition, Reflexion und Methoden, die ihnen ein tiefes Verständnis des Patienten ermöglichen. „Manchmal erkennen erfahrene Pflegende ein Muster oder fühlen aus dem Bauch heraus, wie ein Patient auf eine klinische Situation reagiert. Sie verstehen seine Situation und benötigen keine Zeit dafür, einzelne Informationsfragmente zu verarbeiten" (Chase, 2016, S. 1). Das ist Intuition. Laut Benner (2001) verlassen sich Experten nicht nur auf analytische Regeln, um ein klinisches Urteil zu fällen, sondern nutzen ein intuitives Gespür, das ihnen ein tiefes Verständnis der Gesamtsituation ermöglicht. Reflexion ist ein Prozess, der das Nachdenken über eine Situation in Bezug zu früheren Erfahrungen beinhaltet. Sie kann durch eine Situation, die nicht gut verlaufen ist, ausgelöst werden. Durch sie erhält die Pflegefachperson neue Informationen oder es erschließen sich ihr andere Perspektiven, die sie in zukünftigen Situationen nutzen kann. Sinnvolle Beziehungen zwischen Erfahrungen herzustellen, ist ein Aspekt von Reflexion. Durch eine vergleichende Analyse der Situation und einen Perspektivwechsel (Reframing) können Pflegende Erfahrungen in die gegenwärtige Situation integrieren. Und schließlich umfasst klinisches Urteilsvermögen auf Expertenebene, den Patienten als Person zu kennen und anhand von individuellen Reaktionsmustern zu verstehen. Der Patient wird dann verstanden, wenn die Pflegefachperson das „große Ganze" erkennt, indem sie Zeit mit dem Patienten verbringt, zuhört, wahrnimmt und die verschiedenen Facetten der Persönlichkeit erlebt.

Advanced Practice Nurse stellen ihre klinische Expertise bereit, um die Probleme von Patienten zu lösen und komplexe Versorgungspläne zu entwickeln, welche auf den Bedürfnissen und Präferenzen des jeweiligen Patienten sowie auf evidenzbasierten Daten basieren, wobei sie gleichzeitig die Kosten im Auge behalten (Joel, 2013). Pflegeexperten kombinieren, interpretieren und treffen Entscheidungen für Patienten auf der Basis komplexer und manchmal widersprüchlicher Informationsquellen. Klinisches Urteilsvermögen zeigt sich bei der Entwicklung, Umsetzung und Evaluierung von forschungsbasierten Algorithmen, Entscheidungsbäumen und -pfaden (decision trees), Protokollen und Versorgungsplänen für Patienten und Patientengruppen. Es wird von Pflegeexperten vorgelebt, wenn sie Patienten versorgen, Schulungsprogramme entwickeln und Arbeitsmethoden evaluieren (Joel, 2013).

10.3 Entwicklung von klinischem Urteilsvermögen

Alfaro-LeFevre (2013) entwickelte ein Modell, das vier Elemente umfasst, die für die Entwicklung von kritischem Denken und klinischem Urteilsvermögen erforderlich sind. Erstens müssen Pflegende Eigenschaften kritischen Denkens wie Ehrlichkeit, Vorurteilslosigkeit, Kreativität, Geduld und Vertrauen entwickeln. Zweitens müssen sie Verantwortung übernehmen und Lernerfahrungen ausfindig machen, die helfen, theoretisches und empirisches Wissen zu erlangen für ein kritisches Denken. Drittens müssen sie zwischenmenschliche Fähigkeiten erwerben (Beispiele hierfür sind Teamarbeit und Konfliktlösung) und Anwalt für Patienten und Angehörigen sein. Viertens müssen sie technische Kompetenzen besitzen und beispielsweise mit elektronischen Patientenakten und Venenkathetern umgehen können.

Sie sollten Untersuchungsdaten sowie subjektive und objektive Informationen analysieren können. Sich der eigenen Fähigkeiten und Grenzen bewusst zu sein, die Bedürfnisse von Patienten zu erkennen und gemeinsam mit den Patienten Ziele zu setzen, sind Fähigkeiten, die für klinisches Urteilsvermögen erforderlich sind (Alfaro-LeFevre, 2013).

10.4 Definition

Klinisches Urteilsvermögen wird definiert als die Anwendung klinischer Argumentation und umfasst Entscheidungsfindung, kritisches Denken und ein allgemeines Erfassen der Situation, gekoppelt mit pflegerischen Kompetenzen, die durch einen Prozess der Vereinigung von Ausbildung, Erfahrungswissen und evidenzbasierten Leitlinien erworben werden (AACN, 2015).

Klinisches Urteilsvermögen unterscheidet sich qualitativ in Abhängigkeit davon, wo auf dem Kontinuum des Kompetenzerwerbs sich die Pflegefachperson befindet. Ein zentrales Ergebnis der Studien von Benner (2001) ist, dass Pflegende in unterschiedlichen Phasen ihres Kompetenzerwerbs in unterschiedlichen klinischen Welten leben. Veränderung und nicht das bloße Vergehen von Zeit ist das bestimmende Merkmal von Erfahrung. Durch das Sammeln von praktischen Erfahrungen wird das eigene klinische Urteilsvermögen stetig verbessert. Somit kann klinisches Urteilsvermögen variieren zwischen bewussten, durchdachten Entscheidungsprozessen, die für Pflegende auf einer sachkundigen Kompetenzebene typisch sind (Kompetenzgrad 3), bis hin zu einem eher holistischen Verständnis und einer auf Reaktion basierenden Praxis, die für Experten typisch ist (Kompetenzgrad 5).

Bei Berufsanfängern beinhaltet der Kompetenzerwerb eine Zeit aktiven klinischen Lernens und der Konzentration auf das Erlangen technischer Fähigkeiten. Pflegende auf dieser Kompetenzebene (Kompetenzgrad 1) können grundlegende Informationen erfassen und interpretieren. Sie können Algorithmen, Entscheidungsbäume und Protokolle anwenden und fühlen sich unwohl, wenn sie davon abweichen. Klinische Entscheidungen sind jedoch auf ihr Wissen begrenzt. Deshalb delegieren Berufsanfänger derartige Entscheidungen häufig an erfahrenere Pflegefachpersonen, welche sie an ihrem klinischen Urteilsvermögen teilhaben lassen (Benner, Tanner & Chesla, 2009b). Beispiele eines solchen Delegierens sind Fragen zur Gabe von Bedarfsmedikamenten, zur Anordnung zusätzlicher Labortests oder dazu, wie häufig Vitalzeichen erfasst werden müssen und wann ein Arzt verständigt werden muss. Haben Pflegende mehr Erfahrung gesammelt, verlassen sie sich weniger auf das klinische Urteilsvermögen anderer.

Auf einer sachkundigen Kompetenzebene (Kompetenzgrad 3) können Pflegende besser organisieren, haben viele technische Fähigkeiten erworben und können komplexe Informationen erfassen und interpretieren. Deshalb können sie sich stärker auf die Situation des jeweiligen Patienten konzentrieren. Die klinische „Welt“ dieser Pflegenden wird durch die Planung und Antizipation wahrscheinlicher Ereignisse in der jeweiligen Situation bestimmt (Benner, Tanner & Chesla, 2009a). Pflegende auf dieser Ebene suchen immer noch den Rat von erfahreneren Kollegen, wenn sie in einer spezifischen Situation nicht mehr weiter wissen oder mit etwas Neuem konfrontiert werden. Sie können jedoch sofort Patienten versorgen, mit denen sie sich auskennen, indem sie ihr hart erworbenes Erfahrungswissen anwenden.

Die Expertenebene (Kompetenzgrad 5) wiederum ist gekennzeichnet durch die Fähigkeit, Muster zu erkennen und durch ein entwickeltes Gespür dafür, was wichtig ist. Relevante klinische Aspekte werden sofort erkannt, ohne dass darüber bewusst nachgedacht werden muss (Benner, Tanner & Chesla, 2009c). Pflegeexperten können viele, oft widersprüchliche Informationsquellen kombinieren und interpretieren. Die individuellen Bedürfnisse von Patienten und Angehörigen verstehen und darauf unmittelbar reagieren zu können, ist das Kennzeichen einer auf Reaktion basierenden Expertenpraxis. Pflegende auf dieser Ebene streben nach multidisziplinärer Zusammanarbeit und Beratung.

Fallstudie

H.S., eine 45-jährige Frau wurde auf einer Station für Adipositaschirurgie aufgenommen. Sie wog 140 Kilogramm, war Raucherin und litt unter Kopfschmerzen, Depressionen und Hypercholesterinämie. Bei der Anamnese berichtete sie darüber, dass ihr nach einem Fahrzeugunfall mit stumpfem Bauchtrauma Appendix und Milz entfernt worden seien. Nach der Operation mit Anlage eines modifizierten laparoskopischen Mini-Gastric-Bypass (LMGB) wurde die Patientin auf die Intensivstation verlegt, da intraoperativ Komplikationen aufgetreten waren. Aufgrund der splenektomiebedingten Vernarbungen war sie laparoskopisch neunmal punktiert worden. Dabei war es zu einer Verletzung des Kolons gekommen, die behoben werden musste. Die Patientin hatte in der rechten Hand einen Venenverweilkatheter (20 Gauge), über den eine Kochsalz-Dextrose-Lösung (0,45 % NaCl, 5 % Dextrose) einlief (125 ml/Stunde). Die Patientin war nüchtern und hatte eine transnasale Magensonde, die mit geringem Sog an eine Wandabsaugung angeschlossen war. Zudem erhielt sie 4 l O_2/min über eine Nasensonde. Der abdominale Mittellinienschnitt war mit einem Verband versorgt, der durch Montgomery-Bänder in Position gehalten wurde. Die Patientin trug Kompressionsstrümpfe. Zudem wurden die Beine intermittierend pneumatisch komprimiert. Der Blasenkatheter förderte dunklen konzentrierten Urin. Der Hämoglobinwert lag bei 8,8 g/dl und die Sauerstoffsättigung bei 88 %.

Die Pflegefachperson, die die Patientin betreute, stellte folgende Pflegediagnosen:

- nicht adäquate Belüftung der Lunge infolge des Rauchens und des postoperativen Status
- Infektionsgefahr infolge des postoperativen Status
- Hypovolämie infolge des postoperativen Status.

Pflegerische Maßnahmen waren, die Patientin zum Husten und tiefen Einatmen sowie zum Gebrauch des Atemtrainers anzuhalten. Die Pflegefachperson überwachte Ein- und Ausfuhr, Vitalzeichen und EKG. Bei der Erstbeurteilung stellte sie verminderte Atemgeräusche im rechten Unterlappen, eine Sauerstoffsättigung von 68 % und Kurzatmigkeit fest. Die Patientin war zudem ängstlich und verwirrt (war nur in Bezug auf ihren Namen orientiert). Zudem beobachtete sie Folgendes: Abdomen hart, keine hörbaren Darmgeräusche, Bauchverband trocken und unauffällig, Fußpulse vorhanden, leicht eindrückbare Knöchelödeme und Sinustachykardie gemäß Monitor. Vitalzeichen: Puls 112/min, Blutdruck 110/64 mmHg, Atemfrequenz 44/min.

Die Pflegefachperson rief den zuständigen Arzt an und informierte ihn über den aktuellen Zustand der Patientin. Dabei konzentrierte sie sich auf den respiratorischen Status und die geringe Urinausscheidung. Daraufhin erhielt sie die Anordnung, 40 mg Furosemid i.v. zu verabreichen und die Patientin mit 100 % O_2 über die Sauerstoffmaske zu beatmen. Auf die Gabe von Furosemid sprach die Patientin nur minimal an. Die Sauerstoffsättigung stieg auf 78 %. Die Pflegefachperson rief den Arzt nach 30 Minuten erneut an und informierte ihn darüber, dass die Sauerstoffsättigung immer noch im 70er-Bereich und die Atemfrequenz bei 40–44/min lag. Der Arzt ordnete eine Ventilations-/Perfusions-Szintigrafie an. Diese zeigte verstreute Mikroembolie im gesamten rechten Unterlappen. Die Patientin wurde mit BiPAP beatmet, worauf die Sauerstoffsättigung auf 88 % stieg. Das Kopfteil wurde auf 90° hochgestellt und die Patientin weiterhin überwacht.

10.5 Anwendung des Synergiemodells auf die Fallstudie

Die Pflegefachperson realisierte, dass bei dieser Patientin der bariatrischen Chirurgie die Gefahr einer Lungenembolie bestand. Sie erkannte die Zeichen und Symptome einer Lungenembolie. Die Maßnahmen, die sie ergriff, waren, den Arzt zu verständigen, die Patientin engmaschig zu überwachen und ihren Zustand regelmäßig neu zu beurteilen, Medikamente zu verabreichen und diagnostische Untersuchungen zu veranlassen. In diesem Fall verfügte die Pflegefachperson in Hinblick auf ihr klinisches Urteilsvermögen über einen Kompetenzgrad 3, weil sie irrelevante Informationen ignorierte und sich auf die relevanten Muster und Trends konzentrierte, die eine Lungenembolie prognostizierten. Pflegende, die auf dieser Ebene arbeiten, sollten die Reaktionen des Patienten mit den gewünschten Ergebnissen vergleichen. Dazu nutzen sie ihre Kenntnisse über die Anatomie und Physiologie, über invasive und nicht-invasive diagnostische Untersuchungen, über relevante Medikamente, über vorhandene Zeichen und Symptome sowie über die krankheitsspezifische Organisation der Patientenversorgung.

Pflegende mit Kompetenzgrad 1 in Hinblick auf ihr klinisches Urteilsvermögen können grundlegende Informationen erfassen und interpretieren. Algorithmen, Entscheidungsbäume und Protokolle werden bei allen Patientengruppen als analytische Instrumente zur Entscheidungsfindung genutzt. Pflegende auf dieser Ebene gleichen ihr formales Wissen mit klinischen Ereignissen ab, wenn sie grundlegende Versorgungsentscheidungen formulieren. Sie kennen die erwarteten Ergebnisse und begrenzen ihre klinischen Entscheidungen auf die eigenen Fähigkeiten. Sie wenden sich in schwierigen Situationen an erfahrene Pflegefachpersonen (AACN, 2015).

Pflegende mit Kompetenzgrad 3 erfassen und interpretieren komplexe Patienteninformationen, während sie sich auf die zentralen Elemente der jeweiligen Situation konzentrieren. Sie können irrelevante Informationen von den Mustern und Tendenzen, die die Richtung der Erkrankung prognostizieren, unterscheiden. Sie halten sich an Algorithmen, Entscheidungsbäume und Protokolle, können jedoch bei Patientenpopulationen, die sie schon in der Vergangenheit betreut haben, davon abweichen (AACN, 2015).

Pflegende mit Kompetenzgrad 5 kombinieren und interpretieren verschiedene, manchmal widersprüchliche Informationsquellen. Ihre Entscheidungen basieren auf einem unmittelbaren Erfassen des Gesamtbildes, solange sie nicht mit einer ganz neuen Patientenpopulation konfrontiert werden. Sie nutzen frühere Erfahrungen, um potenzielle Probleme und unerwartete Ergebnisse zu antizipieren. Sie schätzen es, Versorgungspläne gemeinsam mit anderen in einem multidisziplinären Team zu entwickeln. Pflegende mit Kompetenzgrad 5 können andere beauftragen, im Namen des Patienten und der Angehörigen zu agieren.

Klinisches Urteilsvermögen ist ein Höchstmaß an Wissen und die Fähigkeit, erwartete von unerwarteten Reaktionen des Patienten auf pflegerische und medizinische Interventionen zu unterscheiden (AACN, 2015). Entscheidend dafür ist, Wissen zu integrieren und die Einflüsse vieler verschiedener Faktoren auf Patienten und Angehörige verstehen zu können. Den Pflegeprozess zu nutzen, um der Pflegepraxis zur Versorgung von Patienten eine formale Struktur zu geben, ist entscheidend für die Sicherheit von Patienten auf ihrem Weg durch das heutige Gesundheitssystem.

10.6 Fazit

Klinisches Urteilsvermögen ist eine notwendige pflegerische Kompetenz, die kontinuierlich verbessert werden muss. Nur durch Praxis, durch den Erwerb von Wissen und dadurch, dass erfahrene Kollegen ihr Wissen weitergeben (Mentoring), erreichen Pflegende mit Kompetenzgrad 1 die Expertenebene, also Kompetenzgrad 5. Klinisches Urteilsvermögen ermöglicht Pflegenden in Organisationen des Gesundheitswesens nach Möglichkeiten zur Optimierung der Pflegeprozesse und zur Verbesserung der Versorgung und Sicherheit von Patienten zu suchen. Pflegeexperten können fokussierte klinische Fragen konzipieren, in der Fachliteratur recherchieren und anschließend die Evidenz, die sie erhalten haben, kritisch bewerten (Joel, 2013). Erst nach dieser kritischen Bewertung werden sie die evidenzbasierte Praxis in den Pflegeprozess integrieren.

10.7 Literatur

Alfaro-LeFevre, R. (2013). How to develop critical thinking. In R. Alfaro-Lefevre (Ed.), *Critical thinking, clinical reasoning, and clinical judgment: A practical approach* (5th ed., pp. 24–65). St. Louis, MO: Elsevier.

American Association of Critical-Care Nurses. (2015). *The AACN Synergy Model for Patient Care.* Retrieved from http://www.aacn.org/wd/certifications/content/synmodel.pcms?menu=certification#Patient

Benner, P. A. (2001). *From novice to expert.* Upper Saddle River, NJ: Prentice Hall.

Benner, P., Tanner, C. & Chesla, C. (2009a). The competent stage: A time of analysis, planning, and confrontation. In P. Benner, C. Tanner & C. Chesla (Eds.), *Expertise in nursing practice: Caring, clinical judgment, and ethics* (2nd ed., pp. 61–101). New York, NY: Springer.

Benner, P., Tanner, C. & Chesla, C. (2009b). Entering the field: Advanced beginner practice. In P. Benner, C. Tanner & C. Chesla (Eds.), *Expertise in nursing practice: Caring, clinical judgment, and ethics* (2nd ed., pp. 25–60). New York, NY: Springer.

Benner, P., Tanner, C. & Chesla, C. (2009c). Expert practice. In P. Benner, C. Tanner & C. Chesla (Eds.), *Expertise in nursing practice: Caring, clinical judgment, and ethics* (2nd ed., pp. 137–169). New York, NY: Springer.

Chase, S. K. (2016). Clinical judgment in critical care. In S. R. Hardin & R. Kaplow (Eds.), *Cardiac surgery essentials for critical care nursing* (2nd ed., pp. 1–12). Burlington, MA: Jones & Bartlett Learning.

Dreyfus, H. L. & Dreyfus, S. E. (2009). The relationship of theory and practice in the acquisition of skill. In P. Benner, C. Tanner & C. Chesla (Eds.), *Expertise in nursing practice: Caring, clinical judgment, and ethics* (2nd ed., pp. 1–23). New York, NY: Springer.

Joel, L. A. (2013). Role development: A theoretical perspective. In L. A. Joel (Ed.), *Advanced practice nursing: Essentials for role development* (3rd ed., pp. 242–259). Philadelphia, PA: F. A. Davis.

11 Anwaltschaftliches und moralisches Handeln

Carolyn Horne

Die Interessen von Patienten, Angehörigen oder Kollegen zu vertreten, gilt im Allgemeinen als Teil der Aufgabe von Pflegenden. Pflegende treten für die Gesundheitspolitik und für die Gesundheit spezifischer Personengruppen (Community Health) ein. Typischerweise engagieren sie sich für ihre Patienten jedoch innerhalb einer medizinischen Einrichtung. Nirgendwo wird dieses Engagement als Interessenvertreter und moralisch Handelnde deutlicher als bei vulnerablen, also verletzlichen Personengruppen. Einzelne Patienten oder Patientenpopulationen, die sich selbst nicht vertreten oder keine informierten Entscheidungen treffen können, gelten als vulnerabel (Bu & Jezewski, 2007). Kritisch kranke Patienten sind vulnerabel und oft handlungsunfähig, während diejenigen, die in ihrem Auftrag Entscheidungen fällen sollen, aufgrund der gravierenden Situation geschockt und verängstigt sind.

Pflegende auf Intensivstationen werden tagtäglich mit Situationen konfrontiert, in denen sie im Auftrag ihrer Patienten handeln müssen. Die Interessen von Patienten und ihren Angehörigen zu vertreten ist eine ethische Pflicht, wenn ein reales oder potenzielles Problem auftaucht. Innerhalb des Gesundheitssystems sind Patienten und Angehörige in einer vulnerablen Position und benötigen jemanden, der für sie spricht, wenn sie nicht für sich selbst sprechen können oder wenn andere ihre Wünsche nicht beachten (Hanks, 2007). Patienten und/oder ihre Angehörigen müssen die Versorgung, die sie erhalten oder benötigen, mit einer sachkundigen und vertrauenswürdigen Person besprechen können, um eine informierte Entscheidung treffen zu können. Typischerweise erfüllen Pflegende diese Rolle, weil sie beständig präsent sind und die Öffentlichkeit ihrer Profession sehr viel Vertrauen schenkt (Mahlin, 2010).

Die Rolle der Pflegenden als Patientenvertreter stärkt die Entscheidungsfreiheit von Patienten. Pflegende sollten sich in jeder Situation an die Vereinbarung zwischen ihnen und den Patienten halten (Hamric & Delgado, 2014). Wenn wir die Ergebnisse für die Patienten verbessern wollen, müssen wir verstehen, was anwaltschaftliches und moralisches Handeln im Kontext der synergistischen Beziehung zwischen Patient und Pflegefachperson bedeutet.

11.1 Definition

Der englische Begriff *advocacy* wird in verschiedenen Wörterbüchern ähnlich definiert. Das Merriam-Webster Dictionary (2015a) definiert ihn als Akt oder Prozess, eine Sache oder einen Vorschlag zu unterstützen, das Oxford English Dictionary (2015b) als öffentliche Unterstützung oder Empfehlung einer bestimmten Sache oder Politik und The American Heritage Dictionary of the English Language (2011) als das Eintreten oder Argumentieren für etwas wie eine Sache, eine Idee oder eine Politik. Die American Association of Critical-Care Nurses (AACN) (2015) definiert *advocacy* innerhalb des Synergiemodellkontextes als das Arbeiten im Auftrag einer anderen Person, das Vertreten der Belange des Patienten/der Angehörigen/der Gemeinschaft und als das Agieren als moralisch Handelnder bei der Ermittlung und Lösung ethischer und klinischer Probleme innerhalb des klinischen Umfelds. Bu und Jezewski (2007) entwickelten eine Theorie mittlerer Reichweite für das, was Patientenvertretung bedeutet, und entschlüsselten die Bedeutung von *advocacy* anhand einer Begriffsanalyse. Sie beschrieben *advocacy* als „einen Prozess oder eine Strategie, die eine Reihe spezifischer Handlungen zur Bewahrung, Vertretung und/oder Gewährleistung der Rechte, Interessen und Werte von Patienten im Gesundheitssystem umfasst" (Bu & Jezewski, 2007, S. 104).

Bu und Jezewski (2007) nennen auch drei Attribute von *advocacy*: Sicherstellung von Autonomie, Handeln im Auftrag des Patienten und Unterstützung sozialer Gerechtigkeit in der Gesundheitsversorgung. Hanks (2007) ordnete *advocacy* in einer Begriffsanalyse folgende Attribute zu: beschützen, informieren, stärken, unterstützen und vertreten. Den genannten Definitionen und Attributen von *advocacy* gemein ist das Konzept der Unterstützung. Diese Unterstützung wird dann gewährt, wenn Patienten vulnerabel werden und sich nicht mehr selbst vertreten können oder vom Gesundheitssystem vernachlässigt oder eingeschüchtert werden (Hanks, 2007).

Die Rolle von Pflegenden als Interessenvertreter kann zudem anhand des ethischen Berufskodex beschrieben werden. *Advocacy* in der Pflege wird sowohl in nationalen als auch in internationalen Kodizes definiert. Sie beinhalten adäquate Handlungen von Pflegenden zur Vertretung der Interessen von Patienten.

Die American Nurses Association (ANA) definiert *advocacy* als „Akt oder Prozess des Eintretens für eine Sache oder Vorgehensweise und des Unterstützens oder Empfehlens dieser Sache oder Vorgehensweise" (ANA, 2015, S. 41). Bestimmung 3 des ANA-Ethikkodex besagt, dass Pflegende „die Rechte, die Gesundheit und die Sicherheit des Patienten fördern, unterstützen und schützen" (ANA, 2015, S. 9). Sie schließt ein, dass Pflegende für Diskretion, Privatsphäre, Sicherheit und Schutz der Patienten und gegen Kollegen, die sich nicht daran halten, eintreten sollten.

Im Ethikkodex des International Council of Nurses (ICN) (2012) wird der Standard ethischen Verhaltens in vier Grundbereiche eingeteilt: Pflegende und ihre Mitmenschen, Pflegende und die Berufsausübung, Pflegende und die Profession, Pflegende und ihre Kollegen. Jeder dieser vier Grundbereiche beinhaltet Elemente von *advocacy*. Im ICN-Ethikkodex werden die gleichen ethischen Grundsätze wie im Ethikkodex der ANA herausgestellt. Bei der Ausübung von *advocacy* – also der Vertretung der Interessen von Patienten – werden Pflegende von den Standards geleitet, die in diesen Kodizes professioneller Praxis dargelegt werden. An ihnen orientieren sie sich als moralisch Handelnde, die Patienten befähigen, Entscheidungen bezüglich ihrer Versorgung zu treffen (Vaartio, Leino-Kilpi, Salantera & Suominen, 2006).

11.2 Die Fähigkeit zu moralischem Handeln

Somit ist *advocacy* ein Aspekt unserer Fähigkeit zu moralischem Handeln (*moral agency*), denn als Anwalt bzw. Interessenvertreter demonstrieren wir diese. Anders ausgedrückt: Es gibt viele Formen des Handelns von Pflegenden, doch wenn sie als Interessenvertreter handeln, dann ist dieses Handeln durch *advocacy* gekennzeichnet. Demnach bedeutet *moral agency* Verstehen und das durch *advocacy* gekennzeichnete Handeln bedeutet Unterstützung.

Agency ist ein Begriff aus der Ethik, der sich auf die Offenheit gegenüber wichtigen Fragen und Problemen, die Anerkennung ihrer Bedeutung und die Bereitschaft, diesbezüglich zu handeln, bezieht (Beauchamp & Childress, 2013). Alle Menschen sind zu Handlung fähig, weshalb alle Menschen Handelnde sind. Wie Menschen sich selbst und die Wirkung, die sie in einer bestimmten Situation haben, wahrnehmen, beeinflusst ihr Empfinden, Urheber des eigenen Handelns zu sein (*sense of agency*). *Agency* in verschiedenen Phasen des Kompetenzerwerbs bezieht sich auf den Beitrag, den Pflegende in der jeweiligen Phase ihrer beruflichen Entwicklung leisten können. Sicherlich sind alle Pflegenden Handelnde, doch unterscheidet sich ihr *sense of agency* - ihr Empfinden, Urheber des eigenen Handelns zu sein - je nachdem, wo auf dem Kontinuum des Kompetenzerwerbs sie sich befinden (Benner, 1984).

Moral agency verweist auf die eigene Fähigkeit, eine Situation zu verstehen, darauf sinnvoll zu reagieren und Einfluss zu nehmen (MacDonald, 2006). Pflegende verfügen dann über die Fähigkeit zu pflegerischem Handeln (*nursing agency*), wenn sie ein Verständnis für die ethischen Aspekte der Pflege, die bei der Versorgung von Patienten und ihren Angehörigen zu berücksichtigen sind, entwickeln oder entwickelt haben (Banfield, 2011). Diese Art von *agency* zeigt sich in der zwischenmenschlichen Beziehung zwischen Pflegenden und Patienten oder Angehörigen, wenn Pflegende für die Bedürfnisse des Patienten Verständnis haben (MacDonald, 2006). Ein Beispiel hierfür ist eine Pflegefachperson auf einer Intensivstation, die sich in einer klinischen Situation für ihre Patienten, deren Angehörige und andere Mitglieder des Teams engagiert und die Situation verändert. Die Fähigkeit zu pflegerischem Handeln verändert sich im Laufe der beruflichen Entwicklung.

Das Fundament dafür wird in der Ausbildung gelegt. Anschließend ist es Erfahrung, die Weiterentwicklung ermöglicht (Banfield, 2011). Als pflegerisch Handelnde versuchen Berufsanfänger (Pflegende mit Kompetenzgrad 1), die Patientenversorgung mithilfe von spezifischen Anordnungen und Pflegeplänen zu organisieren (Benner, Tanner & Chesla, 2009). Auf einer sachkundigen Kompetenzebene (Kompetenzgrad 3) zeigt sich *agency* als Fähigkeit, die klinischen Prioritäten der Versorgung und Betreuung von Patienten und Angehörigen zu ordnen und zu planen. Pflegeexperten (Pflegende mit Kompetenzgrad 5) verfügen über eine hohe Fähigkeit zu moralischem Handeln. Die Entwicklung klinischer Expertise erfordert inhärent die Entwicklung ethischer Expertise (Benner et al., 2009). Somit sind Pflegeexperten in der Lage und gewillt, Stellung zu beziehen und dafür einzutreten, was ihrer Überzeugung nach in der spezifischen Situation wichtig ist und sie sind zu moralischem und klinischem Handeln fähig, das auf der Selbstbestimmung des Patienten oder Angehörigen basiert.

11.3 Advocacy und das Synergiemodell

Die AACN definiert *advocacy* als eine pflegerische Kompetenz (Kompetenzgrad 1 bis 5), die in der Beziehung zwischen Patienten und Pflegenden unerlässlich ist. Im Folgenden werden die unterschiedlichen Kompetenzebenen beschrieben, und im Anschluss daran wird *advocacy* in einem Fallbeispiel verdeutlicht.

Basierend auf den Grundsätzen des Synergiemodells arbeitet eine Pflegefachperson mit Kompetenzgrad 1 im Auftrag des Patienten und beginnt, die eigenen Werte zu überprüfen. Sie kennt die Rechte von Patienten und die ethischen Konflikte, die bei der Versorgung von Patienten entstehen können. Ethische oder moralische Entscheidungen werden auf der Basis von Grundprinzipien und persönlichen Werten der Pflegenden getroffen. Pflegende arbeiten als Anwälte ihrer Patienten, wenn die Werte des Patienten mit ihren Werten übereinstimmen. Pflegende mit Kompetenzgrad 1 kennen die Wünsche der Patienten und arbeiten in ihrem Auftrag innerhalb regelbasierter klinischer Entscheidungen des Krankenhauses (AACN, 2015).

Pflegende mit Kompetenzgrad 3 berücksichtigen die Werte des Patienten und integrieren sie in die Versorgung, auch wenn sie sich von ihren eigenen Werten unterscheiden. Sie kennen die Rechte der Patienten und Angehörigen und arbeiten dafür. Bei der Versorgung können moralische Entscheidungen getroffen werden, die von den Regeln abweichen. Pflegende mit Kompetenzgrad 3 sind flexibel, wenn es darum geht, Patienten oder Angehörige dabei zu unterstützen, sich wann immer möglich selbst zu vertreten. Sie können interne Ressourcen für Patienten und Angehörige ermitteln, wenn komplexe Versorgungsentscheidungen anstehen. Pflegende auf dieser Kompetenzebene unterstützen häufig Kollegen bei ethischen Entscheidungsprozessen (AACN, 2015).

Pflegende mit Kompetenzgrad 5 können Patienten, Angehörige und die Gemeinschaft aktiv vertreten - unabhängig davon, ob sich die Werte der anderen von den eigenen unterscheiden. Sie treten für die Lösung ethischer Konflikte aus Sicht des Patienten ein, auch wenn das bedeutet, organisatorische Regeln aufzuheben. Die Entscheidung, die getroffen wird, geht vom Patienten und/oder den Angehörigen aus. Pflegende mit Kompetenzgrad 5 stärken Patienten und Angehörige darin, moralische Entscheidungen einzufordern, weil die Beziehung zwischen ihnen und den Patienten/Angehörigen auf Wechselseitigkeit beruht (AACN, 2015).

Fallstudie

Frau X. mit Brustschmerzen und Kurzatmigkeit wurde in die Notaufnahme einer Klinik gebracht und nach der Erstversorgung auf die kardiologische Intensivstation des Hauses verlegt. Aufgrund der Symptomatik war bei ihr noch am selben Tag eine Herzkatheteruntersuchung geplant. Bei der Vorbereitung darauf äußerte sich die Patientin besorgt über das mögliche Ergebnis der Untersuchung. Sie war mit allen Behandlungsoptionen, die im Herzkatheterlabor notwendig sein könnten, einverstanden, wollte jedoch nicht operiert oder an ein Beatmungsgerät angeschlossen werden. Ihr Ehemann unterstützte sie. Er hatte die Vollmacht für alle gesundheitlichen Belange für den Fall, dass Entscheidungen über die Versorgung seiner Frau getroffen werden müssten. Nach der Herzkatheteruntersuchung hatte die Patientin einen niedrigen Blutdruck und leichte Atemnot. Die Sauerstoffsättigung lag trotz Gabe von 100 % Sauerstoff mit hoher Durchflussrate bei 88–90 %. Bei der Untersuchung war eine koronare Herzerkrankung in allen Hauptgefäßen festgestellt worden. Ein chirurgischer Eingriff war jedoch nicht erforderlich. Bei Ankunft auf der Intensivstation wollte der zuständige Arzt die Patientin intubieren, ohne mit den Angehörigen gesprochen zu haben. Der Anästhesist war von ihm bereits verständigt worden. Die Pflegefachperson, die wusste, dass der Ehemann die Vollmacht für alle gesundheitlichen Belange seiner Frau hatte, informierte den Arzt über die Notwendigkeit, mit ihm über die Intubation zu sprechen, da die Patientin nicht an ein Beatmungsgerät angeschlossen werden wollte. Der Arzt meinte jedoch, dass dafür keine Zeit sei und die Intubation als Teil der Herzkatheteruntersuchung zu betrachten und damit gerechtfertigt sei.

Während des Wartens auf den Anästhesisten konnte die Pflegefachperson den Ehemann verständigen und zu seiner Frau rufen lassen. Nach seiner Ankunft unterstützte er die Entscheidung seiner Frau, sie nicht maschinell zu beatmen, zeigte sich aber einverstanden mit nicht-invasiven Beatmungsmaßnahmen und der Gabe von Medikamenten. Er sagte, dass er und seine Frau auf natürliche oder fast natürliche Weise sterben wollen, sollte der Tod unmittelbar bevorstehen.

Der Arzt zeigte sich verärgert darüber, dass der Ehemann am Bett seiner Frau erschienen war, noch bevor die Patientin intubiert werden konnte. Da die Pflegefachperson die Situation

mit ihm besprechen musste, ging sie mit ihm in das Stationszimmer und erklärte ihm den Wunsch, den die Patientin vor der Herzkatheteruntersuchung geäußert hatte. Sie betonte die Notwendigkeit, den Wunsch der Patientin zu berücksichtigen, auch wenn dieser nicht mit dem übereinstimmte, was er als Arzt befürwortete.
Nachdem der Arzt über die Situation nachgedacht hatte, konnte er der Patientin und ihrem Ehemann gegenübertreten. Er erklärte beiden, dass die Atemnot wahrscheinlich auf ein akutes Lungenödem zurückzuführen sei und dass eine alternative Behandlung mit Diuretika und BiPAP-Beatmung versucht werden könnte. Die Patientin und ihr Ehemann zeigten sich damit einverstanden, da diese Therapie nicht invasiv war. Die Patientin schied zwei Liter Flüssigkeit aus und konnte am nächsten Tag von der BiPAP-Beatmung entwöhnt werden. Ihre koronare Herzerkrankung wurde medikamentös behandelt. Nach einigen Tagen konnte sie das Krankenhaus verlassen.

11.4 Anwendung des Synergiemodells auf die Fallstudie

In dieser Fallstudie vertrat die Pflegefachperson auf Kompetenzgrad 5 die Interessen der Patientin sehr entschieden und zeigte ein hohes Maß an Kompetenz. Beurteilen wir die Situation anhand der Kriterien, die für die höchste Kompetenzebene (Kompetenzgrad 5) gelten, stellen wir fest, dass die Entscheidung, die die Patientin und ihr Ehemann vor der Herzkatheteruntersuchung getroffen hatten, von der Entscheidung abweicht, die der Arzt gefordert hatte. Dieses ethische Dilemma veranlasste die Pflegefachperson dazu, anwaltschaftlich für die Patientin zu handeln und ihre Interessen zu vertreten. Sie handelte entgegen den üblichen Regeln, auf den Anästhesisten zu warten, damit er die Patientin intubieren kann, indem sie intervenierte und den Ehemann an das Bett seiner Frau rufen ließ. Sie erreichte, dass eine Entscheidung getroffen wurde, mit der alle einverstanden waren und die das Recht der Patientin auf Selbstbestimmung wahrte. Damit Pflegende die Rechte von Patienten vertreten können, müssen sie diese verstehen. Patienten sind in Krisen häufig nicht in der Lage, ihren Wünschen Gehör zu verschaffen. Ethisch und rechtlich wird von Pflegenden erwartet, dass sie im besten Interesse des Patienten handeln. Bei diesem Beispiel war die Patientin aufgrund ihrer Instabilität nicht in der Lage, sich selbst zu vertreten. Die Pflegefachperson handelte als Anwalt, indem sie eine Strategie entwickelte, um den Wünschen der Patientin Gewicht zu verleihen. Pflegende mit Kompetenzgrad 5 arbeiten dafür, dass ein ethisches Dilemma auf eine Weise gelöst wird, die die Perspektive des jeweiligen Patienten berücksichtigt. Diese Pflegefachperson erkannte, dass das Recht der Patientin die Entscheidung leiten muss.

11.5 Fazit

Dem Synergiemodell zur Patientenversorgung der American Association of Critical-Care Nurses liegt der zentrale Gedanke zugrunde, dass die Kompetenzen von Pflegenden von den individuellen Bedürfnissen der Patienten und ihrer Angehörigen beeinflusst und geleitet werden. Entsprechend dem Modell werden optimale Patientenergebnisse dann erreicht, wenn die Bedürfnisse von Patienten mit den Kompetenzen der Pflegenden übereinstimmen (AACN, 2015). Anwaltschaftliches und moralisches Handeln sind entscheidende Elemente des Pflegeberufes – unabhängig davon, wo Pflegende arbeiten und in welcher Phase ihres Kompetenzerwerbs sie sich befinden.

11.6 Literatur

Advocacy. (2015a). In *Merriam-Webster Dictionary* (11th ed.). Springfield, MA: Merriam-Webster.

Adcocacy. (2015b). In *Oxford English Dictionary*. Retrieved from http://www.oed.com/view/Entry/3019?redirectedFrom=advocacy#eid

Advocacy. (2011). In *American Heritage Dictionary of the English Language* (5th ed.). Boston, MA: American Heritage.

AACN. (2015). *The AACN Synergy Model for Patient Care.* Retrieved from http://www.aacn.org/wd/certifications/content/synmodel.pcms?menu=certification#Patient

American Nurses Association. (2015). *Code for nurses with interpretive statements*. Washington, DC: ANA.

Banfield, R. (2011). Nursing agency: The link between practical nursing science and nursing practice. *Nursing Science Quarterly, 24*(1), 42–47. https://doi.org/10.1177/0894318410389060

Beauchamp, T. & Childress, J. (2013). Moral character. In T. Beauchamp & J. Childress (Eds.), *Principles of biomedical ethics* (7th ed., pp. 30–35). New York, NY: Oxford University Press.

Benner, P. (1984). Excellence and power in clinical nursing practice. In P. Benner (Ed.), *From Novice to expert: Excellence and power in clinical nursing practice* (pp. 207–221). Menlo Park, CA: Addison-Wesley.

Benner, P., Tanner, C. & Chesla, C. (2009). Implications for nursing administration and practice. In P. Benner, C. Tanner & C. Chesla (Eds.), *Expertise in nursing practice: Caring, clinical judgment, and ethics* (2nd ed., pp. 405–408). New York, NY: Springer.

Bu, X. & Jezewski, M. A. (2007). Developing a mid-range theory of patient advocacy through concept analysis. *Journal of Advanced Nursing, 57*(1), 101–110. https://doi.org/10.1111/j.1365-2648.2006.04096.x

Hamric, A. & Delgado, S. (2014). Ethical decision making. In A. B. Hamric, C. M. Hanson, M. F. Tracy & E. T. O'Grady (Eds.), *Advanced practice nursing: An integrative approach* (5th ed., pp. 328–354). St. Louis, MO: Elsevier Saunders.

Hanks, R. G. (2007). Barriers to nursing advocacy: A concept analysis. *Nursing Forum, 42*(4), 171–177. https://doi.org/10.1111/j.1744-6198.2007.00084.x

International Council of Nurses. (2012). *Code of Ethics for Nurses*. Geneva: Author.

Mahlin, M. (2010). Individual patient advocacy, collective responsibility and activism within professional nursing associations. *Nursing Ethics, 17*(2), 247–254. https://doi.org/10.1177/0969733009351949

MacDonald, H. (2006). Relational ethics and advocacy in nursing: Literature review. *Journal of Advanced Nursing, 57*(2), 119–126. https://doi.org/10.1111/j.1365-2648.2006.04063.x

Vaartio, H., Leino-Kilpi, H., Salantera, S. & Suominen, T. (2006). Nursing advocacy: How it is defined by patients and nurses, what does it involve and how is it experienced? *Scandinavian Journal of Caring Science, 20*, 282–292. https://doi.org/10.1111/j.1471-6712.2006.00406.x

Weiterführende Literatur

Day, L. (2006). Advocacy, agency, and collaboration. *American Journal of Critical Care, 13*(4), 428–430. https://doi.org/10.4037/ajcc2006.15.4.428

Kalaitzidis, E. & Jewell, P. (2015). The concept of advocacy in nursing: A critical analysis. *The Health Care Manager, 34*(4), 308–315. https://doi.org/10.1097/HCM.0000000000000079

12 Fürsorgliches Verhalten

Donna Roberson und Sonya R. Hardin

Fürsorge ist ein interaktiver Prozess, der zwischen Patienten und Pflegenden stattfindet und beiden gestattet, sich zu entwickeln, zu entfalten und eine höhere Form des Miteinanders zu erreichen. Sie steht nicht im Gegensatz zu klassischer Wissenschaft und alledem, was medizinische Therapien und moderne Pflege erreicht haben. Fürsorgliches Verhalten geht über eine problembasierte Arbeit hinaus. Bestimmte fürsorgliche Handlungen und ihre Ergebnisse für die Patienten stehen dabei im Fokus (Watson & Brewer, 2015). Pflegende auf Intensivstationen müssen über die äußere Krankheit und ihre klassische Behandlung hinausblicken. Authentische Fürsorge erfordert, nach einer tieferen Quelle innerlicher Heilung zu suchen. Sie beinhaltet ein gemeinschaftliches Engagement der Pflegefachperson und des Patienten für bestimmte Ziele. Diese Ziele sind das Schützen und Wahren von Würde, Ganzheit des Menschseins und innerer Harmonie (Mason et al., 2014). Die fürsorgliche Pflegefachperson und die Person, die Fürsorge erhält, wandeln sich im Prozess des Fürsorgens (Watson, 2001).

12.1 Fürsorgliches Verhalten auf Intensivstationen

Es existieren nur wenige Studien, in denen fürsorgliches Verhalten in der Intensivpflege beschrieben wird. Burfitt, Greiner, Miers, Kinney und Branyon (1993) führten eine phänomenologische Studie durch, in der sie Patienten befragten, wie sie Fürsorge von Pflegenden auf Intensivstationen erlebten. Die Patienten beschrieben aufmerksames, umsichtiges Verhalten der Pflegenden. Diese Umsichtigkeit beinhaltet, sich um die Patienten zu kümmern und erfordert hochqualifizierte technische sowie grundlegende pflegerische Kompetenzen. Fürsorge ist ein wechselseitiger Prozess, in dem sich Pflegende und Patienten zusammentun, um eine gemeinsame Erfahrung zu ermöglichen. Ein möglicherweise schwer fassbares Ergebnis von Fürsorge ist Heilung (Burfitt et al., 1993).

In einer Studie von Nantz und Hines (2015) demonstrierten Pflegende fürsorgliches Verhalten, indem sie Angehörige in die Pflege einbezogen und sich um beide, Patienten und Angehörige, kümmerten. Die Einbindung der Familie wurde als fürsorgliches Verhalten wahrgenommen, das den Patienten als Person unterstützte und den Weg zur Heilung förderte (Nantz & Hines, 2015).

Daten einer brasilianischen Studie zeigten, dass die Technologie auf Intensivstationen fürsorgliches Verhalten gegenüber kritisch kranken Patienten zwar erschwert, aber durch Berührung und das Angebot Wohlbefinden fördernder Maßnahmen demonstriert werden kann (Pott, Stahlhoefer, Felix & Meier, 2013).

12.2 Fürsorge reflektierende Kompetenzen

In der Fachliteratur wurden spezifische Kompetenzen beschrieben, die fürsorgliches Verhalten widerspiegeln. Vor allem Patterson und Zderad (1976) und Watson (2001) haben Kriterien genannt, die fürsorgliches Verhalten von Pflegenden demonstrieren. Erstere empfahlen, dass Pflegende Patienten mit ihrem Namen ansprechen. Die häufige Ansprache des Patienten mit seinem Namen stellt sicher, dass die Pflegende die Identität der Person verinnerlicht hat. Sie zeigt, dass die Person gewürdigt und wertgeschätzt wird. Pflegende sollten Patienten so ehrlich und umfassend wie möglich informieren, um zu gewährleisten, dass diese ihre Krankheit verstehen und sie sollten akzeptieren, dass Menschen das Recht haben zu wählen. Akzeptanz der Gefühle und Entscheidungen von Patienten (und die Einbindung der Familie in Entscheidungsprozesse) sind fürsorgliche Fähigkeiten, die Pflegende demonstrieren können, indem sie die Patienten und Angehörigen begleiten und unterstützen (Nantz & Hines, 2015). Sie sollten auf die Reaktionen von Patienten achten, denn diese reflektieren frühere Erfahrungen und Muster, die auf notwendige therapeutische Maßnahmen hinweisen. Korrekt ausgeführte therapeutische Maßnahmen werden von Patienten und ihren Angehörigen in der Regel als Fürsorge betrachtet (Nantz & Hines, 2015), weshalb Kompetenz in diesem Bereich ein Aspekt von Fürsorge ist.

Watson (2001) beschrieb zehn klinische „karitative" Handlungen, die hilfreich sind, um eine zwischenmenschliche, fürsorgliche Beziehung aufzubauen. Diese karitativen Handlungen sind individuell und erfordern besondere Aufmerksamkeit. Im Wesentlichen beschreiben sie die authentische Präsenz von Fürsorge. Fürsorge ist dann vorhanden, wenn die Pflegefachperson aktiv zuhört, dem Patienten vorbehaltlos positiv und nicht wertend gegenübertritt, sich selbst kreativ einbringt und alle Möglichkeiten des Wissenserwerbs ausschöpft. Pflegende müssen Patienten bei ihren grundlegenden Bedürfnissen aufrichtig unterstützen, eine helfende und vertrauensvolle Beziehung herstellen und offen, feinfühlig und verständnisvoll im Umgang mit anderen sein. Fürsorge ist ein fließender Prozess, der sich verändern kann und sich an den einzelnen Patienten und die jeweilige Situation anpasst (Watson, 2015).

12.3 Fürsorge in der Pflege

Mayeroff (1971) beschrieb die Elemente, die für Fürsorge erforderlich sind, als Wissen, die Übernahme „alternierender Rhythmen", Geduld, Aufrichtigkeit, Vertrauen, Demut, Hoffnung und Mut. Wissen umfasst explizites und implizites Wissen. Explizites Wissen fordert von uns, Informationen vermitteln zu können. Implizites Wissen hingegen beinhaltet, Informationen zu erspüren, die nicht verbal geäußert werden können. Menschen in fürsorglichen Beziehungen zu kennen bedeutet, ihre Stärken und Schwächen zu akzeptieren und ihre Bedürfnisse zu verstehen. „Alternierende Rhythmen" ist ein Begriff, den Mayeroff verwendet, um die Fähigkeit, ein Problem von verschiedenen Seiten aus zu betrachten und eine andere Perspektive einzunehmen, zu beschreiben. Pflegende sollten Geduld zeigen und sich und ihren Patienten gestatten, sich auf die jeweils eigene Weise zu entwickeln. Patienten müssen ihre eigenen Ziele setzen und Entscheidungen treffen können. Geduld ist, einem älteren Menschen die Zeit zu geben, langsam ins Bad zu gehen, anstatt die Bettpfanne zu benutzen. Aufrichtigkeit ist Ehrlichkeit in Hinblick auf das, was Patienten fühlen und sagen. Präsent zu sein ist eine Form von Aufrichtigkeit im Moment. Demut heißt zu verstehen, dass das, was ich geleistet habe, nicht hervorzuheben ist und auch andere dazu fähig sind. Vertrauen ist die Fähigkeit, mit dem Patienten unbekanntes Terrain zu betreten. Patienten müssen denjenigen, die sie versorgen und betreuen, vertrauen können. In einer fürsorglichen Beziehung Hoffnung zu geben bedeutet für Pflegende, die Chancen zu sehen, die jeder Moment mit dem Patienten bietet. Fürsorge erfordert manchmal Mut. Mut wird dann erkennbar, wenn sich die Pflegefachperson um den ausfälligen, aggressiven und feindseligen Patienten kümmert. Pflegende beweisen Mut, wenn sie unter schlechten personellen Bedingungen arbeiten. Mut wird dann sichtbar, wenn Pflegende die Angemessenheit der Versorgung infrage stellen. Fürsorge ist integraler Bestandteil der Patientenversorgung und wird von Patienten und Angehörigen unterschiedlich verstanden (Mayeroff, 1971).

12.4 Kriterien zur Beurteilung von fürsorglichem Verhalten

Schwester M. Simone Roach (1992) beschrieb die fünf „Cs“ der Fürsorge: Compassion (Mitgefühl), Competence (Kompetenz), Confidence (Zuversicht), Conscience (Gewissen) und Commitment (Engagement). Anhand dieser fünf Aspekte kann fürsorgliches Verhalten von Pflegenden auf Intensivstationen beurteilt werden. Mitgefühl ist Präsenz, die Pflegenden ermöglicht, an den Erfahrungen des Patienten teilzuhaben. Kompetenz ist ein „Zustand des Wissens, der Urteilsfähigkeit und der Qualifikation. Sie ist die Energie, Erfahrung und Motivation, die erforderlich ist, um adäquat auf die Anforderungen an die eigene berufliche Verantwortlichkeit zu reagieren“ (Roach, 1992, S. 61). Die Verpflichtung zu lebenslangem Lernen ist für Pflegende unerlässlich, um kompetent zu bleiben (American Association of Critical-Care Nurses [AACN], 2015a). Kompetenz „reflektiert die Integration von Wissen, Qualifikation, Fähigkeit, Erfahrung und Verhalten, um die Bedürfnisse von Patienten und ihren Angehörigen zu erfüllen“ (AACN, 2015a, S. 8). Der dritte Aspekt, die Zuversicht, ist eine Eigenschaft, die vorhanden sein muss, um eine vertrauensvolle Beziehung zum Patienten und zu den Angehörigen zu gewährleisten. Pflegende sollten eine Atmosphäre der Zuversicht erzeugen, der Patienten und Angehörige trauen können. Der vierte Aspekt, das Gewissen, steht für das moralische Bewusstsein, für andere von Nutzen zu sein. Pflegende sollten klar, überlegt und sinnvoll reagieren. Diese Art des In-der-Welt-Seins am Krankenbett ist Ausdruck von Bewusstsein. Der letzte Aspekt schließlich, das Engagement, ist gekennzeichnet von der Verpflichtung, durch überlegtes Vorgehen die Bedürfnisse von Patienten zu erfüllen (Hoover, 2002).

12.5 Definition

Für Pflegende bedeutet das Praktizieren fürsorglichen Verhaltens, bewusst Handlungen auszuführen, die eine Reaktion auf Patienten und Angehörige reflektieren, indem sie ein mitfühlendes und therapeutisches Umfeld schaffen, das Wohlbefinden und Zuwendung vermittelt (AACN, 2015b). Sicherheit vermittelnde und verlässliche Fürsorge ist beständiger und einheitlicher, wenn sie theoretisch fundiert ist. Sie verbessert die Ergebnisse sowohl für die Patienten als auch für die Pflegenden (Swickard, Swickard, Reimer, Lindell & Winkelman, 2014).

12.6 Umsetzung in der Praxis

Das American Nurses Credentialing Center entwickelte das Magnet-Programm Recognition Program und gewährte einer Klinik 1990 zum ersten Mal den Magnetstatus (Broome & Tilbury, 2007). Das Magnet-Programm wurde konzipiert, um herausragende pflegerische Leistungen anzuerkennen und gilt als höchste

Auszeichnung für die klinische Pflege (Broome & Tilbury, 2007). Es wurde 2014 aktualisiert und die dabei festgelegten Standards beschreiben eindeutig, wie wichtig theoretische und wissenschaftliche Konzepte fürsorglichen Verhaltens für dic Umsetzung einer auf Fürsorge basierenden Versorgung und Behandlung von Patienten in Magnet-Krankenhäusern sind (Watson & Brewer, 2015).

Die Einführung von klinischen Indikatoren für fürsorgliches Verhalten und von Instrumenten zur Messung der Umsetzung eines solchen Verhaltens hat die Anwendung theoretischer Konzepte hierzu in der allgemeinen und intensivmedizinischen Patientenversorgung erheblich verbessert (Watson & Brewer, 2015). Mason et al. (2014) führten eine Pilotstudie durch, in der sie das Burnout-Syndrom, *moral distress* (d.h., dass eine Person die ethisch korrekte Handlung zwar kennt, sich jedoch durch institutionelle Begrenzungen zur Ausführung dieser machtlos fühlt) und das berufliche Engagement von Trauma Nurses (Pflegende im Bereich Trauma Care) auf chirurgischen Intensivstationen untersuchten. Dabei orientierten sie sich an Jean Watsons Theory of Human Caring (Theorie der menschlichen Fürsorge), um komplexe Konzepte zu untersuchen, die Pflegende betreffen, und damit die Fürsorge und Zuwendung, die Patienten erhalten, beeinflussen. Pflegende auf Intensivstationen berichteten, dass sie ungelöste Probleme in Zusammenhang mit ihrem Arbeitsumfeld besser verarbeiten können, wenn sie ausreichend Zeit zur Selbstbeobachtung und zum Austausch mit Kollegen, Angehörigen und Freunden haben. Auf der anderen Seite halfen ihnen neue Strategien der Selbstfürsorge und die fortlaufende berufliche Weiterbildung, wieder aufzutanken und zufriedener mit der Pflege und Betreuung zu sein, die sie Patienten anbieten können (Mason et al., 2014).

Nantz und Hines (2015) beschrieben, wie Trauma Nurses auf einer Wachstation fürsorgliches Verhalten definierten. Ihre Studie basierte auf Watsons Theorie der menschlichen Fürsorge und auf den Aussagen von Angehörigen dazu, was sie als fürsorgliches Verhalten von Pflegenden wahrnahmen. Die Autoren fanden heraus, dass Angehörige es als weniger fürsorglich empfanden, wenn sich die Pflegenden nur auf die körperliche Pflege des Patienten konzentrierten. Einfache Strategien, die Fürsorge und Zuwendung signalisierten, waren Ruhe und Sicherheit zu vermitteln (z.B. Patienten und Angehörige zu ermutigen, bei Bedarf zu klingeln oder sich Zeit zu nehmen, um mit Patienten und Angehörigen zu sprechen), Kompetenz im Wissen und Handeln zu zeigen (sicheres Durchführen von Injektionen, sicherer Umgang mit intravenösen Zugängen, Erklären von geplanten Maßnahmen) und sich respektvoll zu verhalten (Gefühle von Patienten zuzulassen und Fragen stellen zu dürfen) (Nantz & Hines, 2015).

Auf einer wissenschaftlichen Konferenz in Indianapolis stellten Kerley und Lee (2014) ihre Ergebnisse zur Umsetzung des Synergiemodells vor. Ihr Fokus lag auf einer Verbesserung der Patientenversorgung durch eine effiziente Patientenübergabe von einer Schicht an die nächste. Sieben Krankenhausabteilungen führten ein Berichtsformular zur Übergabe ein, das auf den acht patientenspezifischen Charakteristika basierte (Vulnerabilität, Stabilität, Resilienz, Prognostizierbarkeit, Ressourcen, Partizipation an der Gesundheitsversorgung, Partizipation an Entscheidungsprozessen und Komplexität). Die Pflegenden waren der Meinung, dass die Nutzung des Berichtsformulars die Qualität der Versorgung und die Sicherheit verbesserte und für eine effektive patientenzentrierte Übergabe am Krankenbett geeignet war (Kerley & Lee, 2014).

Wissenschaftlern dient die humanistische Pflege als Basis für die Einführung von Veränderungen in der Arbeitsumgebung. Wohlbefinden, Zufriedenheit und die Fähigkeit, humanistische Pflege in einem intensivmedizinischen Umfeld zu ermöglichen, werden erheblich verbessert, wenn Pflegende in die Planung und Gestaltung von Intensivstationen einbezogen werden (Olausson, Ekebergh & Osterberg, 2014).

So wurden auf Intensivstationen beispielsweise festgelegte Bereiche geschaffen, in denen ungestört Medikamente gerichtet und verabreicht werden können, um die Gefahr von Medikationsfehlern zu verringern. Eventuell tragen Pflegende dabei eine Weste, die signalisiert, dass Unterbrechungen nicht gestattet sind. Anthony et al. (2010) fanden heraus, dass sich dadurch nicht nur die Anzahl der Medikationsfehler verringerte, sondern auch die Zufriedenheit der Patienten erhöhte. In der Luftfahrtindustrie gibt es die sogenannte Sterile Cockpit Rule, die besagt, dass in einer kritischen Flugphase niemand Tätigkeiten durchführen darf, die nicht ausdrücklich erforderlich sind, um maximale Sicherheit zu gewährleisten. Anthony et al. orientierten sich an derartigen theoretischen Konzepten zu Fürsorge, die darauf verweisen, dass Fürsorge oft über den physischen Raum hinausgeht, aber durch diesen beeinflusst wird. Die physische Umgebung muss eventuell verändert werden, damit sie fürsorgliches Verhalten unterstützt (Sitzman & Watson, 2014).

Zusammengefasst erfordert die Umsetzung fürsorglichen Verhaltens in einem intensivmedizinischen Umfeld sorgfältige Planung und bewusste Handlung durch die Pflegenden. Damit die Umgebung mit dem Wunsch der Pflegenden, Patienten sicher, effektiv und zufriedenstellend versorgen und betreuen zu können, übereinstimmt, muss vielleicht einiges verändert werden. Fehlende Forschungsprojekte zu fürsorglichem Verhalten in der Intensivpflege verweisen darauf, dass in diesem Bereich noch viel Arbeit ansteht.

Fallstudie

Bei L.B., einer 77-jährigen Frau, die mit Übelkeit und Erbrechen in die Notaufnahme eingeliefert worden war, kam es zu einem AV-Block 3. Grades mit nachfolgendem Herzstillstand. Die Patientin wurde reanimiert und auf die Intensivstation gebracht. Bei ihrer Ankunft dort erhielt sie eine Infusion mit physiologischer Kochsalzlösung (100 ml/Stunde) und 2 Liter O_2 über eine Nasensonde. Der EKG-Monitor zeigte einen normalen Sinusrhythmus. Anamnestisch signifikant war lediglich eine Hypertonie.

Bei der Erfassung der Krankengeschichte waren Tochter und Sohn der Patientin anwesend. Als sie gefragt wurde, ob sie zu Hause jemals gefallen sei, antwortete sie: „gelegentlich“. Die Tochter meinte, dass ihre Mutter unsicher auf den Beinen und in den letzten Monaten schwächer geworden sei. Die Patientin verneinte, bei den Stürzen das Bewusstsein verloren zu haben. Nach Beendigung der Anamnese sagte die Tochter, dass die Antworten ihrer Mutter sehr informativ für sie gewesen seien und sie viel über ihre Mutter gelernt habe.

Nachdem die Patientin über sechs Stunden einen normalen Sinusrhythmus gezeigt hatte, entwickelte sie einen AV-Block 2. Grades und der systolische Blutdruck fiel auf 80 mmHg ab. Sie erhielt einen transkutanen Herzschrittmacher, der auf eine Frequenz von 70 Schlägen/min und eine Stromstärke von 50 mA eingestellt wurde. Die Patientin klagte darüber, dass ihr die Schrittmacherelektrode Rückenschmerzen bereite. Der zuständige Arzt wurde über diese Symptome informiert und ordnete an, die Patientin auf die Einführung eines transvenösen Herzschrittmachers vorzubereiten. Die Angehörigen wurden über die Situation informiert. Die Patientin war wach und orientiert und unterschrieb die für die Maßnahme erforderliche Einwilligungserklärung. Der transvenöse Schrittmacher wurde unter Durchleuchtung über die Vena femoralis gelegt. Die Patientin blieb die nächsten vier Stunden hämodynamisch instabil, weshalb die Gabe von Dopamin und eine Intubation erforderlich waren. Ihr Herz wurde weiterhin vollständig vom Schrittmacher stimuliert. Die Angehörigen durften am Bett ihrer Mutter bleiben, bis es erneut zu einem Herzstillstand kam. Zwar zeigte das EKG noch eine elektrische Herzaktivität, doch wurden diese Reize nicht mehr in mechanische Herzaktionen umgesetzt (pulslose elektrische Aktivität).

Der Reanimiationsalarm wurde ausgelöst. Alle Versuche, die Patientin zu reanimieren, blieben erfolglos.

Die Angehörigen wurden fürsorglich und unterstützend über den Tod ihrer Mutter informiert. Man teilte ihnen mit, dass man lange versucht habe, ihr Leben zu retten und leider nicht erfolgreich gewesen sei. Tochter und Sohn hatten während des Aufenthalts ihrer Mutter auf der Intensivstation eine positive Beziehung zu der zuständigen Pflegefachperson aufgebaut. Grund hierfür war in erster Linie, dass sie sehr respektvoll behandelt und immer auf dem Laufenden gehalten worden waren. Ein weiterer Grund war, dass die Pflegefachperson wirklich für die Patientin und die Angehörigen da gewesen war.

12.7 Anwendung des Synergiemodells auf die Fallstudie

Pflegende mit Kompetenzgrad 1 konzentrieren sich auf die grundlegenden Bedürfnisse der Patienten. Sie können das, was eventuell zukünftig erforderlich ist, nicht antizipieren. Die Versorgung der Patienten basiert auf Standards und Protokollen. Sie sorgen für eine sichere Umgebung und konzentrieren sich auf die Verbesserung krankheitsspezifischer Ergebnisse. Der Tod wird als ein mögliches Ergebnis in Erwägung gezogen. Pflegende mit Kompetenzgrad 3 reagieren mitfühlend und einfühlsam auf subtile Veränderungen der Patienten. Ihre Fürsorge richtet sich auf die individuellen Bedürfnisse der Patienten und Angehörigen. Sie handeln in der Situation freundlich und zugewandt. Der Tod ist ein akzeptables Ergebnis, und unterstützende Maßnahmen zielen darauf, einen friedlichen Tod zu ermöglichen. Pflegende mit Kompetenzgrad 5 sind in der Lage, die Bedürfnisse der Patienten und Angehörigen zu interpretieren. Sie können die Versorgung so gestalten, dass sie sich ganz auf die Patienten, die Angehörigen und ihr Team konzentrieren. Sie nutzen ihre Intuition, um die Bedürfnisse der Patienten und Angehörigen zu erspüren. Pflegende auf dieser Kompetenzebene gestalten die Prozesse, die Wohlbefinden ermöglichen und Sicherheit vermitteln (AACN, 2004; Lakanmaa, Suominen, Perttila, Puukka & Leino-Kilpi, 2012).

In diesem Fall arbeitete die Pflegefachperson auf Kompetenzebene 5, was sich primär darin äußerte, dass sie die Patientin im Prozess der Versorgung und Betreuung als Person betrachtete und die Angehörigen respektierte. Sie sorgte für eine gute Kommunikation mit den Angehörigen und zeigte sich bewusst fürsorglich und zugewandt. Sie ermöglichte, dass bei der Versorgung der Patientin und der Betreuung ihrer Angehörigen die Würde aller gewahrt wurde (AACN, 2015a).

12.8 Fazit

Im Synergiemodell zur Patientenversorgung der American Association of Critical-Care Nurses wird fürsorgliches Verhalten als eine der acht Kompetenzen, über die Pflegende verfügen müssen, beschrieben. Um gerade im Umgang mit akut kranken Patienten fürsorgliches Verhalten demonstrieren zu können, ist ein bestimmter Kompetenzgrad erforderlich. Pflegende müssen ihre Kenntnisse und Kompetenzen erweitern, um ihre Fähigkeit zu einer fürsorglichen Patientenversorgung und -betreuung zu professionalisieren. Der Pflegeberuf ist direkt und eng mit dem Bedürfnis anderer nach Fürsorge und Zuwendung verbunden. Deshalb sind Fürsorge und Zuwendung eine Reaktion auf das Bedürfnis anderer.

12.9 Literatur

American Association of Critical-Care Nurses. (2015a). Scope of practice in acute and critical care nursing. In *AACN scope and standards for acute and critical care nursing practice.* Retrieved from http://

www.aacn.org/wd/practice/docs/scope-and-standards-acute-critical-care-2015.pdf

American Association of Critical-Care Nurses. (2015b). Glossary. In *AACN scope and standards for acute and critical care nursing practice* (p. 28). Retrieved from http://www.aacn.org/wd/practice/docs/scope-and-standards-acute-critical-care-2015.pdf

American Association of Critical-Care Nurses. (2004). *Final report of a comprehensive study of critical care nursing practice.* Aliso Viejo, CA: AACN Certification Corporation.

Anthony, K., Wiencek, C., Bauer, C., Daly, B. & Anthony, M. K. (2010). No interruptions please: Impact of a No Interruptions Zone on medication safety in intensive care units. *Critical Care Nurse, 30*(3), 21–29. https://doi.org/10.4037/ccn2010473

Broome, C. & Tilbury, M. (2007). Magnet status: A journey, not a destination. *Journal of Nursing Care Quality, 22*(2), 113–118. https://doi.org/10.1097/01.NCQ.0000263099.21558.ec

Burfitt, S. N., Greiner, D. S., Miers, L. J., Kinney, M. R. & Branyon, M. E. (1993). Professional nurse caring as perceived by critically ill patients: A phenomenological study. *American Journal of Critical Care, 2*(6), 489–499. https://doi.org/10.4037/ajcc1993.2.6.489

Hoover, J. (2002). The personal and professional impact of undertaking an educational module on human caring. *Journal of Advanced Nursing, 37*(1), 79–86. https://doi.org/10.1046/j.1365-2648.2002.02051.x

Kerley, K. & Lee, M. (2014). *Transforming synergy care delivery model into an effective nursing shift report tool.* Poster presentation. Indiana University-Purdue University Indianapolis Research day, Indianapolis, IN.

Lakanmaa, R. L., Suominen, T., Perttila, J., Puukka, P. & Leino-Kilpi, H. (2012). Competence requirements in intensive and critical care nursing—Still in need of definition? A Delphi study. *Intensive and Critical Care Nursing, 28*(6), 329–336. https://doi.org/10.1016/j.iccn.2012.03.002

Mason, V., Leslie, G., Clark, L., Lyons, P., Walke, E., Butler, C.,... Griffin, M. (2014). Compassion fatigue, moral distress, and work engagement in surgical intensive care unit trauma nurses: A pilot study. *Dimensions of Critical Care Nursing, 33*(4), 215–225. https://doi.org/10.1097/DCC.0000000000000056

Mayeroff, M. (1971). Caring as helping the other grow. In M. Mayeroff (Ed.), *On Caring* (pp. 7–9). New York, NY: Barnes & Noble Books.

Nantz, S. & Hines, A. (2015). Trauma patients' family members' perceptions of nurses' caring behaviors. *Journal of Trauma Nursing, 22*(5), 249–254. https://doi.org/10.1097/JTN.0000000000000149

Olausson, S., Ekebergh, M. & Osterberg, S. (2014). Nurses' lived experiences of intensive care unit bed spaces as a place of care: A phenomenological study. *British Association of Critical Care Nurses, 19*(3), 126–134. https://doi.org/10.1111/nicc.12082

Patterson, G. & Zderad, L. T. (1976). Humanistic Nursing practice theory. In G. Patterson & L. T. Zderad (Eds.), *Humanistic nursing* (pp. 4–11). New York, NY: John Wiley & Sons.

Pott, F., Stahlhoefer, T., Felix, J. & Meier, M. (2013). Comfort and communication measures in nursing caring actions for critically ill patients. *Revista Brasileira de Enfermagem, 66*(2), 174–179.

Roach, M. S. (1992). Attributes of professional caring. In M. S. Roach (Ed.), *The human act of caring: A blueprint for the health professions,* (Rev. ed., p. 61). Ottawa, Canada: Canadian Hospital Association Press.

Sitzman, K. & Watson, J. (2014). Entering the stream: Understanding and living out Jean Watson's work. In K. Sitzman & J. Watson (Eds.), *Caring science, mindful practice: Implementing Watson's Human Caring Theory* (pp. 31–40). New York, NY: Springer Publishing Company.

Swickard, S., Swickard, W., Reimer, A., Lindell, D. & Winkelman, C. (2014). Adaptation of the AACN Synergy Model for Patient Care to critical care transport. *Critical Care Nurse, 34*(1), 16–29. https://doi.org/10.4037/ccn2014573

Watson, J. (2015). Caring science defined. *Watson Caring Science Institute.* Retrieved from http://watsoncaringscience.org/about-us/caring-science-definitions-processes-theory/

Watson, J. (2001). Jean Watson Theory of Human Caring. In M. Parker (Ed.), *Nursing theories and nursing practice* (pp. 343–354). Philadelphia, PA: F. A. Davis.

Watson, J. & Brewer, B. (2015). Caring science research: Criteria, evidence and measurement. *Journal of Nursing Administration, 45*(5), 235–236. https://doi.org/10.1097/NNA.0000000000000190

13
Zusammenarbeit

Donna Lake und Roberta Kaplow

Das US-amerikanische Gesundheitssystem hat sich in den letzten Jahren stark verändert. Ursache hierfür ist zum Teil die Einführung des Patient Protection and Affordable Care Act, eines Bundesgesetzes, das in der Regierungszeit von Barack Obama beschlossen wurde und deshalb häufig als Obamacare bezeichnet wird. Damit verbunden ist ein weitreichender Einfluss des Pflegeberufes, weil dieser eine qualitativ gute, patientenzentrierte, leicht zugängliche und finanziell erschwingliche Patientenversorgung ermöglicht. Das Institute of Medicine (IOM) veröffentlichte 2010 den Bericht *The Future of Nursing: Leading Change, Advancing Health* (zu Deutsch etwa: „Die Zukunft der Pflege: Veränderung herbeiführen und Gesundheit fördern"), der eine Reihe von Empfehlungen zu den Aufgaben, die Pflegende in der neuen Gesundheitslandschaft übernehmen können, enthielt. Diese Aufgaben umfassen die Herbeiführung von Veränderungen in der Gesundheitsversorgung, die Modernisierung der Pflegepraxis, die Ausschöpfung der Fähigkeiten von Pflegenden entsprechend ihrer beruflichen Qualifikation sowie die Ausdehnung der interprofessionellen Praxiskompetenzen, um die Zusammenarbeit in den Gesundheitsteams zu fördern (IOM, 2011).

Der 2015 veröffentlichte Bericht der National Academies of Science, Engineering, and Medicine, *Assessing Progress on the Institute of Medicine Report. The Future of Nursing* (Altman, Butler & Shern, 2015) enthielt folgende entscheidende Empfehlungen, auf die sich dieses Kapitel zur Zusammenarbeit stützt: Geben Sie Pflegenden mehr Möglichkeiten, sich für die Verbesserung der Zusammenarbeit einzusetzen und sie zu fördern, bereiten Sie Pflegende darauf vor und ermöglichen Sie ihnen, Veränderungen zur Förderung von Gesundheit herbeizuführen.

Die rasante technische Entwicklung in der medizinischen Versorgung (z. B. die Einführung der elektronischen Patientenakte) und die sich schnell wandelnden Gesundheitsversorgungssysteme und Aufgaben von Pflegenden haben dramatische Auswirkungen. Pflegende sind Vertreter dieser Entwicklungen, die die heutige und die zukünftige Gesundheitsversorgung verändern. Bei der Neugestaltung von Gesundheitssystemen führen Pflegende klinische und prozessassoziierte Neuerungen in allen klinischen Bereichen herbei. Diese umfassen die Praxis in der Akutversorgung, die Koordination der Versorgung und die Primärversorgung. Beispiele dafür sind die US-amerikanischen Patient-Centered Medical Homes, interdisziplinäre Einrichtungen zur Verbesserung der Primärversorgung der Bevölkerung, und die Accountable Care Organizations, ein Zusammenschluss von Hausärzten und anderen Leistungserbringern, die sich das finanzielle Risiko und die Verantwortung für den Gesundheitszustand einer definierten Population teilen.

Ebenso wie der Wechsel vom Prinzip des Entgelts für eine noch zu erbringende Dienstleistung zum Bezahlen für Werte, der von den Centers for Medicare and Medicaid Services

(US-amerikanische Bundesbehörde zur Überwachung der Gesundheitsprogramme) vollzogen wurde, zu besseren Gesundheitsergebnissen der Bevölkerung geführt hat, werden alle Beschäftigten in Gesundheitsberufen sowie Krankenhäuser und Langzeiteinrichtungen lernen müssen, wie der Transfer von Patienten von einer Versorgungsstation zur nächsten innerhalb von interprofessionellen Teams besser koordiniert werden kann. Dafür werden Pflegende, die innerhalb von Gesundheitsteams arbeiten, Fähigkeiten zur Zusammenarbeit benötigen.

13.1 Definition

Gemäß Synergiemodell ist Zusammenarbeit die Arbeit mit anderen (z.B. mit Patienten, Angehörigen, anderen an der Gesundheitsversorgung Beteiligten) in einer Form, die den Beitrag aller zum Erreichen optimaler/realistischer Ziele für Patienten/Angehörige fördert und würdigt. Sie umfasst die intra- und interdisziplinäre Zusammenarbeit mit Kollegen und Organisationen. Ein Teammitglied mit Kompetenzgrad 1 bespricht Fragen zur Patientenversorgung und ist offen für Beiträge von anderen Mitgliedern des multidisziplinären Teams. Ein Teammitglied mit Kompetenzgrad 3 berücksichtigt Empfehlungen und Standpunkte von anderen Mitgliedern des multidisziplinären Teams und ermutigt andere zu Beiträgen. Ein Teammitglied mit Kompetenzgrad 5 ermöglicht Beiträge von anderen zu Fragen der Patientenversorgung und forscht in verschiedenen Quellen, um die Ergebnisse der Patienten zu verbessern (American Association of Critical-Care Nurses, 2015). In der Fachliteratur wird Zusammenarbeit außerdem definiert als das, was eintritt, „wenn professionell Tätige gemeinsam arbeiten, um Patienten zu versorgen" (Van de Cappelle, Hui & Yan, 2012, S. 33). Merkmale von Zusammenarbeit sind eine gemeinsame Entscheidungsfindung, eine offene und kompetente Kommunikation, Kooperation, Bereitschaft zum Zuhören und zur Akzeptanz der Meinungen und Beiträge anderer, Bereitschaft zur Aufnahme neuer Informationen und die Fähigkeit, selbstständig zu arbeiten. Außerdem bedeutet Zusammenarbeit, keine Angst davor zu haben, Fragen zu stellen, wenn etwas nicht verstanden wurde, Teamplayer zu sein, klinische Expertise zu haben sowie eine auf Vertrauen, Mitgefühl und Respekt basierende Beziehung und die Bereitschaft zum Austausch von Wissen (Kleinpell, ohne Jahresangabe; Van de Cappelle et al., 2012). Des Weiteren bedeutet Zusammenarbeit von Beschäftigten im Gesundheitswesen, sich ergänzende Aufgaben zu übernehmen als partnerschaftlich Kooperierende, die Verantwortung teilen, um Probleme zu lösen und Entscheidungen zur Entwicklung und Umsetzung von Plänen zur Patientenversorgung zu treffen (O'Daniel & Rosenstein, 2008).

13.2 Zusammenarbeit auf Intensivstationen

Patienten auf einer Intensivstation haben oftmals komplexe Probleme, die mehrere Organsysteme betreffen. Die hohe Komplexität wird durch das dynamische und belastende intensivmedizinische Umfeld noch verstärkt. Vor etwa zwanzig Jahren hat man erkannt, dass die Arbeit im Team für eine qualitativ optimale Versorgung auf Intensivstationen unerlässlich ist (Despins, 2009). Mitglieder des multidisziplinären Teams sind Pflegefachpersonen, Ärzte, Apotheker, Atemtherapeuten, Ernährungsberater, Physiotherapeuten, Ergotherapeuten, Sozialarbeiter und andere kompetente Fachkräfte (Despins, 2009). Die Zusammenarbeit dieser Teammitglieder ist für eine optimale Versorgung von akut und kritisch kranken Patienten und für das Erreichen der Versorgungsergebnisse essenziell (Kleinpell, ohne Jahresangabe).

Es ist bekannt, dass schlechte Kommunikation und mangelnde Zusammenarbeit der

Mitglieder des multidisziplinären Teams bei kritisch kranken Patienten, die diesem belastenden Umfeld ausgesetzt sind, Schaden verursacht (z.B. erhöhte Fehlerquote) (Despins, 2009). In der Tat deuten Studiendaten darauf hin, dass eine gute Zusammenarbeit in einem multidisziplinären Team auf Intensivstationen mit besseren Patientenergebnissen und mit der Entwicklung von Programmen zur Qualitätsverbesserung verbunden ist (Reeves et al., 2013; Rose, 2011; Van de Cappelle et al., 2012). Die Daten verweisen darauf, dass interdisziplinäre Zusammenarbeit die Morbidität und Mortalität senkt (Van de Cappelle et al., 2012), die Zahl der nosokomialen Infektionen verringert (Boev & Xia, 2015; Der, 2009; Jain, Miller, Belt, King & Berwick, 2006), die Zeit der Entwöhnung von der maschinellen Beatmung verkürzt (Henneman, Dracup, Ganz, Molayeme & Cooper, 2001), die Verweildauer von Sepsispatienten auf Intensivstationen verkürzt (Carrington & Barnes, 2015), die Rate erneuter Verlegungen von Patienten von der Allgemein- auf die Intensivstation erhöht (Der, 2009), die Gesundheitskosten senkt (Carrington & Barnes, 2015; Jain et al., 2006; Van de Cappelle et al., 2012) und die berufliche Zufriedenheit in multidisziplinären Teams verbessert (Van de Cappelle et al., 2012). Aufgrund ihrer positiven Beziehung zu den Patientenergebnissen wird die Zusammenarbeit in multidisziplinären Teams von der Joint Commission, der American Association of Critical-Care Nurses, der Society for Critical Care Medicine und den National Institutes of Health als unerlässlich für die Patientenversorgung auf Intensivstationen erachtet (Kleinpell, ohne Jahresangabe).

13.3 Kriterien effektiver Zusammenarbeit

Damit interdisziplinäre Zusammenarbeit effektiv ist, müssen eine Reihe von Kriterien erfüllt werden. Dazu zählen der gegenseitige Respekt aller Mitglieder des multidisziplinären Teams, die Aufteilung von Befugnissen, sich ergänzende und symbiotische Aufgaben, gemeinsame Ziele und Partnerschaften, das Kennen der Teammitglieder, das Erkennen von Barrieren, Vermittlung, gemeinsame Entscheidungsprozesse, psychologische Sicherheit und eine partnerschaftliche Kommunikation (Despins, 2009; Rose, 2011). Partnerschaftliche Kommunikation bedeutet, dass sich zwei oder mehrere Mitglieder des multidisziplinären Teams klar und präzise über etwas austauschen, sodass diejenigen, die zuhören, Informationen, Feedback oder beides erhalten. Psychologische Sicherheit ist die Überzeugung, ohne Angst vor negativen Reaktionen wie Demütigung, Spott oder Bestrafung durch andere Teammitglieder zu einer Diskussion beitragen zu können (Despins, 2009).

13.4 Barrieren effektiver Zusammenarbeit

Trotz der Erkenntnis, dass multidisziplinäre Zusammenarbeit für die Verbesserung der Patientenergebnisse unerlässlich ist, gibt es Barrieren, die effektive Zusammenarbeit behindern. Negatives Verhalten von Mitgliedern des multidisziplinären Teams kann die Patientenversorgung beeinträchtigen. In einer Studie wurde über die fehlende Bereitschaft berichtet, Fragen von Pflegenden zu getroffenen Entscheidungen zu beantworten (Kydona, Malamis, Giasnetsova, Tsiora & Gritsi-Gerogianni, 2010). Konflikte unter den Teammitgliedern, unterschiedliche Verantwortungsebenen und sich überschneidende Kompetenzen können zu Verwirrung darüber führen, wer wie zur Patientenversorgung beiträgt. Unterschiedliche Standpunkte hinsichtlich der Bedürfnisse von Patienten können effektive Zusammenarbeit ebenfalls behindern (Van de Cappelle et al., 2012).

13.5 Gelegenheiten zur multidisziplinären Zusammenarbeit auf Intensivstationen

Mitglieder eines Teams auf Intensivstationen haben häufig Gelegenheit zur Zusammenarbeit. An erster Stelle ist hier die multidisziplinäre Besprechung (Visite) von Patienten zu nennen. Dabei können alle Teammitglieder direkt und zeitnah Informationen austauschen. Während dieser Besprechungen kann das Team sicherstellen, dass alle Aspekte der Patientenversorgung angesprochen werden (Der, 2009; Kleinpell, ohne Jahresangabe). Andere Gelegenheiten bieten sich bei der Patientenversorgung am Krankenbett, bei Aktivitäten zur Verbesserung der Qualität, im Notfallteam, in Fallkonferenzen und Vorträgen sowie bei Forschungs- und Gemeinschaftsprojekten (Kleinpell, ohne Jahresangabe).

13.6 Verbesserung der Patientenversorgung

Die zunehmende Komplexität der Gesundheitsversorgung ist eine Herausforderung für Teamforschungsprojekte, die partnerschaftliche und oftmals fachgebietsübergreifende (also multi-, inter- und transdisziplinäre) Ansätze zur Beantwortung von Fragen zu bestimmten Phänomenen fördern sollen (Bennott, Gadlin & Levine-Finley, 2010). Das neu entstandene Gebiet der Teamforschung bringt multidisziplinäre Teams zusammen, um die Zusammenarbeit und Kreativität zu verbessern (Hall, Feng, Moser, Stokols & Taylor, 2008). Da sich aufgrund des Patient Protection and Affordable Care Act (Obamacare) die Bezahlsysteme in den USA geändert haben und mehr Aktivitäten zur Qualitätsverbesserung stattfinden, sind partnerschaftlich arbeitende Teams von höchster Bedeutung.

In wichtigen Abhandlungen der letzten dreißig Jahre und auch in aktuellen Studien werden signifikante Änderungen im Gesundheitssystem gefordert, die Verbesserungen im Bereich Patientensicherheit, Erfahrungen von Patienten mit der Gesundheitsversorgung, Gesundheitszustand der Bevölkerung und Gesundheit spezifischer Personengruppen (Community Health) bei gleichzeitiger Verringerung der Gesundheitskosten pro Kopf betreffen (Stiefel & Nolan, 2012). Das Institute for Healthcare Improvement entwickelte den organisatorischen Leitfaden Triple Aim, der das Gesundheitssystem bei der Verbesserung seiner Leistungen unterstützen soll. Auch er umfasst die drei Schwerpunktbereiche Verbesserung der Erfahrungen von Patienten mit der Gesundheitsversorgung (Qualität und Zufriedenheit), Verbesserung der Gesundheit der Bevölkerung und Verringerung der Gesundheitskosten pro Kopf.

Die National Quality Strategy beschreibt Methoden, die öffentliche und private Gesundheitsorganisationen anwenden können, um das Gesundheitssystem insbesondere in Bezug auf hohe Kosten und schlechte Behandlungsergebnisse zu verbessern. Das US-amerikanische Gesundheitssystem ist das teuerste weltweit. Der Anteil der Ausgaben am Bruttoinlandsprodukt lag 2011 bei 17%, wobei Schätzungen davon ausgehen, dass er bis 2020 auf fast 20 % ansteigen wird (CMS, 2011). Zudem werden in Berichten wie *Crossing the Quality Chasm: A New Health System for the 21st Century* (2001 vom Institute of Medicine [IOM] veröffentlicht) die Verbesserung der Qualität und die Patientensicherheit als oberste Prioritäten der US-amerikanischen Gesundheitsversorgung herausgestellt. Noch überzeugender ist die Angabe des IOM, dass 1984 jährlich etwa 98.000 US-Amerikaner an medizinischen Fehlern starben und dass heute krankenhausbedingte Patientenschäden mit 210.000 bis über 400.000 Todesfällen pro Jahr verbunden sind (IOM, 1999; James, 2013). Die Daten zu Patientenschäden haben Beschäftigte im Gesundheitswesen dazu veranlasst, dieses Problem ernster zu nehmen. Studiendaten zeigen die zwingende Notwendigkeit fachlicher Kompetenzen in folgenden Bereichen: interprofessionelle Praxis, Teamaufbau (Teammitglieder/Teamleitung), Theorien des Wandels (Theory of Change) und des sozialen Lernens sowie Prinzipien und Instrumente zur Qualitätsverbesserung.

Im Bericht des IOM (1999) *To Err Is Human: Building a Safer Health System* heißt es, dass 60 % der schwerwiegenden Ereignisse, die der Joint Commission gemeldet wurden, auf eine schlechte Kommunikation zwischen den einzelnen Versorgungsteams zurückzuführen waren. Der Bericht führte zu einer Reihe von Maßnahmen, um das Problem der schlechten Kommunikation in US-amerikanischen Krankenhäusern mit daraus resultierenden Patientenfehlern zu beseitigen. Die Arbeit in einem effektiven Team ist ein wichtiger Schritt dahin, die Kommunikation zwischen den verschiedenen Berufsgruppen innerhalb des komplexen Gesundheitssystems zu verbessern.

Auch wenn im US-amerikanischen Gesundheitssystem Kommunikation über elektronische Patientenakten stattfindet und standardisierte Kommunikationsmethoden eingeführt wurden, bleibt doch ein großer Teil dessen, wie Informationen über Patienten ausgetauscht werden, mündlich (Tjia et al., 2010). Kommunikation über Patienten erfolgt viele Male pro Tag und ist für ein effektives Management von Gesundheitszielen unerlässlich. Jedoch finden Schulungen in Kommunikationsfähigkeiten erst jetzt häufiger statt, wobei der Fokus derzeit auf hocheffektiver Teamarbeit liegt. Wissenschaftler haben die Bedeutung der Kommunikation für die Verringerung von Patientenfehlern erkannt, weshalb sie heute verschiedene Interventionen zur Verbesserung von Kommunikation und Zusammenarbeit untersuchen. Die meisten dieser Interventionen können einem von vier Bereichen zugeordnet werden: 1) Lokalisierung des involvierten Personals, 2) Formulare und Checklisten, 3) Schulungen in Teamarbeit und 4) interdisziplinäre Besprechungen (O'Leary et al., 2010). Basierend auf dem Whitepaper *Collaborative Healthcare Leadership: A Six-Part Model for Adapting and Thriving during a Time of Transformative Change* des Center for Creative Leadership besteht daher „die Notwendigkeit einer schnellen Erneuerung und Anpassung an Veränderung, was eine gemeinsame unabhängige Kultur und Lösungen erfordert, die alle Funktionen, Regionen und Professionen betreffen" (Browning, Torain & Patterson, 2011, S. 3). Auf dieser Grundlage muss sich das individuelle Expertenmodell im heutigen Gesundheitssystem in ein generelles Modell verwandeln, das für alle Disziplinen, Generationen, Professionen und Gruppen gilt – eine stärker teambasierte Partnerschaft, die zu einer effizienten, zeitnahen, hochqualitativen und auf Mitgefühl basierenden patientenzentrierten Versorgung in allen Gesundheitsbereichen führt.

13.7 Interprofessionelle Zusammenarbeit

Leistungsfähige Teams, die in medizinischen Einrichtungen erfolgreich zusammenarbeiten, gelten weithin als wichtiges Element einer qualitativ optimalen Patientenversorgung. Im Gesundheitssystem gibt es zahlreiche Schnittstellen, die Übergaben von Patienten an viele verschiedene Personen unterschiedlicher Berufsgruppen erfordern. So kann beispielsweise ein Patient, der nach einer Cholezystektomie zwei Tage im Krankenhaus verbleibt, mit dreißig verschiedenen Personen wie Ärzten, Pflegenden, Röntgen-, Labor-, OP- und Transportpersonal interagieren – um nur einige zu nennen. Hier ist Teamfähigkeit essenziell. Teams, die innerhalb der Gesundheitsversorgung partnerschaftlich zusammenarbeiten, erfordern interdisziplinäres Engagement, das in den Begriff der interprofessionellen Praxis übersetzt wird, „wenn viele im Gesundheitswesen Beschäftigte mit unterschiedlichem beruflichem Hintergrund mit Patienten, Angehörigen, Betreuungspersonen und Organisationen zusammenarbeiten, um eine qualitativ optimale Versorgung zu gewährleisten. Sie erlaubt den im Gesundheitswesen Beschäftigten, alle Personen einzubinden, deren Kompetenzen helfen können, lokale Gesundheitsziele zu erreichen“ (World Health Organization, 2010, S. 7). Auf Patienten- und Systemebene übernehmen diese Personen ergänzende Aufgaben und arbeiten partnerschaftlich zusammen, teilen Verantwortung zur Lösung von Problemen und treffen Entscheidungen, um Versorgungspläne umzusetzen. Zur Gewährleistung einer qualitativ optimalen, sicheren Versorgung sind partnerschaftliche „Kompetenzen solche, die in allen Berufen benötigt werden, um mit anderen zusammenzuarbeiten; beispielhaft hierfür ist die Zusammenarbeit mit anderen Fachgebieten innerhalb eines Berufes, zwischen Berufen, mit Patienten und Angehörigen, mit Nicht-Professionellen und ehrenamtlich Tätigen, innerhalb und zwischen Organisationen, innerhalb von Gemeinschaften und auf einer breiteren politischen Ebene“ (Interprofessional Education Collaborative Expert Panel, 2011, S. 3).

13.8 Interprofessionelle Zusammenarbeit in der Pflege

Entscheidender Wendepunkt in der Gesundheitsversorgung der letzten zehn Jahre war die Veröffentlichung von *Health Professions Education: A Bridge to Quality. Institute of Medicine (US) Committee on the Health Professions Education Summit* mit dem Artikel „Core Competencies Needed for Healthcare Professionals.“ Diesen Kernkompetenzen immanent ist die Notwendigkeit, in interdisziplinären Teams zusammenzuarbeiten (d.h. als Team zu kooperieren, zu kommunizieren und alle zu integrieren, um sicherzustellen, dass die Patientenversorgung kontinuierlich und zuverlässig ist) (Greiner & Knebel, 2003). Beschäftigte im Gesundheitswesen auf die Übernahme dieser Aufgaben vorzubereiten, ist eine gemeinsame Vision aller Berufe, deren Fokus in erster Linie darauf liegt, die Bedürfnisse von Patienten gemäß dem Bericht *Crossing the Quality Chasm: A New Health System for the 21st Century* zu erfüllen (Institute of Medicine, 2001). Das Komitee des Institute of Medicine empfahl Folgendes als alles umspannende Vision für sämtliche Programme und Institutionen, die an der Ausbildung von medizinischem Personal beteiligt sind: Alle Beschäftigten in Gesundheitsberufen sollten ausgebildet sein, als Mitglieder eines interprofessionellen Teams eine patientenzentrierte Versorgung bereitzustellen und den Schwerpunkt auf eine evidenzbasierte Praxis, auf Methoden zur Qualitätsverbesserung und auf gute Informationssysteme legen. Mit dem Ziel der Schaffung interdisziplinärer Teams im Hinterkopf entwickelte die Weltgesundheitsorganisation eine Definition für interprofessionelle Ausbildung (WHO, 2010) und partnerschaftliche Zusammenarbeit. Diese wird sowohl national als auch international häufig verwendet:

Interprofessionelle Ausbildung findet dann statt, wenn Studierende aus zwei oder mehr Berufen übereinander, voneinander und miteinander lernen, um eine effektive Zusammenarbeit zu ermöglichen und Gesundheitsergebnisse zu verbessern. Sobald Studierende verstehen, wie sie interprofessionell zusammenarbeiten können, sind sie bereit, den Arbeitsplatz als Mitglied eines partnerschaftlichen Teams zu betreten. Dies ist ein entscheidender Schritt dahin, Gesundheitssysteme von der Fragmentierung zu einer Position der Stärke zu führen. (WHO, 2010, S. 10)

All diese Initiativen waren der Anstoß für eine nationale Bewegung in den USA. Im Jahr 2009 schlossen sich sechs US-amerikanische Verbände von Schulen für Gesundheitsberufe zusammen und bildeten eine Partnerschaft zur Förderung von Maßnahmen, die wichtige interprofessionelle Lernerfahrungen ermöglichen, um zukünftige Beschäftigte in Gesundheitsberufen auf eine gute teambasierte Patientenversorgung und bessere Gesundheitsergebnisse der Bevölkerung vorzubereiten.

Die Interprofessional Education Collaborative (IPEC) ist ein Zusammenschluss von Organisationen, die die Hochschulausbildung in allopathischer und osteopathischer Medizin, Zahnmedizin, Pflege, Pharmazie und öffentlicher Gesundheit vertreten. Sie entwickelte Kernkompetenzen für interprofessionelle Zusammenarbeit, an denen sich die Lehrpläne in Schulen für Gesundheitsberufe orientieren sollen. Ein erster Bericht, *Core Competencies for Interprofessional Collaborative Practice*, wurde von einer Expertengruppe aus sechs Organisationen verfasst (American Association of Colleges of Nursing, American Association of Colleges of Osteopathic Medicine, American Association of Colleges of Pharmacy, American Dental Education Association, Association of American Medical Colleges, Association of Schools of Public Health). Gemäß der Definition der WHO (2010) umfasst die interprofessionelle Ausbildung gemeinsames Lernen von Studierenden zweier oder mehrerer Gesundheitsberufe (**Kasten 13-1**). (Daten des Interprofessional Education Collaborative Expert Panel [2011]. Core competencies for interprofessional collaborative practice: Report of an expert panel. Washington, DC: Interprofessional Education Collaborative.). Die Kernkompetenzen basieren auf den drei Arten professioneller Kompetenzen von Barr (1998) (**Abb. 13-1**).

Zur Organisation interprofessioneller Zusammenarbeit sind Fähigkeiten einer effektiven Kommunikation mit verschiedenen Fachbereichen der Gesundheitsversorgung und mit nicht-medizinischen Institutionen erforderlich. Daher einigte sich die Expertengruppe, die den Bericht über Kernkompetenzen für interprofessionelle Zusammenarbeit verfasst hat, auf die Kompetenzbereiche interprofessioneller Zusammenarbeit (**Kasten 13-2**; übernommen aus Interprofessional Education Collaborative Expert Panel [2011]. Core competencies for interprofessional collaborative practice: Report of an expert panel. Washington, DC: Interprofessional Education Collaborative.).

Kasten 13-1: Interprofessionelle Ausbildung und Kompetenzen interprofessioneller Zusammenarbeit

1. (Werte/Ethik für interprofessionelle Praxis): Arbeiten Sie mit Menschen anderer Professionen zusammen, um ein Klima gegenseitigen Respekts und gemeinsamer Werte zu bewahren.
2. (Rollen/Verantwortungsbereiche): Nutzen Sie die Kenntnis der eigenen Rolle und der Rollen anderer Professionen, um die Gesundheitsbedürfnisse der Patienten und Patientengruppen adäquat zu beurteilen und zu behandeln.
3. (Interprofessionelle Kommunikation): Kommunizieren Sie mit Patienten, Angehörigen, Organisationen und anderen Beschäftigten im Gesundheitswesen in einer Form, die Aufmerksamkeit und Verantwortung widerspiegelt und einen Teamansatz zur Bewahrung von Gesundheit und zur Behandlung von Krankheit unterstützt.
4. (Teams und Teamarbeit): Nutzen Sie beziehungsbildende Werte und die Prinzipien der Teamdynamik, um in verschiedenen Teamrollen effektiv zu handeln und eine sichere, zeitnahe, effiziente, effektive und gerechte patienten-/populationszentrierte Versorgung zu planen und bereitzustellen.

(Daten des Interprofessional Education Collaborative Expert Panel. [2011]. Core competencies for interprofessional collaborative practice: Report of an expert panel. Washington, DC: Interprofessional Education Collaborative.)

Gemeinsam Verantwortung zu tragen, die Versorgung zu planen und Entscheidungen zu treffen, sind die verschiedenen Merkmale partnerschaftlicher Teamarbeit zur Verbesserung der Patientenversorgung. Teambildung ist ent-

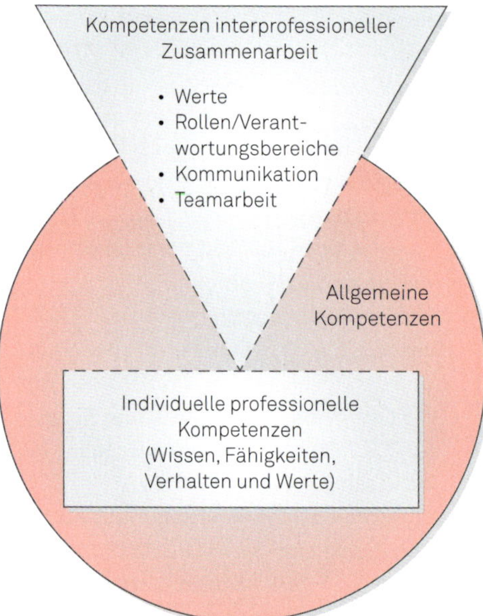

Abbildung 13-1: Die drei Arten professioneller Kompetenzen nach Barr (Daten des Interprofessional Education Collaborative Expert Panel. (2011). Core competencies for interprofessional collaborative practice: Report of an expert panel. Washington, DC: Interprofessional Education Collaborative. Illustration von James Perron)

Kasten 13-2: Kompetenzbereiche interprofessioneller Zusammenarbeit

Kompetenzbereich 1:
Werte/Ethik für interprofessionelle Praxis
Kompetenzbereich 2:
Rollen/Verantwortungsbereiche
Kompetenzbereich 3:
Interprofessionelle Kommunikation
Kompetenzbereich 4:
Teams und Teamarbeit

(Daten des Interprofessional Education Collaborative Expert Panel. [2011]. Core competencies for interprofessional collaborative practice: Report of an expert panel. Washington, DC: Interprofessional Education Collaborative.)

scheidend für die Nutzung von Instrumenten zur Qualitätsverbesserung und für die Entwicklung von Projekten, welche zu besseren Gesundheitsergebnissen der Patienten und der Gesellschaft führen können.

13.9 Kommunikation

Die Komplexität der Gesundheitsversorgung macht Kommunikation besonders schwierig. Diese Schwierigkeiten können durch häufig wechselndes Pflegepersonal (aufgrund von Schichtwechseln), durch wechselnde Ärzte, Patientenverlegungen oder sich ständig ändernde Personalpläne bedingt sein, und sie alle können Teamarbeit erschweren. Letztlich können wechselndes Personal und unterschiedliche Kommunikationsstile den Zusammenhalt und die Funktionsfähigkeit des Teams beeinträchtigen. Wissenschaftlichen Studien zufolge begünstigt Teamarbeit die Qualität der Versorgung, erhöht die Zufriedenheit der Mitarbeiter und senkt Kosten (Valentine, Nembhard & Edmondson, 2012). Jedoch müssen Beschäftigte im Gesundheitswesen selbst in Erfahrung bringen, wie gut ihre Fähigkeiten im Bereich Kommunikation, Teambildung und Teamentwicklung sind – insbesondere bei Aktivitäten zur Verbesserung der Qualität. Gerade die Kommunikationsfähigkeiten sind es, die Beschäftigte auf die Zusammenarbeit mit anderen vorbereiten.

Effektive interprofessionelle Zusammenarbeit beginnt dann, wenn wir unsere Bereitschaft zur Zusammenarbeit kommunizieren (IPEC, 2011). Die Fachliteratur zu Patientensicherheit belegt schon lange, dass fehlende Kommunikation zu Situationen führt, in denen medizinische Fehler auftreten. Das Webster's Dictionary definiert Kommunikation als das Vermitteln oder Austauschen von Gedanken, Meinungen oder Informationen durch Sprache, Schrift oder Zeichen. Kommunikation findet nicht nur verbal statt. Mehrere Studien haben gezeigt, dass bis zu 93% der Kommunikation durch Körpersprache, Verhalten und Ton bestimmt werden und nur der Rest durch Worte (Beattie, 2004). Aus diesem Grund beeinflusst die Art der Kommunikation – wie wir andere anschauen, wie wir stehen und sprechen – die Bedeutung und ist so wichtig wie die Worte.

Die heutige schnell getaktete Kommunikation mittels E-Mails und Textnachrichten kann auch zu Fehlkommunikation führen. Um die Kommunikationsfähigkeiten zu verbessern, ist die wiederholte Vermittlung dieser spezifischen Kompetenzen ein zentraler Schwerpunkt bereits in der Ausbildung und auch danach, denn sie sind entscheidend für die Gewährleistung einer sicheren Gesundheitsversorgung.

Insbesondere in der Pflegeausbildung und in universitären Einrichtungen für Gesundheitsberufe liegt der Fokus auf Kommunikations- und Teamfähigkeiten. Beispielsweise werden in den USA Absolventen der Pflegeausbildung mit einem Masterabschluss auf unterschiedliche Rollen und Bereiche in der Praxis vorbereitet und auf neue und innovative Aufgaben, die aus der Gesundheitsreform und aus den Veränderungen in einem sich wandelnden Gesundheitssystem hervorgehen.

13.10 Kernkompetenzen interprofessioneller Zusammenarbeit

Die Master's Essentials (2011) sind ein Leitfaden der American Association of Critical-Care Nurses zur aktuellen und zukünftigen Pflegepraxis auf Masterebene. *Essential VII: Interprofessional Collaboration for Improving Patient and Population Health Outcomes* setzt den Schwerpunkt auf Kooperation, Kommunikation und Zusammenarbeit aller Beschäftigten im Gesundheitswesen, um die Patientenversorgung in Teams zu integrieren und Kontinuität und Zuverlässigkeit zu gewährleisten. Interprofessionelle Zusammenarbeit ist entscheidend dafür, dass klinische Ziele der Prävention und Gesundheitsförderung erreicht werden, um die Gesundheitsergebnisse der Patienten und der Bevölkerung zu verbessern (Association for Prevention Teaching & Research, 2015). Interprofessionelle Praxis optimiert die Patientenversorgung und ist deshalb eine zentrale Komponente der Aus- und Weiterbildung in Gesundheitsberufen (American Association of Colleges of Nursing, 2011). In den *Core Competencies for Interprofessional Practice and Collaboration* (IPEC, 2010) wird hervorgehoben, wie wichtig Kommunikation für interprofessionelle Zusammenarbeit ist (**Kasten 13-3**; übernommen aus Interprofessional Education Collaborative Expert Panel [2011]. Core competencies for interprofessional collaborative practice: Report of an expert panel. Washington, DC: Interprofessional Education Collaborative.).

Kasten 13-3: Kommunikationskompetenzen

Allgemeine Aussage zu Kommunikationskompetenzen (KK)

Kommunizieren Sie mit Patienten, Angehörigen, Organisationen und anderen Beschäftigten im Gesundheitswesen in einer Form, die Aufmerksamkeit und Verantwortung widerspiegelt und einen Teamansatz zur Bewahrung von Gesundheit und zur Behandlung von Krankheit unterstützt.

Spezifische interprofessionelle Kommunikationskompetenzen

KK1: Nutzen Sie effektive Kommunikationsmittel und -techniken wie Informationssysteme und Kommunikationsinstrumente, um Diskussionen und Interaktionen zu erleichtern und die Teamfunktion zu verbessern.

KK2: Beschaffen Sie Informationen und geben Sie diese an Patienten, Angehörige und die Mitglieder des Gesundheitsteams in einer verständlichen Form weiter. Vermeiden Sie, wenn möglich, fachspezifische Termini.

KK3: Geben Sie Ihr Wissen und Ihren Standpunkt selbstbewusst, klar und in angemessener Form an die Teammitglieder weiter, die an der Patientenversorgung beteiligt sind. Nur so können Sie sicherstellen, dass die Informationen und Therapie- und Versorgungsentscheidungen verstanden wurden.
KK4: Hören Sie aktiv zu und ermutigen Sie andere Teammitglieder, ihre Gedanken und Meinungen zu äußern.
KK5: Geben Sie anderen zeitnah, einfühlsam und instruktiv ein Feedback zu ihren Leistungen im Team, und reagieren Sie als Teammitglied angemessen auf Feedback von anderen.
KK6: Verwenden Sie eine Sprache, die für die spezifische Situation (z.B. schwierige Umstände, wichtiges Gespräch, interprofessioneller Konflikt) angemessen ist.
KK7: Erkennen Sie, dass die Persönlichkeit jedes Einzelnen mit seinen Erfahrungen, seiner Expertise, Kultur und seiner Position innerhalb des Gesundheitsteams zu einer effektiven Kommunikation, zur Lösung von Konflikten und zu positiven interprofessionellen Arbeitsbeziehungen beiträgt (University of Toronto, 2008).
KK8: Betonen Sie immer wieder, wie wichtig Teamarbeit in einer patientenzentrierten und auf Gemeinschaft fokussierten Versorgung ist.
(Daten des Interprofessional Education Collaborative Expert Panel. [2011]. Core competencies for interprofessional collaborative practice: Report of an expert panel. Washington, DC: Interprofessional Education Collaborative.)

13.11 Effektive Teams

Unabhängig von den angewandten Strategien erfordert die Leitung eines auf Partnerschaft basierenden Teams mit dem Ziel der Qualitätsverbesserung ein ausgewogenes Verhältnis zwischen Coaching- und Leitungskompetenzen, emotionale Intelligenz, Teamfähigkeit und eine ausgeprägte Bereitschaft zum Zuhören. Die Dynamik in einem Team zu kennen, die Veränderungsprozesse zu verstehen und das Beste aus Menschen herauszuholen sind wichtige Punkte, die zu einer erfolgreichen Zusammenarbeit beitragen. Zusammenarbeit erfordert Vertrauen, Verständnis und die Fähigkeit zu einer klaren Kommunikation – insbesondere dann, wenn man im Team gemeinsam an etwas arbeitet.

13.12 Teamtools

Die wichtige und in den USA bekannte Teamschulungsplattform TeamSTEPPS® (Team Strategies and Tools to Enhance Performance and Patient Safety) ist eine systematische Methode, um Teamarbeit innerhalb einer Kultur der Patientensicherheit in die Praxis zu integrieren. TeamSTEPPS®, ein gemeinschaftliches Projekt des Department of Defense und der Agency for Healthcare Research and Quality, wurde entwickelt, um zu beurteilen, ob Gesundheitsdienstleister zu einem Veränderungsprojekt (Change-Projekt) mit dem Ziel der Qualitätsverbesserung bereit sind, und sie darauf vorzubereiten. TeamSTEPPS® vermittelt Kommunikationstechniken, Rollenmerkmale, Verantwortungsbereiche und Übungen zur Zusammenarbeit mit anderen, die für Mitarbeiter in Leitungspositionen hilfreich sind. Der Aufbau partnerschaftlicher Teams kann dadurch erleichtert werden, dass die Mitarbeiter lernen, wie man sich im Team verhält und effektiv kommuniziert. Diese Fähigkeiten können zur Verbesserung einer patientenzentrierten Versorgung, zu einer qualitativ optimierten Gesundheitsversorgung, zur Überprüfung von Änderungsstrategien, zu einer kontinuierlichen Überwachung der Leistungen und zu einer höheren Zufriedenheit der Pflegefachpersonen am Arbeitsplatz führen (AHRQ, 2013).

13.13 Fazit

Intensiv- und Wachstationen sind von einer Dynamik gekennzeichnet, die bei Patienten und ihren Angehörigen Stress verursachen kann. Da die Häufigkeit medizinischer Fehler und die damit verbundenen negativen Folgen gut belegt sind, ist es für Mitglieder des multidisziplinären Teams extrem wichtig, eng zusammenzuarbeiten. Dazu gehört, die Kenntnisse und Kompetenzen, die jedes Fachgebiet mit in das Team einbringt, anzuerkennen und diese bei der Entwicklung eines Versorgungsplans und bei der Optimierung der Patientenergebnisse zu berücksichtigen.

Fallstudie

Eine schwerkranke 19-jährige Patientin mit Kardiomyopathie aufgrund einer seltenen genetischen Stoffwechselerkrankung wurde von der kardiologischen Intensivstation auf die Wachstation verlegt. Die kardiale Auswurffraktion lag bei < 15 %; bekannt war zudem eine Niereninsuffizienz. Eine intravenöse Infusion mit Milrinon lief mit 0,25 µg/kg/min. Bei der Patientin, einer alleinerziehenden Mutter, war kurz nach der Geburt ihres Kindes eine schwere Herzinsuffizienz aufgrund einer postpartalen Kardiomyopathie (Stoffwechselerkrankung) diagnostiziert worden. Die Patientin konnte ihre Arme nicht heben, um zu essen, konnte nicht aufstehen, um zu gehen und konnte sich ohne Hilfe im Bett nicht drehen. Ziel für eine Verlegung auf die Allgemeinstation war, sie auf die Unterbringung in einer geeigneten Pflegeeinrichtung vorzubereiten (nach Entwöhnung von Milrinon i.v.) oder sie mit Milrinon i.v. unter ambulanter Betreuung nach Hause zu entlassen.

Die Patientin stellte das Pflegepersonal vor große Herausforderungen. Wie konnte sie sich um ihr Baby kümmern? Ihre geistigen Fähigkeiten entsprachen denen eines zehnjährigen Kindes (aufgrund der genetischen Erkrankung; zudem war es auf der Intensivstation mehrmals zu Kammerflimmern mit nachfolgendem Herzstillstand gekommen). Wie sollte sie sich selbst versorgen? Sie musste häufig kleine Mahlzeiten zu sich nehmen, um einen ausgeglichenen Stoffwechsel zu gewährleisten. Aufgrund ihrer Herzinsuffizienz erhielt sie mehrere Medikamente, deren regelmäßige Einnahme überwacht werden musste. Ihre Mutter arbeitete Vollzeit und war ebenfalls alleinerziehend. Wer war zu Hause, um zu helfen? Die Patientin war nicht nur schwer behindert, sondern war auch überhaupt nicht motiviert, nach Hause entlassen zu werden.

Die Pflegefachperson der Wachstation wurde ausführlich über die komplexe Situation dieser Patientin informiert und begann zu planen, wie man die junge Frau innerhalb ihres dreiwöchigen Aufenthalts motivieren und stärken könnte. Dazu setzte sie für jeden Tag ein kleines Ziel, das die Patientin erreichen sollte. Tatsächlich wurde dies für die junge Frau sehr wichtig, da sie jeden Tag fragte: „Was muss ich heute schaffen?“ Die Pflegefachperson arbeitete mit ihren Kollegen, mit Ärzten (Spezialisten für Herzinsuffizienz, allgemeine Kardiologie, Elektrophysiologie, Nierenkrankheiten und genetische Erkrankungen), Sozialdiensten, Physio- und Ergotherapeuten zusammen und sorgte dafür, dass alle Beteiligten kontinuierlich miteinander kommunizierten. Die Angehörigen (Mutter, Schwester und Bruder) wurden in Familienkonferenzen ausführlich über alles informiert, um sicherzustellen, dass sie die Komplexität der Situation verstanden hatten.

Als sich der Zustand der Patientin besserte und sie kräftiger und konditionell stärker wurde, wurden weitere Familienkonferenzen organisiert, um die häusliche Versorgung in Kooperation mit einem ambulanten Pflegedienst zu planen. Die Familie wollte die Patientin zwar zu Hause betreuen, doch waren die Hindernisse für eine erfolgreiche Entlassung in das häusliche Umfeld enorm. Auf der Wachstation beteiligten sich die Angehörigen zunehmend an der Pflege und lernten, was wichtig war und worauf sie achten mussten.

Auf den Familienkonferenzen wurde der häusliche Versorgungsbedarf ermittelt und geklärt, was für die Entwicklung eines Versorgungsplans, der für die Familie leicht zu verstehen und zu befolgen wäre, wichtig war. Aufgrund der Planung, der Evaluation des Versorgungsplans, der Koordination der Versorgung und der Teamarbeit konnte die Patientin mit der Milrinon-Infusion und mit Unterstützung eines ambulanten Pflegedienstes nach Hause entlassen werden. Sie konnte selbstständig essen, sich vom Bett in einen Stuhl setzen und mit einem Rollator ein paar Schritte laufen.

13.14 Anwendung des Synergiemodells auf die Fallstudie

In dieser Fallstudie wurde eine äußerst vulnerable Patientin mit hochgradig komplexem Versorgungsbedarf vorgestellt. Ihre Vulnerabilität hatte sowohl körperliche als auch emotionale/psychosoziale Aspekte. Zeitweise war die Patientin wenig stabil. Die Mitglieder des interdisziplinären Teams arbeiteten eng zusammen. Dies war entscheidend dafür, dass die Patientin die gewünschten Ziele erreichte. Die Ärzte unterschiedlicher Fachrichtungen stellten sicher, dass die spezifischen Probleme der Patientin behandelt wurden. Die Zusammenarbeit zwischen den Pflegefachpersonen und den Ärzten war entscheidend dafür, dass der Versorgungsplan umgesetzt werden konnte. Die Zusammenarbeit mit den Physio- und Ergotherapeutenteams verbesserte die Mobilität der Patientin und ermöglichte ihr, sich aktiv an ihrer Versorgung zu beteiligen. Das Team des Sozialdienstes half bei der Koordination der Versorgung im häuslichen Umfeld und machte es möglich, dass die Patientin nach Hause entlassen werden konnte.

13.15 Literatur

Agency for Healthcare Research and Quality (AHRQ). (2013). *TeamSTEPPS® 2.0. Team strategies & tools to enhance performance and patient safety. AHRQ Pub. No. 14-0001-2*. Retrieved from http://www.ahrq.gov/sites/default/files/wysiwyg/professionals/education/curriculum-tools/teamstepps/instructor/essentials/pocketguide.pdf

Altman, S. H., Butler, A. S. & Shern, L. (2015). *Assessing progress on the Institute of Medicine Report. The Future of Nursing.* Retrieved from http://www.nap.edu/catalog/21838/assessing-progress-on-the-institute-of-medicine-report-the-future-of-nursing

American Association of Colleges of Nursing. (2011). *The essentials of master's education in nursing.* Retrieved from http://www.aacn.nche.edu/education-resources/MastersEssentials11.pdf

American Association of Critical-Care Nurses. (2015). *The AACN Synergy Model for Patient Care.* Retrieved from http://www.aacn.org/wd/certifications/content/synmodel.pcms?menu=certification#Patient

Association for Prevention Teaching & Research. (2015). *Advancing interprofessional clinical prevention and population health education.* Retrieved from https://c.ymcdn.com/sites/www.aptrweb.org/resource/collection/245F0E9A-CA95-47CB-BCC63CB02C0E2EB4/Advancing_Interprofessional_Clinical_Prevention_and_Population_Health_Education_July2015.pdf

Barr, H. (1998). Competent to collaborate: Towards a competency-based model for interprofessional education. *Journal of Interprofessional Care, 12*(2), 181–187. https://doi.org/10.3109/13561829809014104

Beattie, G. (2004). Two separate languages. In G. Beattie (Ed.), *Visible thoughts: The new psychology of body language* (pp. 19–38). New York, NY: Routledge.

Bennett, L. M., Gadlin, H. & Levine-Finley, S. (2010). Starting to think about team science. In L. M. Bennett, H. Gadlin & S. Levine-Finley (Eds.), *Collaboration and team science: A field guide* (pp. 1–3). Bethesda, MD: National Institutes of Health.

Boev, C. & Xia, Y. (2015). Nurse-physician collaboration and hospital-acquired infections in critical care. *Critical Care Nurse, 35*(2), 66–72. https://doi.org/10.4037/ccn2015809

Browning, H.W., Torain, D.J. & Patterson, T.E. (2011). *Collaborative healthcare leadership. A six-part model for adapting and thriving during a time of transformative change.* Retrieved from http://www.executivenursefellows.org/cms_docs/CollaborativeHealthcareLeadership.pdf

Carrington, J. & Barnes, J. (2015). Making ICU admissions smarter, not making them harder: Lowering ICU admission thresholds improves outcomes and resource utilization. *Chest, 148*(4_Meeting/Abstracts), 246A. Retrieved from https://healthmanagement.org/c/icu/news/study-ed-icu-collaboration-reduced-sepsis-mortality-costs#sthash.omaO16T8.dpuf

Centers for Medicare and Medicaid. (2011). *Projections of national health expenditures: Methodology and model specification.* Retrieved from https://www.cms.gov/Research-Statistics-Data-and-Systems/Statistics-Trends-and-Reports/NationalHealthExpendData/downloads/projections-methodology.pdf

Der, Y. (2009). Multidisciplinary rounds in our ICU: Improved collaboration and patient outcomes. *Critical Care Nurse, 29*(4), *84*, 83.

Despins, L.A. (2009). Patient safety and collaboration of the intensive care unit team. *Critical Care Nurse, 29*(2), 85–91. https://doi.org/10.4037/ccn2009281

Greiner, A.C. & Knebel, E. (2003). The core competencies needed for health care professionals. In A.C. Greiner & E. Knebel (Eds.), *Health professions education: A bridge to quality* (pp. 45–73). Washington, DC: National Academies Press.

Hall, K.L., Feng, A.X., Moser, R.P., Stokols, D. & Taylor, B.K. (2008). *Moving the science of team science forward collaboration and creativity, American Journal of Preventive Medicine, 35*(2 Suppl), 243–249.

Henneman, E., Dracup, K., Ganz, T., Molayeme, O. & Cooper, C. (2001). Effect of a collaborative weaning plan on patient outcome in the critical care setting. *Critical Care Medicine, 29*(2), 297–303. https://doi.org/10.1097/00003246-200102000-00013

Institute of Medicine. (1999). Creating safety systems in health care organization. In Institute of Medicine (Ed.), *To Err is Human: Building a Safer Health System* (pp. 155–201). Washington, DC: National Academies Press.

Institute of Medicine. (2001). Using information technology. In Institute of Medicine (Ed.), *Crossing the quality chasm: A new health system for the 21st century* (pp. 164–180). Washington, DC: National Academies Press.

Institute of Medicine. (2011). *The Future of Nursing: Leading Change, Advancing Health.* Washington, DC: National Academies Press.

Interprofessional Education Collaborative Expert Panel. (2011). *Core competencies domains for interprofessional collaborative practice: Report of an expert panel.* Retrieved from http://www.aacn.nche.edu/education-resources/ipecreport.pdf

Jain, M., Miller, L., Belt, D., King, D. & Berwick, D. (2006). Decline in ICU adverse events, nosocomial infections and cost through a quality improvement initiative focusing on teamwork and culture change. *Quality and Safety in Health Care, 15*(4), 235–239. https://doi.org/10.1136/qshc.2005.016576

James, J.T. (2013). A new, evidence-based estimate of patient harms associated with hospital care. *Journal of Patient Safety, 9*(3), 122–128. https://doi.org/10.1097/PTS.0b013e3182948a69

Kleinpell, R.M. (n.d.). Multidisciplinary collaboration in the ICU. *Asian Hospital & Healthcare Management.* Retrieved from http://www.asianhhm.com/healthcare-management/collaboration-icu

Kydona, C., Malamis, G., Giasnetsova, T., Tsiora, V. & Gritsi-Gerogianni, N. (2010). The level of teamwork as an index of quality in ICU performance. *Hippokratia, 14*(2), 94–97.

O'Daniel, M. & Rosenstein, M. (2008). Professional communication and team collaboration. In R.G. Hughes (Ed.), *Patient safety and quality: An evidence-based handbook for nurses* (pp. 272–284). Rockville, MD: Agency for Healthcare Research and Quality.

O'Leary, K.J., Wayne, D.B., Haviley, C., Slade, M.E., Lee, J. & Williams, M.V. (2010). Improving teamwork: Impact of structured interdisciplinary rounds on a medical teaching unit. *Journal of General Internal Medicine, 25*(8), 826–832. https://doi.org/10.1007/s11606-010-1345-6

Reeves, S., Paradis, E., Leslie, M., Kitto, S., Aboumatar, H.J. & Gropper, M. (2013). Understanding the nature of interprofessional collaboration and patient family involvement in intensive care settings. A study protocol. *ICU Director, 4*(5), 242–247. https://doi.org/10.1177/1944451613498897

Rose, L. (2011). Interprofessional collaboration in the ICU: How to define? *Nursing in Critical Care,*

16(1), 5–10. https://doi.org/10.1111/j.1478-5153.2010.00398.x

Stiefel, M. & Nolan, K. (2012). *A guide to measuring the triple aim: Population health, experience of care, and per capita cost.* Retrieved from http://www.ihi.org/resources/pages/ihiwhitepapers/aguidetomeasuringtripleaim.aspx

Tjia, J., Rothman, M. R., Kiely, D. K., Shaffer, M. L., Holmes, H. M., Sachs, G. A., ... Mitchell, S. L. (2010). Daily medication use in nursing home residents with advanced dementia. *Journal of the American Geriatric Society, 58*(5), 880–888. https://doi.org/10.1111/j.1532-5415.2010.02819.x

University of Toronto. (2008). *Advancing the interprofessional education curriculum 2009. Curriculum overview. Competency framework.* Toronto: University of Toronto, Office of Interprofessional Education. Retrieved December 18, 2010 from http://www.interprofessionaleducation.utoronto.ca/std/docs/Core%20Competencies%20Diagram%202010.pdf

Valentine, M. A., Nembhard, I. M. & Edmondson, A. C. (2012). *Measuring teamwork in health care settings: A review of survey instruments.* Retrieved from http://citeseerx.ist.psu.edu/viewdoc/download?doi=10.1.1.359.5298&rep=rep1&type=pdf

Van de Cappelle, C., Hui, Y. & Yan, A. (2012). Interdisciplinary collaboration and relevant perspectives in critical care: Suggestions to the medical student. *University of Western Ontario Medical Journal, 81*(1), 33–35.

World Health Organization. (2010). *Framework for action on interprofessional education and collaborative practice.* Retrieved from http://whqlibdoc.who.int/hq/2010/WHO_HRH_HPN_10.3_eng.pdf

14 Systemisches Denken

Sonya R. Hardin

Pflegefachpersonen auf Intensivstationen sind täglich mit Situationen konfrontiert, in denen sie Probleme der Patienten lösen müssen. Häufig handelt es sich dabei um komplexe Probleme, die den Einzelnen, die Station, die Abteilung, das Krankenhaus (im Folgenden „die Organisation“) oder die Gemeinde betreffen. Um ein Problem effektiv lösen zu können, müssen Pflegende seine eigentlichen Ursachen ermitteln. Sie müssen es von allen Seiten beleuchten und dabei alle Aspekte des Gesundheitssystems berücksichtigen. Ohne einen umfassenden Blick auf die Organisation sind Pflegende vielleicht versucht, sich nur auf die mit dem Problem assoziierten Verhaltensweisen und Ereignisse zu konzentrieren und die Strukturen des Systems, die einem Problem häufig zugrundeliegen, außer Acht zu lassen. Systemisches Denken ist eine Möglichkeit, die Welt zu sehen. Hierbei wird das Problem selbst nicht isoliert betrachtet, sondern im Kontext seiner Strukturen, Muster und Ereignisse. Um ein Problem ganzheitlich und von allen Seiten beleuchten zu können, sind bestimmte Voraussetzungen erforderlich. Diese erfüllen wir erst im Laufe der Zeit durch die Erfahrungen, die wir sammeln und die Kompetenzen, die wir erwerben. In diesem Kapitel beschäftigen wir uns mit dem systemischen Denken im Kontext des Synergiemodells der American Association of Critical-Care Nurses (AACN).

Zunächst einmal war es Jay Forrester, Professor am Massachusetts Institute of Technology (MIT), der 1958 das Denken in Systemen vorstellte. Forrester schlug einen anderen Weg zur Lösung von Problemen vor (Forrester, 1958). Er befürwortete den Wechsel zu einer ganzheitlichen Analyse von Systemen anstelle der fragmentierten Betrachtung einzelner Teile dieser Systeme (traditionelle Methode). Demnach ist unter systemischem Denken eine Methode zu verstehen, die den Fokus darauf lenkt, wie ein Problem mit anderen Aspekten des Systems interagiert. Jedes Problem ist unter dem Gesichtspunkt vieler Interaktionen zu analysieren.

Systemisches Denken dient der Lösung von komplexen Problemen, an denen viele beteiligt sind, von Problemen, die wieder aufgetreten sind oder sich durch die letzten Lösungsversuche verschlimmert haben und von Problemen, die sich offensichtlich nicht lösen lassen. Pflegende müssen von kurzfristigen, schnellen und fertigen Lösungen wechseln zu einem langfristigen strategischen Denken (Malik, 2015).

Peter Senge veröffentlichte 1990 das Buch *The Fifth Discipline* (deutscher Titel: *Die fünfte Disziplin: Kunst und Praxis der lernenden Organisation*). Darin verweist er darauf, dass Organisationen ihr Denken ändern und zu einer lernenden Organisation werden müssen, wenn sie profitabel sein wollen. Jedoch hinterließ dieses Buch bei Führungskräften, die systemisches Denken in ihren Organisationen einführen wollten, eine gewisse Unsicherheit, wie sie diese Idee umsetzen sollten. Daher veröffentlichten Senge et al. 1994 *The Fifth Discipline Fieldbook* (deutscher Titel: *Das Fieldbook zur*

Fünften Disziplin), das eine klarere Richtung bezüglich der Strategien zur Verbesserung der Leistung einer Organisation vorgab. Eine Kritik, die am systemischen Denken immer wieder geübt wird, ist die, dass viele Methoden und Instrumente aus dem Bereich der Esoterik stammen und von Mitarbeitern in Organisationen schwer umsetzbar sind.

Senge (1990) definiert die Essenz des systemischen Denkens als eine Änderung des Geistes zu (a) einem Erkennen von Wechselbeziehungen anstelle von linearen Ursache-Wirkungs-Ketten und (b) einem Erkennen von Prozessen des Wandels anstelle von Momentaufnahmen. Problemanalysen sollten sich auf die dynamische Komplexität der Situation konzentrieren, und durch die Arbeit in Teams sollten sich organisatorische Abläufe verbessern. Ein Team ist dann effektiv, wenn seine Leistung höher ist als die Summe der Leistung Einzelner (Kakabadse, Bank & Vinnicombe, 2004). French und Bell (1995) betrachten Teams als die „fundamentalen Organisationseinheiten" und als die „zentralen Einflussfaktoren zur Verbesserung der Funktion der Organisation" (French & Bell, 1995, S. 171). Merkmale, die ein Team erfolgreich machen, sind ein klares und hohes Ziel, eine ergebnisorientierte Struktur, kompetente Teamplayer, ein gemeinsames Engagement, ein partnerschaftliches Klima, Leistungskriterien, Unterstützung und Anerkennung von außen sowie eine prinzipientreue Leitung (French & Bell, 1995).

Senge (1990) betont, dass ein Team nur dann effektiv sein kann, wenn es im Team lernt. Damit dies stattfinden kann, müssen alle Mitglieder des Teams ihre Thesen beiseitelegen, sich gegenseitig als Kollegen betrachten und einen Moderator bestimmen. Hierarchien sind mit Dialog nicht vereinbar und können Lernen verhindern. Häufig sind die Zentralisierung und Hierarchisierung als primärer Weg zur Problemlösung weniger effektiv, als dem Team die Möglichkeit zu geben, Strategien zu entwerfen.

Systemisches Denken kann die Leistung des Teams verbessern. Senge et al. (1994) sprechen über vier Systemebenen, die in ein Team integriert sind. Die Ebene, die innerhalb von Teamstrukturen am ehesten beobachtbar ist, ist die der Qualitäten stillschweigender Handlungen der Teammitglieder; eine zweite ist die Absicht oder das Ziel. Jedes Teammitglied kann durch eine andere Absicht oder ein anderes Ziel angespornt werden. Diese Absichten oder Ziele können ein persönliches Bedürfnis oder ein Bedürfnis nach Bedeutung oder Macht offenbaren. Befugnisse, Grenzen und das eigene Ego müssen ausgelotet werden, wenn ein Team ein Problem erfolgreich lösen will. Sobald sich ein Team bildet, um einen Prozess zu verbessern oder ein Problem zu lösen, ist Veränderung unvermeidbar. Schwerpunkt der Veränderung sollte die Verbesserung der gesamten Organisation sein. Senge (1990) identifiziert drei Konzepte, die wichtig sind, um systemisches Denken zu verstehen: kausale Kreisläufe, Archetypen und Systemmodellierung.

14.1 Kausale Kreisläufe

Kausale Kreisläufe sind eine von Systemdenkern verwendete Struktur zur Darstellung von Wechselbeziehungen innerhalb einer Organisation. Durch sie sind alle Kräfte, die auf ein Problem einwirken, aufzeigbar. Jede Variable, die das Problem beeinflusst, sollte als Ursache oder Wirkung aufgeführt werden (in Form eines Kreises um das analysierte Problem). Die grafische Darstellung eines Kreislaufs kann aufgrund der vielen mit einem Problem assoziierten Details kompliziert sein. Eine Schwierigkeit, die in Organisationen der Gesundheitsversorgung beobachtet wurde, ist die fehlende Reflexion bei der Lösung von Problemen auf Personal-, Führungs- und Finanzebene. Da Probleme in der Regel nicht aus der Perspektive des Systemdenkens analysiert werden, bleiben sie bestehen.

14.2 Archetypen

Archetypen sind universelle Symbole oder Modelle, auf deren Grundlage etwas anderes nachgebildet wird. Diese Nachbildungen oder Muster sind miteinander verknüpft und können sich unbewusst als wichtiger Gedanke entfalten. Im Wesentlichen repräsentiert ein Archetyp die einem Prozess, Ereignis oder Objekt zugrundeliegende Struktur, welche Verhalten beeinflusst.

14.3 Systemmodellierung

Systemmodellierung bildet den Rahmen für organisatorische Veränderung. Prozessmapping und Simulation sind häufig genutzte Verfahren, um Prozesse innerhalb einer Organisation zu analysieren. Prozessmapping zeigt das, was geschieht, wenn Veränderungen innerhalb einer Organisation durchgeführt wurden. Es erklärt sowohl die externen als auch internen Schwachstellen und Wechselbeziehungen, die mit dem Problem assoziiert sind. Durch Simulation kann Verhalten über längere Zeit in einem neu gestalteten Szenario beobachtet werden. Es existieren verschiedene Softwareprogramme, die Führungskräfte in systemischem Denken schulen. Bevor eine Veränderung eingeführt wird, müssen ihre Folgen analysiert werden (Bierema, 2003).

Ein vom Massachusetts Institute of Technology entwickeltes Verhaltenssimulationsspiel ist das Bierspiel (Beer Distribution Game). Es verlangt von den Spielern, sich auf der Basis einer Situation für eine Handlung zu entscheiden. Das Spiel macht deutlich, dass das Denken in Systemen das Ergebnis steuert – unabhängig davon, wer an der Macht ist. Den Spielern wird gezeigt, warum ihre Entscheidungen einen Einfluss auf die Ergebnisse ihres Unternehmens haben (beispielsweise darauf, ob die Ergebnisse stark schwanken). Das Spiel dauert zwar etliche Stunden, doch lernen Mitarbeiter auf Führungsebene dabei viel. Die wichtigste Lektion ist die, dass schlechtes Management das gesamte System beeinträchtigen kann (Stumpf, Watson & Rustogi, 1994).

In seinem Buch *The Fifth Discipline* verweist Peter Senge (1990) auf sechs Lernbeschränkungen, die mit fehlendem systemischem Denken assoziiert sind. Diese wirken sich auf die Ebene des Einzelnen, der Gruppe und der Organisation aus. Sie verhindern individuelles Lernen und systemisches Denken, was letztlich zu dysfunktionalen Systemen beiträgt. Die erste Lernbeschränkung lautet: „Ich bin meine Position“. Die Mitarbeiter sind durch ihre Rolle als Pflegende so in Anspruch genommen, dass sie als Rolle und nicht als Menschen funktionieren. Sie betrachten sich selbst in ihrer Funktion als diejenigen, die nur die Patientenversorgung beeinflussen können, nicht jedoch andere Bereiche des Systems.

Die zweite Lernbeschränkung, „der Feind ist da draußen“, ist die Einstellung, die Organisation sei schuld am persönlichen Versagen oder an Problemen. Pflegende fallen in diese Kategorie, wenn sie sich als hilflose Opfer der Organisation fühlen und sich nicht in der Lage sehen, das System zu verändern.

Die dritte Lernbeschränkung, „die Illusion von Handlung“, zeigt sich häufig bei Pflegenden, die während einer Krise in den Vordergrund treten. Sie haben zu jeder Initiative eine Meinung, und damit eine Initiative erfolgreich sein kann, bedarf es ihrer Zustimmung. Diese Pflegenden agieren an den Teilen, sie betrachten nicht das System als Ganzes. Sie sind nicht in der Lage, den Wald hinter dem vor ihnen stehenden Baum zu sehen. Ihr Blickwinkel ist eng und richtet sich auf kurzfristige Ergebnisse. Sie regeln mal eben etwas auf die Schnelle und nehmen keine ganzheitliche Perspektive ein.

Die vierte Lernbeschränkung, „das Gleichnis vom gekochten Frosch“, bezieht sich auf den Frosch, der in einen Topf mit kochendem Wasser gesetzt wird und herausspringt. Würde er in kaltes Wasser gesetzt und das Wasser ganz langsam erwärmt, würde er nicht herausspringen. Er ist unfähig, sich auf plötzliche Veränderungen in seiner Umwelt einzustellen, was auch für Mitarbeiter in Organisationen gilt, wenn plötzliche Veränderungen eintreten. Pflegende müssen jedoch lernen, sich schnell an plötzliche Veränderungen zu gewöhnen, sonst steigen sie eventuell ohne Vorwarnung aus der Organisation aus.

Die fünfte Lernbeschränkung, „die Illusion, dass wir aus Erfahrung lernen", verdeutlicht, dass sich Menschen für Lösungen entscheiden, die eventuell versagen. Viele der heutigen Probleme in der Gesundheitsversorgung sind neu und erfordern neue Lösungen. Alte Lösungen auf neue Probleme anzuwenden, löst diese Probleme nicht.

Die sechste Lernbeschränkung, „der Mythos vom Managementteam", verdeutlicht ein Team, das zusammenkommt und oberflächlich eine Einigung erzielt, in dem die Einzelnen aber nie den Mut haben, den anderen ihre innersten Überzeugungen mitzuteilen. Häufig verfolgen sie ihren eigenen Weg und ignorieren den Konsens, der im Team gefunden wurde, weil sie die Entscheidung nicht wirklich mittragen.

14.4 Definition

Systemisches Denken ist ein Pool an Wissen und Hilfsmitteln, der es Pflegenden ermöglicht, alle für Patienten, Angehörige und Kollegen verfügbaren Umfeld- und Systemressourcen innerhalb oder außerhalb des Gesundheitssystems zu nutzen (AACN, 2002). Entsprechend dem Synergiemodell ist einer Pflegefachperson mit Kompetenzgrad 1 oft nicht klar, welche Schritte sie unternehmen muss, um ein Problem zu lösen, weshalb sie sich an vormals erlernte Strategien oder standardisierte Prozesse hält. Die Weltsicht einer Pflegefachperson mit Kompetenzgrad 1 bewegt sich innerhalb des engen Blickfelds der Pflegeeinheit. Pflegende auf dieser Ebene betrachten sich selbst durch die Brille ihrer eigenen persönlichen Erfahrung als zentrale Ressourcen für Patienten und Angehörige, weil sie arbeiten, um deren Bedürfnisse zu erfüllen. Pflegende mit Kompetenzgrad 3 haben im Laufe der Zeit Erfahrungen gesammelt und wissen, wie sie die innerhalb des Gesundheitssystems verfügbaren Ressourcen erhalten und nutzen können. Ihre fürsorglichen Strategien basieren auf den Bedürfnissen und Stärken der Patienten und Angehörigen.

Pflegende mit Kompetenzgrad 3 haben die Fähigkeit, den jeweiligen Patienten als Person zu erkennen und ihn auf seinem Weg durch das Gesundheitssystem zu begleiten. Bei praxisorientierten Entscheidungen nutzen sie ihre Verhandlungskompetenzen. Bei Verhandlungen werden die Bedürfnisse der Patienten und Angehörigen berücksichtigt und die Ressourcen, die für die Bereitstellung einer bestmöglichen Pflege verfügbar sind, geprüft.

Pflegende, die umfassende und komplexe Wechselbeziehungen innerhalb und außerhalb des Gesundheitssystems erkennen können, bewegen sich auf der höchsten Kompetenzebene (Kompetenzgrad 5). Sie nutzen verschiedene Ressourcen, können die Bedürfnisse von Patienten antizipieren und entwickeln verschiedene Versorgungsstrategien, die von den Bedürfnissen der Patienten und Angehörigen geleitet werden. Pflegende mit Kompetenzgrad 5 wissen, wie sie durch das Gesundheitssystem navigieren und nutzen systemisches Denken zugunsten der Patienten, um ihnen einen sicheren Weg durch dieses System zu ermöglichen.

Pflegende sollten verschiedene, von den Bedürfnissen der Patienten und Angehörigen geleitete Strategien entwickeln und nutzen. Die Nutzung erprobter und Entwicklung kreativer Strategien zeigt, dass Kompetenzen in systemischem Denken vorhanden sind. Das Erkennen umfassender und komplexer Wechselbeziehungen innerhalb und außerhalb des Gesundheitssystems ist ein Beispiel für systemisches Denken (AACN, 2015).

14.5 Systemisches Denken in der Praxis

Da Pflegende im Team arbeiten, sollten sie Instrumente erhalten, die eine systematische Problemanalyse und die Integration verfügbarer Studiendaten ermöglichen – immer mit dem Ziel, die Patientenergebnisse zu verbessern. Krankenhäuser nutzen etliche solcher Instrumente. Sie erleichtern systemisches Denken, wenn ein Problem ermittelt wurde. Beispiele hierfür sind Wertstromanalysen, Spaghetti-Diagramme und Activity Worksheets. Die Wertstromanalyse setzt den Fokus auf Abläufe, Zykluszeiten und Umstellungszeiten, das Spaghetti-Diagramm auf die visuelle Darstellung des Pfads eines spezifischen Problems. Das Activity Worksheet ermöglicht die Auflistung von Aktivitäten, die mit dem Problem assoziiert sind (Chiarini, 2012).

Intensivstationen müssen permanent Methoden systemischen Denkens anwenden, um die Gesundheitsversorgung zu reformieren, indem sie Komplexitäten abbauen und unklare bzw. uneinheitliche Arbeitsmethoden beseitigen. Pflegende müssen die Elemente eines Systems ermitteln, die Wechselbeziehungen zwischen Aufgaben erkennen und herausarbeiten, in welcher Reihenfolge jede Aufgabe erledigt, wie sie koordiniert und wie sie synchronisiert werden muss, um die Patientenversorgung zu verbessern. Zu verstehen, was für wen unter welchen Umständen funktioniert, ist entscheidend, um einen Wandel herbeizuführen.

Ein Beispiel, das den Unterschied zwischen der Perspektive systemischen Denkens und der Perspektive traditioneller Analyseformen veranschaulicht, sind die Aktivitäten, die unternommen werden, um Lücken im Dienstplan zu schließen. Sind viele Schichten auf einer Station personalmäßig nicht abgedeckt, wäre vielleicht die schnellste Lösung die, alle Mitarbeiter zu Überstunden zu verdonnern. Von je mehr Mitarbeitern jedoch erwartet wird, dass sie arbeiten, desto wahrscheinlicher sind neue Lücken im Dienstplan. Man ist vielleicht versucht zu glauben, dass das Problem durch das Stopfen der Löcher im Dienstplan gelöst werden kann, doch stellt sich oft genug heraus, dass dem nicht so ist. Das Personalproblem wird nur kurzfristig gemindert. Die langfristigen Auswirkungen verpflichtender Überstunden sind jedoch höhere Fehlzeiten, geringe Moral und Burnout der Mitarbeiter. Tatsächlich hat also die Aktivität, die das Problem lösen sollte, dieses verschlimmert, weil die unbeabsichtigten Nebeneffekte letztlich weitere Probleme verursachen.

Fallstudie 1

JK, eine 58-jährige Frau mit diagnostiziertem Nierenzellkarzinom Stadium IV, wurde auf der Wachstation des Krankenhauses aufgenommen. JK war geschieden, hatte eine 32-jährige Tochter, die wiederum Mutter eines siebenjährigen Kindes war. Die Patientin war abgemagert und schwach. Weitere Untersuchungen waren geplant, um festzustellen, wie weit die Metastasierung fortgeschritten war. Bei ihrer Aufnahme teilte sie der zuständigen Pflegefachperson mit, dass sie sich in den letzten sechs Monaten sehr schlecht gefühlt habe und dies ihrem Hausarzt immer wieder gesagt habe. Sozialanamnestisch signifikant war die Tatsache, dass sie pro Tag ein Päckchen Tabak geraucht hatte (starkes Rauchen steht mit mindestens einem Drittel der Nierenzellkarzinome in Zusammenhang). Sie litt unter starken Schmerzen im unteren Rückenbereich. Nachdem Blut in ihrem Urin festgestellt worden war, wurde sie an einen Nephrologen überwiesen, der das Nierenzellkarzinom diagnostizierte. Die Patientin hatte lange gezögert, ihrer 82-jährigen Mutter und ihrer Tochter die Diagnose mitzuteilen.

Die Ergebnisse der nun durchgeführten Untersuchungen zeigten Metastasen in etlichen Lymphknoten, im Darm, Pankreas, in der Leber, Lunge und im Gehirn. Nach der Konsultation eines Onkologen wurde die Patientin über ihre schlechte Prognose informiert. Sie entschied sich für eine palliative Behandlung. JK lebte in einem Haus, das noch nicht abbezahlt war und konnte die Hypothek nicht mehr bedienen, doch wollte sie ihr Zuhause nicht aufgeben. In dem Stadtteil, in dem sie wohnte, gab es zudem keinen Pflegedienst. Die Aufgaben, die die Mitarbeiter auf der Intensivstation zu bewältigen hatten, waren in diesem Fall 1) der Patientin das Ausmaß der Metastasierung mitzuteilen, 2) mit ihr ihre zukünftigen Lebensumstände zu besprechen, 3) sie an einen niedergelassenen Onkologen zu überweisen und 4) den Fallmanager über die Notwendigkeit der Beschaffung finanzieller Mittel zu informieren.

Nachdem der Patientin die Diagnose mitgeteilt worden war, stimmte sie zu, dass der Arzt das Ausmaß der Erkrankung mit ihren Angehörigen besprach. Die Tochter war emotional am Boden zerstört und benötigte Unterstützung. Der Fallmanager traf sich mit ihr. Bei diesem Treffen traf sie die Entscheidung, zurück zu ihrer Mutter zu ziehen, um bei ihr zu sein und sie mit Unterstützung eines Hospizes zu betreuen. Da sich JK bei ihrer Entlassung in einem sehr schlechten Zustand befand, musste der Fallmanager mehrere systembedingte Probleme bewältigen. Es bestand folgender Bedarf: 1) Lösung des finanziellen Problems, das aufgrund der Hypothek und der Kosten für die Medikamente bestand, 2) Lösung des Ernährungsproblems, das aufgrund der Mangelernährung bestand, 3) Organisation einer Kinderbetreuung, damit die Tochter weiter arbeiten konnte, 4) Organisation der medizinischen Versorgung zu Hause, 5) Organisation von Essen auf Rädern, 6) Beratung der Angehörigen zur Vermeidung opportunistischer Infektionen und 7) Unterstützung bei Entscheidungen zum Lebensende.

Der Fallmanager musste mit verschiedenen Systemen zusammenarbeiten, um die von JK benötigten Mittel zu beschaffen. Nach einem Monat, in dem die Patientin von einem ambulanten Pflegedienst betreut worden war, wurde die Entscheidung getroffen, das Hospiz in den Versorgungsplan einzubeziehen. JK starb drei Monate später friedlich zu Hause Ihre Tochter und ihre Enkelin saßen dabei an ihrem Bett.

14.6 Anwendung des Synergiemodells auf Fallstudie 1

Dadurch, dass man das Problem aus der Perspektive des systemischen Denkens anging, war eine langfristige Lösung möglich und es konnten die Bedürfnisse der Patientin erfüllt werden. Zudem konnten die Ressourcen der Gemeinschaft, die für sie und ihre Angehörigen zur Verfügung standen, genutzt werden. Es ist notwendig, das Gesamtbild im Blick zu haben. In diesem Fall bedeutete das, im Leben dieser Familie so viel Normalität wie möglich zu schaffen. Um die Probleme bezüglich der Finanzen, der Ernährung, der Kinderbetreuung, der häuslichen Versorgung und der Entscheidungen am Lebensende lösen zu können, waren zahlreiche Interventionen erforderlich. Systemisches Denken kann hilfreich sein, um Einblicke in Probleme zu erhalten, die komplex sind, viele Menschen involvieren und mehr als eine Intervention erfordern.

Pflegende mit Kompetenzgrad 1 werden systemisches Denken anwenden, indem sie bereits verfügbare Ressourcen nutzen, um die Bedürfnisse der Patientin und ihrer Familie zu erfüllen. Sie nutzen Protokolle, Vorschriften und Leitlinien zur Lösung von Problemen. Die pflegerische Versorgung, die sie bereitstellen, basiert auf den körperlichen Bedürfnissen der Patientin, ohne Berücksichtigung ihrer aktuellen und zukünftigen Situation und auf vormals erlernten Strategien oder standardisierten Prozessen, die bereits erfolgreich waren. So würden sie in diesem Fall beispielsweise einer Leitlinie für Patienten mit neu diagnostizierter Krebserkrankung folgen. Diese würde sie dazu veranlassen, standardmäßige Empfehlungen zu geben.

Pflegende mit Kompetenzgrad 3 werden Strategien entwickeln, die auf den Bedürfnissen, Stärken und Schwächen der Patientin und ihrer Angehörigen basieren. Sie kennen und nutzen Ressourcen, die über sie selbst als pflegerische Ressource hinausgehen. Pflegende auf dieser Ebene erkennen die Bedeutung des Übergangsprozesses, den die Patientin und ihre Angehörigen auf ihrem weiteren Weg durchlaufen müssen. Pflegende mit Kompetenzgrad 3 würden wissen, dass die Familie Kinderbetreuung braucht, da die Tochter bei der Patientin einziehen und arbeiten muss, um die finanzielle Situation zu verbessern. Die Notwendigkeit einer häuslichen Betreuung tagsüber, während die Tochter arbeitet, wurde besprochen. Die Überweisung an die lokale American Cancer Society, einer gemeinnützigen Organisation zur Linderung des Leidens durch Krebs, erfolgte, um Unterstützung für die Familie zu erhalten.

Pflegende mit Kompetenzgrad 5 können verschiedene alternative und individualisierte Strategien zur Lösung der Probleme von Patienten entwickeln, in ihre Arbeit integrieren und anwenden (AACN, 2002). Ein weiter Blickwinkel macht es ihnen möglich, zu verhandeln und Patienten durch das System zu navigieren. Sie sind in der Lage, die Rolle eines Fallmanagers zu übernehmen und betrachten Patienten ganzheitlich. Sie können die ganz unterschiedlichen Bedürfnisse, die Patienten aufgrund der vielen Aspekte ihres Lebens haben, ermitteln.

Fallstudie 2

Alle paar Jahre werden in Krankenhäusern neue Infusionspumpen getestet, von denen später eventuell ein Modell eingeführt wird. Dies geschieht typischerweise dann, wenn der Vertrag mit der Firma, die die aktuell verwendeten Infusionspumpen liefert, ausläuft und es möglich wird, neue Produkte auszuprobieren und einen Wechsel der Geräte samt passender Schlauchsysteme vorzunehmen, um die Sicherheit der Patienten zu verbessern.

Ein solches Verfahren läuft in vielen Krankenhäusern ähnlich ab. Typischerweise werden etliche Anbieter kontaktiert, die ihre jeweiligen Produkte vorstellen. Das medizinische Personal wird eingeladen, die Optionen in Augenschein zu nehmen. Nach bestimmten gewünschten Merkmalen werden dann einige Pumpen ausgewählt. Diese werden über einen bestimmten Zeitraum (in der Regel über zwei bis drei Wochen) auf verschiedenen Stationen getestet, um den Endanwendern ausreichend Zeit zu geben, die Pumpen auszuprobieren. Nach jedem Testversuch wird dann ein Evaluationsformular ausgefüllt, in dem die jeweilige Pumpe bewertet wird. Erst nach Abschluss der Testphase wird entschieden, welches Produkt für das gesamte Krankenhaus am besten geeignet ist.

Es ist aus verschiedenen Gründen unlogisch, in den einzelnen Abteilungen unterschiedliche Infusionspumpen zu verwenden. Erstens ist es kosteneffektiver, nur einen Pumpentyp zu verwenden, da der Vertrag des Anbieters in der Regel auf der erworbenen Stückzahl basiert. Je mehr Pumpen also gekauft werden, desto mehr Schlauchsysteme werden benötigt und desto besser ist der angebotene Preis. Zweitens ist es für Pflegefachpersonen zu aufwendig, jedes Mal das Schlauchsystem zu wechseln, wenn der Patient von einer Abteilung in eine andere verlegt wird, nur weil dort andere Infusionspumpen verwendet werden und obwohl das Schlauchsystem noch gar nicht gewechselt werden müsste. Drittens sind unterschiedliche Pumpentypen aus der Perspektive der Umweltfreundlichkeit Verschwendung, weil aufgrund der vielen Schlauchsystemwechsel mehr Plastikmüll auf den Mülldeponien anfällt. Viertens sind die Krankenhäuser gezwungen, für die Entsorgung des zusätzlichen Medizinmülls (in Form von noch verwendbaren Schlauchsystemen) zu bezahlen.

In einem Krankenhaus wurden drei vorher ausgewählte Infusionspumpen auf bestimmten medizinischen und chirurgischen Stationen, einer Intensivstation, im OP-Bereich ein-

schließlich Aufwachraum und der Notaufnahme getestet.
Nach Beendigung der Testphase stimmten alle Abteilungen mit Ausnahme von OP-Bereich und Aufwachraum für eine bestimmte Infusionspumpe. Auswahlkriterien waren Einfachheit der Handhabung, Behebung von Fehlern, Einfachheit des Befüllens und Entlüftens des Schlauchsystems und Gewicht des Gerätes. Die Mitarbeiter im OP-Bereich und Aufwachraum blieben bei ihrer Meinung, dass die Pumpe, für die sich alle anderen Klinikmitarbeiter entschieden hatten, ihren Anforderungen nicht genüge. Im Wesentlichen ging es darum, dass ihnen die Stelle, an der sich der Y-Port befand, nicht gefiel, obwohl dadurch kein Sicherheitsproblem entstand. Sie bestanden auf einer anderen Infusionspumpe, die dann nur im OP-Bereich und Aufwachraum verwendet würde. Die endgültige Entscheidung musste kosteneffektiv sein, weshalb die Klinikverwaltung die Infusionspumpe erwarb, die von den anderen Mitarbeitern gewählt worden war.

14.7 Anwendung des Synergiemodells auf Fallstudie 2

In diesem Fall waren die Mitarbeiter im OP-Bereich und Aufwachraum nicht in der Lage, systemisch zu denken. Sie beurteilten die Infusionspumpen, ohne das „große Ganze“ im Blick zu behalten. Stattdessen waren sie nur damit beschäftigt, was in ihrem Bereich wichtig war. Diejenigen, die letztendlich die Entscheidung trafen, welche Infusionspumpe erworben wird, zeigten eine hohe Kompetenz in systemischem Denken, weil sie sich fragten, was für das gesamte Krankenhaus die beste Lösung wäre und sich nicht dem Druck derjenigen beugten, die mit der Entscheidung unzufrieden waren. Das Krankenhaus führte die neuen Infusionspumpen im gesamten Krankenhaus erfolgreich ein.

14.8 Fazit

Systemisches Denken ist eine Kompetenz, die Pflegende erst dann entwickeln, wenn sie die grundlegenden pflegerischen Fähigkeiten erworben haben und in der Lage sind, die körperlichen Bedürfnisse von Patienten zu erfüllen. Um Probleme von Patienten effektiv lösen zu können, müssen Pflegende verstehen, wie das System zum Problem beiträgt. Wenn Pflegende ein System in seiner Komplexität nicht wirklich verstehen und das „große Ganze“ nicht im Blick haben, werden sie nur individuelle Verhaltensweisen, die mit dem Problem assoziiert sind, betrachten (AACN, 2003).

14.9 Literatur

American Association of Critical-Care Nurses. (2002). *Competency level descriptors for nurse characteristics.* Aliso Viejo, CA: AACN Certification Corporation.

American Association of Critical-Care Nurses. (2003). *CCRN certification blueprint for study.* Aliso Viejo, CA: American Association of Critical-Care Nurses.

American Association of Critical-Care Nurses. (2015). *The AACN Synergy Model for Patient Care.* Retrieved from http://www.aacn.org/wd/certifications/content/synmodel.pcms?menu=certification#Patient

Bierema, L. L. (2003). Systems thinking: A new lens for older problems. *Journal of Continuing Education in the Health Professions, 23*(Suppl 1), 27–33. https://doi.org/10.1002/chp.1340230407

Chiarini, A. (2012). Waste savings in patient transportation inside large hospitals using lean thinking tools and logistic solutions. *Leadership in Health Services, 26*(4), 356–367. https://doi.org/10.1108/LHS-05-2012-0013

Forrester, J. W. (1958). Industrial dynamics – A major breakthrough for decision makers. *Harvard Business Review, 36*(4), 37–66.

French, W. L. & Bell, C. H. (1995). *Organization development: Behavioral science interventions for organization improvement* (5th ed., p. 171). Englewood, NJ: Prentice-Hall, Inc.

Kakabadse, A., Bank, J. & Vinnicombe, S. (2004). Teamworking. In A. Kakabadse, J. Bank & S. Vinnicombe (Eds.), *Working in organisations* (2nd ed., pp. 74–94). Burlington, VT: Gower.

Malik, A. U. (2015). Application of systems thinking in health: Opportunities for translating theory into practice. *International Journal of Health Policy Management, 4*(8), 537–539.

Senge, P. (1990). A shift of mind. In P. Senge (Ed.), *The fifth discipline: The art and practice of the learning organization* (pp. 68–92). New York, NY: Currency/DoubleDay.

Senge, P., Kleiner, A., Roberts, C., Ross, R. & Smith, B. (1994). Moving forward. In P. Senge, A. Kleiner, C. Roberts, R. Ross & B. Smith (Eds.), *The fifth discipline fieldbook* (pp. 15–47). New York, NY: DoubleDay.

Stumpf, S. A., Watson, M. A. & Rustogi, H. (1994). Leadership in a global village: Creating practice fields to develop learning organizations. *Journal of Management Development, 13*(8), 16–25. https://doi.org/10.1108/02621719410071946

15 Umgang mit Vielfalt

Tomika M. Williams

Demografische Trends in den USA zeigen, dass die US-amerikanische Bevölkerung vielfältiger geworden ist. Menschen afrikanischer, asiatischer und hispanischer Abstammung sowie die indigenen Völker Alaskas, der Pazifikinseln und der anderen US-Bundesstaaten machten 2014 etwa 37% der US-amerikanischen Bevölkerung aus (U.S. Census Bureau, 2015).

Auch in der Pflege spiegelt sich die Vielfalt der Gesellschaft wider. Diese bezieht sich auf Kriterien wie Geschlecht, Alter, sozioökonomischer Status, Bildung, körperliche und geistige Fähigkeiten, geografische Herkunft, Sexualleben und ethnischer Hintergrund der Patienten. Die Einwanderungsbewegung von Menschen in die USA stellt zudem zahlreiche Herausforderungen dar (Edward & Hines-Martin, 2015; Smith, 2014). Beschäftigte im Gesundheitswesen müssen die Probleme, die auf kulturelle Unterschiede zurückgehen, verstehen, um sensibel auf die Bedürfnisse von Einzelpersonen, Familien und Gruppen, die verschiedene kulturelle Populationen innerhalb der Gesellschaft repräsentieren, eingehen zu können. Es ist für sie unerlässlich, kulturelle Überzeugungen und Gebräuche, wozu der Glaube und Bedürfnisse bezüglich Ernährung, Körperpflege, täglicher Gewohnheiten, Kommunikation und kultureller Sicherheit zählen, zu respektieren.

15.1 Kulturspezifische Kompetenzen

Eine der wichtigsten Kompetenzen für eine kulturspezifische Gesundheitsversorgung ist das Bewusstsein für die eigene kulturelle Perspektive und für die Tatsache, dass Krankenhäuser und der biomedizinische Kontext selbst Kulturen darstellen, die Patienten und ihre Angehörigen beeinflussen. Pflegende sollten ermitteln, warum der Gesundheitszustand ihrer Patienten schlecht ist und was ihre Patienten vom Gesundheitssystem erwarten. Ein offenes Gespräch über die Behandlungsoptionen und die Unterstützung der Wünsche des Patienten sind entscheidend für eine kulturspezifische Gesundheitsversorgung.

Kommunikation ist für eine professionelle Versorgung und Betreuung essenziell. Pflegende sollten auf die Körperhaltung, Nähe (bzw. Distanz), Gestik, Sprache, die Art des Zuhörens, Geschlechtsunterschiede und den Augenkontakt der Patienten achten (Maier-Lorentz, 2008). Kommunikationsschwierigkeiten werden eventuell noch durch das fremde intensivmedizinische Umfeld verstärkt (Hoye & Severinsson, 2010). Falls erforderlich, sollten Dolmetscher hinzugezogen werden. In einem solchen Fall erscheint es vielleicht einfacher zu sein, einen Angehörigen dolmetschen zu lassen. Dies kann jedoch dazu führen, dass Informationen verzerrt vermittelt werden, um individuelle Bedürfnisse nach

(Privat-) bzw. Intimsphäre zu wahren (Flores, Abreu, Barone, Bachur & Lin, 2012).

Pflegende sind dafür verantwortlich, sich fortzubilden und kulturelle Kompetenz zu erwerben. Die Fachliteratur bietet hierzu verschiedene theoretische Modelle, von denen insbesondere die Modelle von Leininger (1990), Giger (2013) und Camphina-Bacote (2011) in der Praxis Anwendung finden. Das Modell nach Leininger verweist darauf, dass kulturelle Inhalte bildungsassoziierte, ökonomische, politische, rechtliche, verwandtschaftliche, religiöse, philosophische und technische Aspekte umfassen. Giger (2013) hingegen meint, dass Pflegende ein Verständnis für die sechs Dimensionen, die allen Kulturen gemein sind, entwickeln sollten: Kommunikation, Raum, Zeit, Kontrolle der Umwelt, biologische Vielfalt und soziale Organisationen. Camphina-Bacote (2011) definiert das Konzept kultureller Kompetenz als Prozess der Entwicklung von kulturellem Bewusstsein, kulturellem Wissen und kulturellen Fähigkeiten. Jedes dieser Modelle sollte innerhalb der intensivmedizinischen Versorgung Anwendung finden, weil sie einer kulturspezifischen Patientenversorgung einen Rahmen geben.

Pflegende selbst bringen zwei Kulturen mit an das Krankenbett: (1) ihre persönliche Kultur und ihre Präferenzen sowie (2) die Kultur der Gesundheitseinrichtung, in der sie arbeiten. Beide Kulturen müssen mit der Kultur der Patienten und ihrer Angehörigen abgeglichen werden. Die Kompetenz einer optimalen Patientenversorgung setzt voraus, dass Pflegende ihre eigenen Gefühle, Überzeugungen und Verhaltensweisen kennen. Sie müssen erkennen, dass ihre Einstellungen und Wertvorstellungen bewusste und unbewusste klinische Entscheidungen beeinflussen.

Pflegende sollten daran denken, den Einzelnen in den Vordergrund und die Kultur in den Hintergrund zu stellen, weil es letztlich der Einzelne ist, der als einzigartig zu betrachten ist. Ihm sollte vorurteilsfrei begegnet werden. Die verschiedenen Generationen und Personen innerhalb einer Familie können unterschiedliche Wertvorstellungen und Überzeugungen haben. Einige werden sich anpassen und die kulturellen Werte der Gesellschaft übernehmen, andere hingegen werden ihre Werte beibehalten oder sie mit denen der Gesellschaft, in der sie jetzt leben, vermischen. Pflegende sollten sich bewusst sein, dass sich nicht alle Menschen mit ihrem ethnisch-kulturellen Hintergrund identifizieren (Gennaro et al., 2013).

15.2 Evaluation kulturspezifischer Kompetenzen

Das Amt für die Gesundheit von Minderheiten des U.S. Department of Health and Human Services hat nationale Standards für kulturell und sprachlich adäquate Dienstleistungen in der Gesundheitsversorgung entwickelt. Insgesamt wurden 14 Standards definiert, um Organisationen, die den Aspekt Kultur berücksichtigen, zu fördern. Diese beziehen sich auf drei Themen: (1) Management, Mitarbeiterführung und ausführendes Personal; (2) Unterstützung von Kommunikation und Sprache; (3) Engagement, kontinuierliche Verbesserung und Verantwortung. Folgende Standards sind relevant für das Thema kulturell kompetenter Pflege (U.S. Department of Health and Human Services, 2015):

1. Gesundheitseinrichtungen sollten effektive, gerechte, verständliche und auf Respekt und Qualität basierende Versorgungsleistungen bereitstellen, die die verschiedenen kulturellen Einstellungen zu und den Umgang mit Gesundheit, die bevorzugte Sprache, die Gesundheitskompetenz und weiteren Kommunikationsbedarf berücksichtigen.
2. Gesundheitseinrichtungen sollten auf der Management-, Leitungs- und Personalebene Mitarbeiter rekrutieren, fördern und unterstützen, die kulturelle und sprachliche Vielfalt repräsentieren und bei der Bereitstellung von Dienstleistungen die Bedürfnisse der Bevölkerung berücksichtigen.

3. Gesundheitseinrichtungen sollten ihre Mitarbeiter auf der Management-, Leitungs- und Personalebene fortlaufend in kulturell und sprachlich adäquaten Strategien und Umgangsweisen schulen und weiterbilden.

Beschäftigte im Gesundheitswesen sollten verstehen, dass zwischen ihnen und den Patienten kulturelle Unterschiede bestehen können und kompetent damit umgehen. Das bedeutet, dass sie mit Dolmetschern zusammenarbeiten und Konflikte zwischen Personal und Patienten lösen können und kulturelle Unterschiede bezüglich Themen wie Gesundheitsförderung, Prävention von Krankheit sowie Umgang mit Diagnose, Behandlung und einer supportiven, rehabilitativen und palliativen Versorgung verstehen (U.S. Department of Health and Human Services, 2015).

Pflegende sollten Gebräuche erkennen, die auf kulturellen Unterschieden basieren und zu negativen Ergebnissen für den Patienten führen können. Die Integration der Werte des Patienten und der Angehörigen in eine evidenzbasierte Praxis ist ein kreativer Ansatz, der Kompetenz im Umgang mit Vielfalt widerspiegelt. Pflegende sollten nicht nur auf der Patientenebene im Umgang mit Vielfalt kompetent sein, sondern auch auf der Ebene unterschiedlicher Gesundheitskulturen. Den Patienten zu helfen, die Kultur des Gesundheitssystems und die Vorgehensweisen innerhalb dieses Systems zu verstehen, stellt sicher, dass ihre Bedürfnisse erfüllt werden (AACN, 2015a).

15.3 Definition

Gemäß der Definition des Synergiemodells ist der kompetente Umgang mit Vielfalt die Fähigkeit, Unterschiede zu erkennen, zu respektieren und sie in die Versorgung einzubeziehen. Diese Unterschiede können sich auf Kultur, spirituelle Überzeugungen, Geschlechterrolle, ethnische Zugehörigkeit, Lebensform, sozioökonomischer Status, Rolle des Alters und Wertvorstellungen beziehen. Pflegende mit Kompetenzgrad 1 beurteilen kulturelle Vielfalt auf der Basis ihres eigenen Überzeugungssystems. Pflegende mit Kompetenzgrad 3 fragen nach kulturellen Unterschieden und berücksichtigen ihren Einfluss auf die Versorgung des jeweiligen Patienten. Sie nehmen persönliche und berufliche Unterschiede in den Versorgungsplan auf. Pflegende mit Kompetenzgrad 5 reagieren auf kulturelle Unterschiede; sie antizipieren und integrieren sie in die Versorgung des Patienten/der Angehörigen; sie respektieren Unterschiede wie alternative Therapiemethoden und beziehen diese in die Versorgung ein; sie passen die Versorgung so weit wie möglich den Bedürfnissen und Stärken der Patienten/Angehörigen an (AACN, 2015b).

Vielfalt ist ein Konzept, das nicht nur die unterschiedlichen ethnischen Gruppen betrifft, sondern auch Randgruppen und vulnerable Menschen einer Gesellschaft (Lowe & Archibald, 2009). Auf Vielfalt zu reagieren ist die Fähigkeit, Unterschiede zu erkennen, zu respektieren und in die Versorgung der Patienten zu integrieren (Becker, Kaplow & Muenzen 2006). Die Unterschiede beziehen sich vor allem auf Kriterien wie Individualität, Kultur, spirituelle Überzeugung, ethnische Zugehörigkeit, Familienkonstellation, Lebensform, sozioökonomischer Status, Werte und Einstellungen zur Gesundheit (AACN, 2015b). Zahlreiche Autoren haben erkannt, wie wichtig es ist zu verstehen, was eine kulturspezifische Patientenversorgung ist und diese in die Praxis zu integrieren. Whitley (2012) argumentiert, dass religiöse Kompetenz in die Definition von kultureller Kompetenz eingeschlossen ist und bewusste Bemühungen, die Religiosität eines Patienten zu verstehen, beinhalten sollte. Dazu gehört die Unterscheidung zwischen „internalisierter“ und „institutionalisierter“ Religion.

Ein sensibler Umgang mit sprachlichen Unterschieden ist ein wichtiger Aspekt im Umgang mit Vielfalt. Schyve (2007) konstatiert, dass eine geringe Gesundheitskompetenz, kulturelle

Barrieren und ungenügende Englischkenntnisse von der Joint Commission als „dreifache Bedrohung“ für eine effektive Kommunikation im Gesundheitsbereich bezeichnet worden sind. Southwick und Polaschek (2014) verweisen auf die Notwendigkeit kultureller Sicherheit innerhalb des Gesundheitssystems. Beschäftigte im Gesundheitswesen müssen Patienten als Partner in eine Versorgung einbeziehen, in der die Aspekte Respekt und Beziehung durch kulturelle Verhandlung und Kompromisse verbessert werden. Sie müssen Vertrauen und therapeutische Beziehungen fördern, da beide für die Konzeption kulturspezifischer Pflegeinterventionen unerlässlich sind.

Fallstudie

Ein 35-jähriger Mann aus Mexiko, der nur sehr wenig Englisch sprach, kam in Begleitung seines Vorgesetzten in die Notaufnahme. Am Arbeitsplatz war er zu seinem Chef gegangen, hatte auf seine Brust gedeutet und sich erbrochen. Der Vorgesetzte sagte der Pflegefachperson in der Notaufnahme, dass sein Mitarbeiter Brustschmerzen habe. Die Pflegefachperson informierte den zuständigen Arzt darüber. Dieser ordnete sofort ein EKG (Kosten 220 US-Dollar), die Bestimmung der Herzenzyme (Kosten 125 US-Dollar) und der Elektrolytwerte (Kosten 55 US-Dollar), ein großes Blutbild (Kosten 45 US-Dollar) und eine Thorax-Röntgenaufnahme (Kosten 120 US-Dollar) an. Alle Untersuchungsergebnisse waren negativ. Kurz darauf erschien ein Angehöriger des Patienten in der Notaufnahme, der Englisch sprach und als Dolmetscher fungierte. Er sagte der Pflegefachperson, dass der Patient keine Brustschmerzen, sondern Bauchschmerzen habe. Erst daraufhin wurden spezifische gastrointestinale Untersuchungen durchgeführt. Eine Ultraschalluntersuchung zeigte dann, dass die Gallenblase entfernt werden musste. Die Fehlkommunikation kostete den Patienten zusätzliche 445 US-Dollar.

15.4 Anwendung des Synergiemodells auf die Fallstudie

Pflegende mit Kompetenzgrad 1 können kulturelle Vielfalt anhand eines standardisierten Fragebogens ermitteln. Sie werden typischerweise eine Versorgung bereitstellen, die auf ihrem eigenen Überzeugungssystem basiert. Pflegende auf dieser Ebene befinden sich im Prozess des Lernens und erwerben Kenntnisse über die Kultur der Gesundheitsversorgung und die Funktionen des Gesundheitssystems. In dieser Fallstudie reagierte die Pflegefachperson auf die Bedürfnisse des Patienten, nahm jedoch dazu nicht die Dienstleistungen eines Dolmetschers in Anspruch. Sie zog ihre Schlussfolgerungen aus früheren Erfahrungen, in denen sie Brustschmerzen mit einem möglichen Myokardinfarkt assoziiert hatte.

Pflegende mit Kompetenzgrad 3 fragen aktiv nach kulturellen Unterschieden und berücksichtigen die Persönlichkeit des Patienten. Unterschiede werden in den Versorgungsplan integriert und spezifische Interventionen in Betracht gezogen. Sie informieren den Patienten und die Angehörigen über das Gesundheitssystem und erklären ihnen, wie sie sicher durch dieses System navigieren. Sie hätten in diesem Fall einen Dolmetscher zurate gezogen. Pflegende mit Kompetenzgrad 5 reagieren auf kulturelle Unterschiede; sie antizipieren und integrieren sie in den Versorgungsplan für den Patienten und die Angehörigen. Sie können mit dem Patienten und den Angehörigen die Unterschiede, die zwischen ihren Werten und denen des Gesundheitssystems bestehen, verhandeln. Die verschiedenen Bedürfnisse des Patienten werden bei allen klinischen Entscheidungen berücksichtigt. Alternativen werden vorgeschlagen, um den Patienten in den Entscheidungsprozess einzubinden (AACN, 2015b).

15.5 Umsetzung in der Praxis

Kulturelle Kompetenz befähigt Pflegende in Gesundheitseinrichtungen, die unterschiedlichen kulturellen Bedürfnisse eines jeden Patienten, den sie versorgen, zu berücksichtigen (Expert Panel on Global Nursing & Health, 2010). Dies ermöglicht eine patientenzentrierte Versorgung, bei der die bereitgestellten Dienstleistungen auf die Bedürfnisse/Präferenzen der Patienten ausgerichtet sind (Saha, Beach & Cooper, 2008). Die Arbeit an der kulturellen Kompetenz wurde in den letzten Jahren auf bestimmte praktische Bereiche wie die palliative Versorgung (McGee & Johnson, 2014) und auf bestimmte Patientenpopulationen wie Angehörige des Militärs (Meyer, Hall-Clark, Hamaoka & Peterson, 2015) ausgeweitet. Zudem wurden in Arbeitsgruppen Positionspapiere zu kultureller Kompetenz ausgearbeitet, die als Leitfaden zur Beseitigung von Ungleichheit im Gesundheitssystem der USA verwendet werden können (Giger et al., 2007).

Die Umsetzung kultureller Kompetenz in der Praxis erfordert, Pflegende in diesem Bereich kontinuierlich zu schulen. Sie müssen erklären, wie wichtig kulturelle Kompetenz für das Erzielen nachhaltig positiver Ergebnisse ist und sollten danach streben, die Bedürfnisse aller Menschen, die mit dem Gesundheitssystem in Berührung kommen, zu erfüllen. Die Vertretung der Interessen von Patienten und Angehörigen über die Erfüllung ihrer Bedürfnisse hinaus veranlasst zudem Pflegende dazu, ihre Kompetenz im Umgang mit kultureller Vielfalt stetig zu verbessern.

15.6 Fazit

Ein kompetenter Umgang mit kultureller Vielfalt muss über die bloße Absicht, sich damit zu beschäftigen, hinausgehen und in adäquaten Verhaltensweisen und Handlungen sichtbar sein (Lowe & Archibald, 2009). Eine kulturell kompetente Patientenversorgung umfasst die moralische Verpflichtung, die Rechte der Schwächsten mithilfe von sozialer Gerechtigkeit zu verteidigen und zu schützen (Douglas et al., 2014). Schulungen zur Entwicklung kultureller Kompetenz, die im gewerblichen und kommerziellen Bereich stattfinden, beinhalten Programme zu virtuellen Kommunikationsformen, internationaler Teambildung und zur Konzeption globaler Führungsrollen (Goodman, 2012). Die Pflege kann kulturelle Kompetenz verwirklichen, indem sie engagierte Mitarbeiter rekrutiert und diese entsprechend schult.

15.7 Literatur

American Association of Critical-Care Nurses. (2015a). *AACN scope & standards for acute and critical care nursing practice*. Aliso Viejo, CA: Author.

American Association of Critical-Care Nurses. (2015b). *The AACN Synergy Model for Patient Care.* Retrieved from http://www.aacn.org/wd/certifications/content/synmodel.pcms?menu=certification#Patient

Becker, D., Kaplow, R. & Muenzen, P. M. (2006). Activities performed by acute and critical care advanced practice nurses: American Association of Critical-Care Nurses Study of Practice. *American Journal of Critical Care, 15*(2), 130–148. https://doi.org/10.4037/ajcc2006.15.2.130

Camphina-Bacote, J. (2011). Coming to know cultural competence: An evolutionary process. *International Journal for Human Caring, 15*(3), 42–48. https://doi.org/10.20467/1091-5710.15.3.42

Douglas, M. K., Rossenkoetter, M., Pacquaio, D. F., Callister, L. C., Hatter-Pollard, M., Lauderdale, J., ... Purnell, L. (2014). Guidelines for implementing culturally competent nursing care. *Journal for Transcultural Nursing, 25*(2), 109–121. https://doi.org/10.1177/1043659614520998

Edward, J. & Hines-Martin, V. (2015). Exploring the providers perspective of health and social service availability for immigrants and refugees in a southern urban community. *Journal of Immigrant and*

Minority Health, 17(4), 1185–1191. https://doi.org/10.1007/s10903-014-0048-1

Expert Panel on Global Nursing & Health. (2010). *Standards of practice for culturally competent nursing care.* Retrieved from http://www.tcns.org/files/Standards_of_Practice_for Culturally_Compt_Nsg_Care-Revised_.pdf

Gennaro, S., Fantasia, H. C., Keshinover, K., Garry, D., Wilcox, W. & Uppal, E. (2013). Racial and ethnic identity in nursing research. *Nursing Outlook, 61*(3), 174–180. https://doi.org/10.1016/j.outlook.2012.07.009

Flores, G., Abreu, M., Barone, C., Bachur, R. & Lin, H. (2012). Errors of medical interpretation and their potential clinical consequences: A comparison of professional versus ad hoc versus no interpreters. *Annals of Emergency Medicine, 60*(5), 545–553. https://doi.org/10.1016/j.annemergmed.2012.01.025

Giger, J., Davidhizer, R. E., Purnell, L., Harden, J. T., Phillips, J. & Strickland, O. (2007). American Academy of Nursing Expert Panel Report: Developing cultural competence to eliminate health disparities in ethnic minorities and other vulnerable populations. *Journal of Transcultural Nursing, 18*(2), 95–102. https://doi.org/10.1177/1043659606298618

Giger, J. N. (2013). Introduction to transcultural nursing. In J. N. Giger (Ed.), *Transcultural nursing: Assessment and intervention* (6th ed., pp. 19–40). St Louis, MO: Mosby.

Goodman, N. (2012). Training for cultural competence. *Industrial and Commercial Training, 44*(1), 47–50. https://doi.org/10.1108/00197851211193426

Hoye, S. & Severinsson, E. (2010). Professional and cultural conflicts for intensive care nurses. *Journal of Advanced Nursing, 66*(4), 858–867. https://doi.org/10.1111/j.1365-2648.2009.05247.x

Leininger, M. (1990). Issues, questions and concerns related to the nursing diagnosis cultural movement from a transcultural nursing perspective. *Journal of Transcultural Nursing, 2*(1), 23–32. https://doi.org/10.1177/104365969000200104

Lowe, J. & Archibald, C. (2009). Cultural diversity: The intention of nursing. *Nursing Forum, 44*(1), 11–18. https://doi.org/10.1111/j.1744-6198.2009.00122.x

Maier-Lorentz, M. M. (2008). Transcultural nursing: Its importance in nursing practice. *Journal of Cultural Diversity, 15*(1), 37–43.

McGee, P. & Johnson, M. (2014). Developing cultural competence in palliative care. *British Journal of Community Nursing, 19*(2), 91–93. https://doi.org/10.12968/bjcn.2014.19.2.91

Meyer, E. G., Hall-Clark, B. N., Hamaoka, D. & Peterson, A. L. (2015). Assessment of military cultural competence: A pilot study. *Academic Psychiatry, 39*, 382–388. https://doi.org/10.1007/s40596-015-0328-7

Saha, S., Beach, M. C. & Cooper, L. A. (2008). Patient centeredness: Cultural competence and healthcare quality. *Journal of the National Medical Association, 100*(11), 1275–1285. https://doi.org/10.1016/S0027-9684(15)31505-4

Schyve, P. (2007). Language differences as a barrier to quality and safety in health care: The Joint Commission perspective. *Journal of General Internal Medicine, 22*(S2), 360–361. https://doi.org/10.1007/s11606-007-0365-3

Smith, L. S. (2014). Reaching for cultural competence. *Plastic Surgery Nursing, 34*(3), 120–126. https://doi.org/10.1097/PSN.0000000000000059

Southwick, M. & Polaschek, N. (2014). Reconstructing marginality: A new model of cultural diversity in nursing. *Journal of Nursing Education, 53*(5), 249–255.

U.S. Census Bureau. (2015). *State and County QuickFacts.* Retrieved from http://quickfacts.census.gov/qfd/states/00000.html

U.S. Department of Health and Human Services (DHHS), Office of Minority Health. (2015). *National standards for culturally and linguistically appropriate services in health care.* Rockville, MD: Author. Retrieved from http://minorityhealth.hhs.gov/omh/browse.aspx?lvl=2&lvlid=53

Whitley, R. (2012). Religious competence as cultural competence. *Transcultural Psychiatry, 49*(2), 245–260. https://doi.org/10.1177/1363461512439088

16 Klinisches Hinterfragen

Robin Webb Corbett

Klinisches Hinterfragen bedeutet für Pflegende, „Was-wenn-Fragen" zu stellen und Antworten in der Pflegeforschung, in der Fachliteratur und in systematischen Übersichtsarbeiten zu suchen. Die Antworten, die dort gefunden werden, leiten die klinische Praxis mit dem Ziel, die Ergebnisse für Patienten zu verbessern. Curley (2012) beschreibt klinisches Hinterfragen als „einen fortlaufenden Prozess des Infragestellens und Evaluierens klinischer Praxis, um Praktizierende auf der Grundlage von Daten für forschungsbasierte Veränderungen in der Praxis zu schulen" (Curley, 2012, S. 156).

Das National Institute of Nursing Research (NINR, n.d.) setzt den Schwerpunkt auf die Pflegeforschung als wissenschaftliches Fundament für die klinische Praxis, die Prävention von Krankheit und Behinderung, die Behandlung und Beseitigung krankheitsbedingter Symptome und letztlich die Verbesserung der Palliativversorgung und der Versorgung am Lebensende (http://www.ninr.nih.gov). Polit und Beck (2012) definieren *Forschung* als systematisches Ergründen anhand einer disziplinierten Methodik zur Beantwortung von Fragen. Somit bedeutet klinisches Hinterfragen, klinisch relevante Ereignisse oder Umstände systematisch zu prüfen, um die Gesundheitsversorgung sowohl für den einzelnen Patienten als auch für Familien, Populationen und die Gesellschaft zu verbessern. Wenn Pflegende eine klinische Frage haben, die ihrer Meinung nach beantwortet werden sollte, um bessere Patientenergebnisse zu erzielen, können sie Studien durchführen, vorhandene Daten analysieren, die Fachliteratur auswerten, Forschungsergebnisse nutzen und Wissen aus Daten extrahieren (Data Science). Durch klinisches Hinterfragen können sie neues Wissen generieren und die Pflegeforschung voranbringen (Polit & Beck, 2012).

Gemäß dem Synergiemodell zur Patientenversorgung der American Association of Critical-Care Nurses (AACN) ist klinisches Hinterfragen ein fortlaufender Prozess des Infragestellens und Evaluierens der Praxis und der Förderung von Veränderungen in der Praxis durch die Anwendung von Forschungsergebnissen (AACN, 2015a). Er beginnt mit einem klinischen Problem, für das die Pflegefachperson nach einer evidenzbasierten Antwort sucht. Wichtig ist, eine klinische Frage zu formulieren und sie so einzugrenzen, dass sie auf den Patienten fokussiert ist. Diese klinische Frage muss einen eindeutigen Schwerpunkt haben, klinisch relevant sein und eine bestimmte Patientenpopulation mit spezifischen Interventions-, Wirkungs- und Ergebnisparametern betreffen (Phan, Tian, Cao, Black & Yan, 2015). Fava, Guidi, Rafanelli und Sonino (2015) verweisen zudem darauf, dass potenzielle Vor- und Nachteile bei der Formulierung klinischer Fragen zu berücksichtigen sind.

In der Vergangenheit wurden Patienten lediglich als Studienpopulation in klinische Fragen einbezogen, doch das hat sich geändert. Heute gewinnt die Zusammenarbeit von Patienten, Ärzten und Pflegenden im Forschungsbereich zunehmend an Bedeutung. Im Jahr 2010 legitimierte der Patient Protection and Affordable Care Act (US-Bundesgesetz, das in der Regierungszeit von Barack Obama beschlossen wurde und deshalb häufig als Obamacare bezeichnet wird) das Patient-Centered Outcomes Research Institute, Forschungsaktivitäten zur klinischen Wirksamkeit zu finanzieren. Ziel dieser Forschungsaktivitäten war es, das Wissen zu generieren, das Patienten, Ärzten und Pflegenden die Entscheidungsfindung erleichtert. Pflegende befinden sich aufgrund ihrer Nähe zu den Patienten und ihrem stetigen Kontakt mit ihnen in der einmaligen Lage, spezifische Bereiche, die der Überprüfung bedürfen, ermitteln zu können, um dann Untersuchungen durchzuführen und neue Erkenntnisse zu gewinnen, die zu einer evidenzbasierten Gesundheitsversorgung beitragen. Durch die spezifische Einbindung der Patienten in die Fragestellung, in die Forschungsaktivitäten und die Verbreitung der Forschungsergebnisse soll das Zusammenwirken von Patienten und Pflegenden maximiert werden (Newhouse, Barksdale & Miller, 2015). Eine klinische Forschungsfrage könnte beispielsweise lauten: „Wie ist das Kopfteil des Patientenbettes optimal eingestellt, um den intrarektalen Druck zu erhöhen und bettlägerigen Patienten eine effektive und sichere Position zur Darmentleerung zu ermöglichen, ohne dabei jedoch signifikante kardiovaskuläre Reaktionen hervorzurufen?“ (Imai et al., 2015).

Gemäß dem Synergiemodell sollten die Kompetenzen der Pflegenden auf die Bedürfnisse der Patienten abgestimmt werden (AACN, 2015b). In ähnlicher Weise wird auch die Art der formulierten klinischen Fragen davon beeinflusst, wie erfahren eine Pflegefachperson ist (Sackett et al., 2000). Weniger erfahrene Pflegefachpersonen stellen häufig Fragen, die grundlegende Informationen betreffen und ihr Wissen erweitern sollen. Erfahrenere Pflegefachpersonen stellen eher Fragen, die Ergebnisse betreffen.

Pflegende sollten die verfügbare Fachliteratur kritisch überprüfen. Dabei sollten sie die Informationen kritisch hinterfragen und herausfinden, ob die Ergebnisse in die klinische Praxis übertragen werden können. Zu verstehen, ob Studienergebnisse in der Praxis anwendbar sind, ist eine Kompetenz, die für klinisches Hinterfragen unerlässlich ist.

Letztlich ist die Kompetenz zum klinischen Hinterfragen die Fähigkeit, die Fachliteratur systematisch zu analysieren. Dazu müssen Forschungsarbeiten gelesen und Ergebnisse geordnet werden, um Trends zu ermitteln, welche die klinische Entscheidungsfindung in der Praxis erleichtern. Dies erfordert ein hohes Maß an Kompetenz, weil Pflegende die interne und externe Validität und die Zuverlässigkeit der Aussagen verstehen müssen (Polit & Beck, 2012).

16.1 Voraussetzungen für klinisches Hinterfragen

Damit Pflegende klinische Praxis kompetent hinterfragen können, müssen sie bestimmte Voraussetzungen erfüllen. Erstens sollten sie bereit sein, Wissen erwerben zu wollen und dies auch zu demonstrieren. Beispielsweise sollten sie offen für Feedback und Ratschläge anderer sein, sich kontinuierlich weiterbilden und Forschungsdaten analysieren können. Zweitens müssen sie klinische Probleme identifizieren und die Fachliteratur auf entsprechende Belege überprüfen können. Nur so können sie bestätigen, dass die bisherige Praxis Bestand hat oder auf Veränderungen drängen. Drittens schließlich sollten sich Pflegende an wissenschaftlichen Prozessen beteiligen können. Dies bedeutet, Teil eines Teams zu sein, Daten zu sammeln, Studienergebnisse zu evaluieren und Veränderungen in der Praxis auf der Grundlage von Evidenz zu implementieren (AACN, 2003a).

16.2 Definition

Klinisches Hinterfragen ist der fortlaufende Prozess des Infragestellens und Beurteilens klinischer Praxis, der Bereitstellung einer auf Informationen basierenden Praxis und der Erneuerung dieser Praxis durch Forschung und empirisches Lernen (AACN, 2003b). Pflegende sollten sich für die Erweiterung klinischen Wissens engagieren, um bestmögliche Ergebnisse für Patienten zu erzielen (AACN, 2002). Der wichtigste Schritt dabei ist, eine Frage zu ermitteln, die beantwortet werden muss, wenn die Patientenergebnisse verbessert und Erkenntnisse gewonnen werden sollen. Pflegende sind dafür verantwortlich, Fragen zu stellen, die ein Bewusstsein für die Bedürfnisse der Patienten, die Interaktion mit dem Umfeld sowie den Gesundheitszustand und die spezifischen Merkmale von Patienten widerspiegeln. Eine Kultur des Hinterfragens ist erforderlich, um Forschung in klinische Praxis zu übersetzen (Bridges, 2015). Als Teil der Implementationsforschung und der patientenzentrierten Ergebnisforschung wird klinisches Hinterfragen neues Wissen generieren und die Patientenversorgung im klinischen Umfeld verbessern. Dies steht im Gegensatz zu einer vollständigen Abhängigkeit von randomisierten kontrollierten Studien und einer evidenzbasierten Patientenversorgung, welche nicht die individuelle Reaktion des Patienten und das sich schnell wandelnde klinische Umfeld berücksichtigen. Für praktizierende Pflegende, die Antworten auf klinisch relevante Fragen suchen, sind eine kritische Analyse der wissenschaftlichen Ergebnisse, die retrospektive Überprüfung der Patientenakten und der Daten zu Qualitätsverbesserung, Risikomanagement und Infektionskontrolle sowie das Vergleichen von Daten unerlässlich. Die Praxis sollte von diesen Daten geleitet werden und nicht von der Tradition, der Kultur des Krankenhauses oder von lieb gewonnenen Gewohnheiten.

Fallstudie

Eine 83-jährige Frau mit Herzinfarkt wurde auf die Intensivstation des Krankenhauses gebracht. Der EKG-Monitor zeigte Vorhofflimmern bei einer Kammerfrequenz von 110/min. Die Patientin erhielt eine Infusion mit Diltiazem, die mit 20 mg/min einlief. Ihr Blutdruck war stabil bei 102/74 mmHg, die Urinausscheidung betrug nur 35 ml/Stunde. Aufgrund ihrer anamnestisch bekannten rheumatoiden Arthritis war die Patientin in ihrer Mobilität erheblich eingeschränkt.

Die zuständige Pflegefachperson fragte sich, ob zwischen den kardiovaskulären Parametern Blutdruck und Puls und der Position bettlägeriger Patienten bei der Darmentleerung ein Zusammenhang besteht. Zu diesem Thema existierte auf der Station jedoch keine Leitlinie. Sie hatte bereits früher festgestellt, dass sich die kardiovaskulären Parameter bei der Darmentleerung je nachdem, wie die Patienten im Bett positioniert sind, unterschiedlich stark verändern. In Gesprächen mit Kollegen zeigte sich, dass die Meinungen bezüglich der optimalen Position zur Darmentleerung bei bettlägerigen Patienten unterschiedlich waren. Zudem ergab eine schnelle Konsultation standardmäßiger Pflegelehrbücher unterschiedliche Antworten, die nicht auf Daten basierten. Die Pflegefachperson überprüfte dann zunächst die Fachliteratur, um zu erkunden, ob diese Frage vorher schon einmal untersucht worden war. Sie fand heraus, dass dazu bereits drei Studien durchgeführt worden waren, deren Daten jedoch nicht übereinstimmten. Eine der drei Studien zeigte, dass ein um 30° oder 70° erhöhter Oberkörper mit deutlichen Veränderungen der Herzfrequenz assoziiert war (Metzer & Therrien, 1990). Eine zweite Studie ergab, dass ein um 20° erhöhter Oberkörper gegenüber der Rückenlage zu stärkeren Blutdruckschwankungen führte (Vogel et al., 2008). In der dritten Studie von Kawase et al. (1986) zeigten die unterschiedlichen Positionen keine Veränderungen der Herzfrequenz und der Sauerstoffsättigung; jedoch war eine Darmentleerung in Rückenlage schwieriger. Die Pflegefachperson fand keine Studie zu den Beziehungen zwischen den verschiedenen Kopfteileinstellungen, der Belastung bei der Darmentleerung und der kardiovaskulären Reaktion der Patienten. Daher schlug sie eine Studie vor, in der die kardiovaskulären Parameter Blutdruck und Herzfrequenz bei unterschiedlicher Einstellung des Bettkopfteils und 15-sekündiger Muskelanspannung am Ende der Inspiration untersucht würden. Dazu sollte der Winkel des Bettkopfteils auf jeweils 0°, 15°, 30° und 60° eingestellt werden. Die Ergebnisparameter waren intrarektaler Druck, Herzfrequenz, Blutdruck und abdominelle Aktivität. Ein höherer Winkel gestattete bettlägerigen Patienten eine effektivere und sicherere Darmentleerung und wirkte sich geringer auf Blutdruck und Puls aus. Aufgrund der Daten dieser Studie schlug die Pflegefachperson vor, die Vorgehensweise bei der Darmentleerung bettlägeriger Patienten auf der Station zu ändern. Das klinische Hinterfragen der bisher uneinheitlichen Praxis führte zu Veränderungen für die Pflegenden am Krankenbett.

16.3 Anwendung des Synergiemodells auf die Fallstudie

Pflegende mit Kompetenzgrad 1 folgen Standards und Richtlinien, die von Aufsichtsbehörden und Krankenhäusern erstellt wurden. Klinische Veränderungen werden mithilfe der Integration forschungsbasierter Methoden implementiert. Pflegende mit Kompetenzgrad 1 wissen, dass sie weiterhin lernen müssen, um die Patientenversorgung zu verbessern. Sie erkennen offensichtliche Veränderungen in der Situation von Patienten und suchen Hilfe bei der Ermittlung von Problemen (AACN, 2002).

Pflegende mit Kompetenzgrad 3 stellen die Eignung von Standards und Richtlinien infrage. Sie hinterfragen die derzeitige Praxis. Sie verbessern die Patientenversorgung dadurch, dass sie den Rat anderer suchen und sich um Ressourcen und/oder Informationen bemühen. Sie vergleichen mögliche Alternativen und stellen diese einander gegenüber (AACN, 2002).

Pflegende mit Kompetenzgrad 5 verbessern Standards und Richtlinien für Situationen, die spezifisch für Patienten oder Patientengruppen sind. Sie weichen von ihnen ab oder individualisieren sie. Sie stellen die derzeitige Praxis aufgrund der Reaktion der Patienten, der Überprüfung der Fachliteratur, der Forschungsergebnisse und ihrer Ausbildung infrage. Fragen, die in der Praxis aufkommen, gehen sie nach, um Wissen zu erwerben, das die Patientenversorgung verbessert (AACN, 2002).

In dieser Fallstudie handelte die Pflegefachperson entsprechend dem Kompetenzgrad 5. Sie stellte die derzeitige Praxis infrage, konsultierte die Fachliteratur auf Belege für eine optimale Position bettlägeriger Patienten zur Darmentleerung bei gleichzeitig minimaler Veränderung von Blutdruck und Puls. Die Konsultation der Fachliteratur ergab, dass keine ausreichenden Daten dazu vorlagen. Deshalb führte sie eine Studie durch, die mehr Variablen beinhaltete, und stellte fest, dass ein höher gestelltes Kopfteil bei bettlägerigen Patienten mit geringeren Auswirkungen auf die Herzfrequenz und den Blutdruck verbunden war. Aufgrund der Studienergebnisse schlug sie vor, die Leitlinie auf der Station zu ändern.

16.4 Fazit

Die Implementationsforschung wird bestimmen, wie Forschungsergebnisse in Strategien zu Patientenversorgung übersetzt und wie Ergebnisse der Patientenversorgung in der Praxis gehandhabt werden (Granger & Shah, 2015). Das kritische Hinterfragen klinischer Praxis und das Formulieren klinischer Fragen sind entscheidende Elemente für optimale Patientenergebnisse.

16.5 Literatur

American Association of Critical-Care Nurses. (2002). *Competency level descriptors for nurse characteristics*. Aliso Viejo, CA: AACN Certification Corporation.

American Association of Critical-Care Nurses. (2003a). *Survey of critical care nursing practice*. Aliso Viejo, CA: Author.

American Association of Critical-Care Nurses. (2003b). *CCRN certification blue print for study*. Aliso Viejo, CA: Author.

American Association of Critical-Care Nurses. (2015a). *The AACN Synergy Model for patient care. Basic information about the AACN Synergy Model for Patient Care*. Retrieved from http://www.aacn.org/wd/certifications/docs/synergymodelforpatientcare.pdf

American Association of Critical-Care Nurses. (2015b). *The AACN Synergy Model for patient care: Assumptions guiding the Synergy Model*. Retrieved from http://www.certcorp.org/certcorp/certcorp.nsf/vwdoc/SynModel?opendocument#Assumptions%20Gu

Bridges, E. (2015). Research at the bedside: It makes a difference. *American Journal of Critical Care, 24*(4), 283–289. https://doi.org/10.4037/ajcc2015358

Curley, M. A. Q. (2012). Clinical research: Together, stronger, bolder. *American Journal of Critical Care, 21*(3), 156–157. https://doi.org/10.4037/ajcc2012507

Fava, G., Guidi, J., Rafanelli, C. & Sonino, N. (2015). The clinical inadequacy of evidence-based medicine and the need for a conceptual framework based on clinical judgment. *Psychotherapy and Psychosomatics, 84*, 1–3. https://doi.org/10.1159/000366041

Granger, B. & Shah, B. (2015). Blending quality improvement and research methods for implementation science, Part I: Design and data collection. *AACN Advanced Critical Care, 26*(3), 268–274. https://doi.org/10.4037/NCI.0000000000000109

Imai, M., Kuwahara, Y., Hirai, M., Nishimura, R., Nishimura, N., Shimizu, Y., … Iwase, S. (2015). Effects of defecation strain at various bed reclining angles on intrarectal pressure and cardiovascular responses. *Nursing Research, 64*(6), 413–421. https://doi.org/10.1097/NNR.0000000000000118

Kawase, H., Hagisawa, S., Suga, H., Onizuka, K., Kubo, H., Terada, H., … Hayasaki, K. (1986). Comparison of the effects of defecation using a bedpan and a bedside commode on heart rate and oxygen consumption. *Respiration and Circulation, 34*(1), 51–58.

Metzer, B. & Therrien, B. (1990). Effect of position on cardiovascular response during the Valsalva maneuver. *Nursing Research, 39*(4), 198–202.

National Institute of Nursing Research. (n.d.) *Implementing NINR's strategic plan: Key themes*. Retrieved from http://www.ninr.nih.gov/aboutninr/keythemes#.VsE6g-ZGREM

Newhouse, R., Barksdale, J. D. & Miller, J. (2015). The patient-centered outcomes research institute: Research done differently. *Nursing Research, 64*(1), 72–77. https://doi.org/10.1097/NNR.0000000000000070

Phan, K., Tian, D., Cao, C., Black, D. & Yan, T. (2015). Systematic review and meta-analysis: Techniques and a guide for the academic surgeon. *Annals of Cardiothoracic Surgery, 4*(2), 116.

Polit, D. F. & Beck, C. T. (2012). Systematic reviews of research evidence: Meta-analysis, metasynthesis and mixed studies review. In D. F. Polit & C. T. Beck (Eds.), *Nursing research: Generating and assessing evidence for nursing practice* (9th ed., pp. 653–679). Philadelphia, PA: Wolters Kluwer Health/Lippincott Williams & Wilkins.

Sackett, D. L., Rosenberg, W., Haynes, R. B. & Richardson, W. S. (2000). Evidence based medicine: What it is and what it isn't. *British Medical Journal, 312*(7023), 71–72. https://doi.org/10.1136/bmj.312.7023.71

Vogel, E., Corfits, J., Sandroni, P., Sletten, D., Benarroch, E., Fealey, R., … Low, P. (2008). Effect of position on valsalva maneuver: Supine versus 20 degree position. *Journal of Clinical Neurophysiology, 25*(5), 313–316. https://doi.org/10.1097/WNP.0b013e318182d319

17 Förderliches Begleiten

Jane Miles

Eine Lernkultur herrscht dort, wo Menschen in all ihren Beziehungen und Erfahrungen kreativ sind. Solch eine Kultur ermutigt Pflegende, nach Gelegenheiten zum Lernen und zum Lehren zu suchen. *Lernen* ist eine Änderung des Verhaltens durch Praxis und Erfahrung. *Lehren* ist Handeln nach einem Aktionsplan, der Lernen ermöglicht. Lehren und Lernen sind keine voneinander getrennt stattfindenden Vorgänge, sondern ihrem Wesen nach synergistisch und interaktiv. Der Prozess des Lehrens und Lernens umfasst, den Lernbedarf eines Patienten zu ermitteln, den Patienten zur Setzung von Zielen zu ermutigen, Strategien zur Vermittlung von Informationen umzusetzen und zu überprüfen, ob diese Informationen verstanden wurden. In diesem Kapitel geht es um die Rolle, die Pflegende dabei spielen, Patienten und ihren Angehörigen Lernen zu ermöglichen.

17.1 Lerntheorien

In den 1930er Jahren kam die Theorie des Reiz-Reaktions-Lernens auf, als B.F. Skinner (1938) den Begriff der operanten Konditionierung prägte. Operante Konditionierung bedeutet, dass ein Verhalten durch unregelmäßig verteilte positive und negative Verstärkungen dauerhaft wird. Sie bildete das Fundament für die „programmierte Instruktion". Dieser Lernstil beinhaltet kleine Lerneinheiten oder Lernmodule und ein sofortiges Feedback dazu, welche Antworten richtig sind (Bigge, 1971).

In den 1940er Jahren entwickelte Kurt Lewin (1948) die kognitive Feldtheorie des Lernens. Sie besagt, dass Menschen unabhängig davon, wie viel sie verstehen, das ihrem Wissen nach Beste tun für das, was als das Beste erachtet wird. Intellektuelle Prozesse werden stark von den Zielen des Einzelnen beeinflusst. Bei der kognitiven Feldtheorie des Lernens sind Ziele entscheidend (Bigge, 1971).

Die humanistische Lerntheorie, die Selbsteinschätzung und Wachstum des Lernenden in den Mittelpunkt stellt, wurde größtenteils von Carl Rogers (1969) entwickelt. Der Lernende ist motiviert, wenn der Lerninhalt als nützlich erachtet wird. Lernen erfolgt durch den Akt des Tuns. Die Werte des Patienten sind von höchster Bedeutung, und Lernen erfolgt nicht, wenn der Patient den Zweck des Lernens nicht erkennt (Lefrancois, 1975).

Jede Situation des Lehrens und Lernens, der Pflegende begegnen, enthält Grundsätze dieser drei Theorien, und alle drei finden in einem ganzheitlichen Lehr-Lern-Prozess Anwendung.

17.2 Förderliches Begleiten in der Pflege

Patienten werden geschult, um ihr kreatives Potenzial und ihre Fähigkeit zur Analyse relevanter Sachverhalte sowie ihre Kritik daran zu fördern und um sie in ihrer eigenen individuellen Lebensweise zu unterstützen. Lehrende sind für Patienten eine Ressource und erweitern den spezifischen kulturellen Hintergrund, die Wertvorstellungen und die Lebenserfahrungen jedes einzelnen Patienten.

Pflegende sollten ermitteln, wie ein Patient am besten lernt. Lernen kann visuell, auditiv, verbal, physisch, logisch, sozial oder allein erfolgen. Menschen, die visuell lernen, bevorzugen Bilder und Vorstellungen. Menschen, die auditiv lernen, bevorzugen Ton und Musik. Sie prägen sich etwas besser ein, wenn es rhythmisch präsentiert wird. Menschen, die verbal lernen, nutzen das gesprochene und schriftliche Wort. Sie profitieren von Broschüren oder Videos. Physisch Lernende treten lieber in Aktion und setzen ihre Hände und ihren Tastsinn ein. Logisch Lernende wiederum bevorzugen die logische Präsentation von Gedanken, das Betrachten von Modellen, die Beziehungen aufzeigen, und die Vermittlung von Informationen in einer geordneten Form. Sozial Lernende bevorzugen das Lernen in Gruppen. Sie tauschen ihre Gedanken gern mit anderen aus und denken über die Beiträge anderer nach. Der Einsatz von Spielen ist für sozial Lernende hilfreich. Menschen, die besser allein lernen, beobachten sich selbst, brauchen Zeit zur Reflexion und erarbeiten sich die Informationen lieber unabhängig von anderen. Für sie sind Anleitungen zum Selbststudium hilfreich (Bigge, 1971).

Pflegende sollten jedoch nicht nur den Lernstil ihrer Patienten, sondern auch die jeweilige Gesundheitskompetenz ermitteln, ihre Lehre individuell gestalten und beurteilen, ob der Patient die vermittelten Informationen verstanden hat. Der 2010 eingeführte Patient Protection and Affordable Care Act (US-Bundesgesetz, das in der Regierungszeit von Barack Obama beschlossen wurde und deshalb häufig als Obamacare bezeichnet wird) definierte *Gesundheitskompetenz* als Fähigkeit von Patienten, grundlegende Gesundheitsinformationen und -dienstleistungen zu erhalten, zu kommunizieren, zu verarbeiten und zu verstehen sowie entsprechende Gesundheitsentscheidungen zu treffen (Office of the Legislative Counsel, 2010). Gesundheitskompetenz in die umfassende Beurteilung der Behandlungsbedürfnisse des Patienten (Assessment) zu integrieren bedeutet, die Sprach-, Lese- und Verständniskompetenz zu ermitteln und weitere Faktoren wie den Einfluss der Kultur des Patienten auf seine Reaktion auf Wissensvermittlung zu berücksichtigen. Pflegende werden ihre Kommunikationsmethoden dementsprechend anpassen und eventuell eine einfache Sprache verwenden müssen. Sie sollten Fachsprache vermeiden und die Meinung des Patienten zu seinem dringlichsten Lernbedarf berücksichtigen (Parnell, 2014).

17.3 Kompetenzen von Lernbegleitenden

Pflegende benötigen bestimmte Fähigkeiten, um Patienten Gesundheitsinformationen zugänglich zu machen. Von ihnen wird aber auch verlangt, die Relevanz der Informationen zu erfassen und wichtige Informationen, die der Patient erhalten sollte, von unwichtigen Informationen zu unterscheiden. Die Vermittlung von Informationen dient dem Zweck, das Wissen der Patienten über Diagnose, Krankheit, Therapiebedarf und gesundheitsförderndes Verhalten zu erweitern. Bei einer patientenzentrierten Versorgung müssen effektive Kommunikationsfähigkeiten in die Assessment-Kompetenzen integriert werden, um den Lernbedarf, die Lernfähigkeit und die Lernbereitschaft des Patienten beurteilen zu können (Arnold, 2016; Boggs, 2016). Dazu gehören klare, dem Bildungsgrad des Patienten entsprechende Instruktionen bei der Entlassung, die mit der primären Betreuungsperson abgesprochen werden. Pflegende sollten in der Lage sein, aufeinander abgestimmte und dem Bedarf des jeweiligen Patienten und seiner Angehörigen entsprechende

Lernaktivitäten und -materialien anzubieten. Die Fähigkeit, das Gesundheitsteam in den Schulungsplan für Patienten und Angehörige zu integrieren, um eine mehrdimensionale Herangehensweise an die individuelle Versorgungssituation sicherzustellen, ist eine Lehrkompetenz von Pflegenden. Die Evaluation der Lernbereitschaft von Patienten und Angehörigen ist eine Kompetenz, die Lernbegleitung erst möglich macht (American Association of Critical-Care Nurses [AACN], 2003).

Aufgrund des heutigen Gesundheitsumfelds müssen Lehrziele messbar, realistisch und im verfügbaren Zeitrahmen erreichbar sein. Hierbei die Lehrstrategien zu wählen, die sich für den Patienten am besten eignen, ist eine Fähigkeit, die meist Pflegende auf einer höheren Kompetenzebene besitzen. Lehrstrategien an den Lernbedarf von Patienten in unterschiedlichen Entwicklungsstadien anzupassen und die wesentlichen Lehrinhalte festzulegen, erfordert viel Erfahrung (Arnold, 2016). Viele Patienten benötigen kreative Lehrstrategien, wenn sichergestellt werden soll, dass sie die Fähigkeiten, die für ein eigenständiges Management ihrer Situation erforderlich sind, verstanden haben.

Gesundheitscoaching ist eine Strategie, die das Selbstmanagement unterstützen kann, weil es die Perspektive und Ziele des Patienten und das Arbeiten *mit* dem Patienten in den Mittelpunkt stellt und nicht die Weitergabe von Informationen *an* den Patienten auf der Basis eines von Pflegenden erstellten Versorgungsplans (Huffman, 2009).

Eine weitere Kompetenz von Lernbegleitenden ist die Fähigkeit, Schulungsmaterialien sowohl in einer informellen persönlichen Beziehung als auch in einer formal strukturierten Gruppensitzung oder in einer Familienkonferenz zu präsentieren (Arnold, 2016). Sind Lernbegleitende in diesen drei Bereichen kompetent, sind sie für Patienten unabhängig davon, wo Schulung stattfindet, hilfreich. Da Gesundheitsversorgung zunehmend in den ambulanten Bereich verlagert wird und dabei komplexe Anforderungen an die häusliche Versorgung gestellt werden, ist pflegerische Kompetenz notwendig, um Patienten in der Verbesserung ihres Selbstmanagements zu schulen und optimale Gesundheitsergebnisse zu erzielen (Hennessey & Suter, 2011).

17.4 Definition

Förderliches Begleiten wird definiert als die Fähigkeit, Patienten und Angehörigen sowohl informelles als auch formelles Lernen zu ermöglichen. Pflegende sollten in der Lage sein, den Informationsbedarf von Patienten und Angehörigen zu erkennen (AACN, 2015). Standardisierte und patientenzentrierte Schulungsmaterialien sowie kreative Lehrstrategien können sicherstellen, dass Patienten und Angehörige die Informationen erhalten haben, die zur Verbesserung der Gesundheitsergebnisse notwendig sind.

Pflegende sollten den Lernbedarf ermitteln können, bevor sie Patienten schulen. Pflegeexperten besitzen zudem die Kompetenz, formelle und informelle intra- und interdisziplinäre Schulungen durchzuführen, um die Ergebnisse für Patienten zu verbessern. Sie können vermitteln, wie wichtig lebenslanges Lernen und eine auf Evidenz basierende Praxis innerhalb des Gesundheitssystems sind (AACN, 2003).

17.5 Umsetzung in der Praxis

Wenn förderliches Begleiten anhand von bestimmten Kriterien in der Praxis umgesetzt werden soll und damit bestimmte Kompetenzen verbunden sind, müssen beide zunächst sichtbar gemacht werden (Song & Ward, 2015). Um eine patientenzentrierte Versorgung sicherzustellen und Patienten Lernen zu ermöglichen, sind folgende Kriterien und pflegerische Kompetenzen zu erfüllen:

Ermittlung des Lernbedarfs. Die Pflegefachperson betreut einen terminal kranken Patienten, der gemeinsam mit seinen Angehörigen eine Entscheidung über seine weitere Versorgung treffen muss und erkennt, dass der Patient mehrfachen Lernbedarf hinsichtlich der verfügbaren Versorgungsoptionen hat. Anstatt ihn anhand einer Checkliste zu befragen und Fragen zu stellen, die er nur mit Ja oder Nein beantworten kann, gibt sie ihm zunächst Gelegenheit, über seine Diagnose und über das, was in den kommenden Monaten absehbar ist, zu sprechen. Im Gespräch wird deutlich, dass er sich mehrerer Optionen (z.B. Hospiz) bewusst ist und über grundlegende Kenntnisse verfügt. Die Pflegefachperson nutzt dieses Grundwissen als Basis für die Vermittlung weiterer Informationen, die für die Entscheidungsfindung erforderlich sind.

Ermittlung des Lernstils. Während der Ermittlung des Lernbedarfs dieses Patienten achtet die Pflegefachperson auf Hinweise, die auf den bevorzugten Lernstil verweisen. Wenn der Patient erwähnt, dass er in einer Zeitschrift über Hospize gelesen hat, fragt sie ihn, ob er gerne liest und wenn dem so ist, ob er verschiedene Broschüren lesen und danach weiter mit ihr über das Thema sprechen möchte. Die Pflegefachperson stellt ihm die Broschüren zur Verfügung und beide planen, das Gelesene am nächsten Tag zu besprechen.

Ermittlung der Lernbereitschaft. Die Pflegefachperson versorgt einen Patienten mit Herzinsuffizienz, der bisher wenig Interesse an einer empfohlenen Umstellung seiner Ernährung gezeigt hat. Bevor sie den Patienten darüber informiert, was er ändern sollte, stellt sie fest, dass er schon über eine Umstellung seiner Ernährung nachgedacht, jedoch bisher noch nichts unternommen hat (Arnold, 2016). Sie nutzt diese Information für den Lernprozess, indem sie ihn über bestimmte Maßnahmen informiert, mit denen er beginnen kann.

Überprüfung der Gesundheitskompetenz. In der Fachliteratur wird immer wieder der Begriff der Gesundheitskompetenz (health literacy) hervorgehoben, der mehr beinhaltet, als die Fähigkeit zu lesen. Dazu gehören auch Kompetenzen wie zuhören, analysieren, Entscheidungen treffen können und diese Kompetenzen zur Erfüllung der Gesundheitsbedürfnisse einzusetzen. Ein vom Institute of Medicine angeführtes Beispiel ist die Fähigkeit, Anweisungen auf rezeptpflichtigen Medikamenten, Terminvereinbarungen, Schulungsbroschüren, Instruktionen des Arztes und Einwilligungserklärungen zu verstehen und durch das komplexe Gesundheitssystem navigieren zu können. Außerdem ist es notwendig, bei Entscheidungen zur Schulungsform den kulturellen Hintergrund und das Überzeugungssystem des Patienten zu berücksichtigen (Nielsen-Bohlman, Panzer & Kindig, 2012).

Pflegefachperson auf Intensivstationen wissen um die Notwendigkeit, die Gesundheitskompetenz zu ermitteln. Sie nutzen dazu neue evidenzbasierte Tools wie Newest Vital Sign (Pfizer, ohne Jahresangabe), einen einfachen und schnell durchführbaren Test zur Ermittlung von Patienten, die Verständnisprobleme haben. Die Wahl des geeigneten Schulungsmaterials und die Konzeption individueller Schulungen erleichtern den Lernprozess für Patienten und Angehörige.

Zusammenarbeit im Gesundheitsteam. Die Pflegefachperson arbeitet als Fallmanagerin mit einer Patientin mit mehreren chronischen Erkrankungen und Schulungsbedarf. Die Patientin wird sowohl pflegerisch als auch physiotherapeutisch betreut. Die Pflegefachperson bemerkt, dass sie nur wenige der im rehabilitativen Bereich verwendeten Begriffe versteht und erkennt dies als Barriere für die Durchführung des Übungsplans. Sie bespricht dieses Problem mit dem Physiotherapeuten, um den Versorgungsplan der Patientin entsprechend anzupassen und dafür zu sorgen, dass bei den Übungen beide, Pflegefachperson und Physiotherapeut, anwesend sind.

Entwicklung von Lehrstrategien. Die Pflegefachperson betreut eine junge Frau, die vor Kurzem einen Verkehrsunfall hatte. Folge dieses Unfalls war die Anlage eines Colostomas, das die Patientin nun selbst versorgen soll. Die Pflegefachperson entwickelt Lehrstrategien, die einer Frau in diesem Alter das Lernen erleichtern. Sie ermöglicht ihr, so weit machbar, das Material zur Versorgung des Colostomas selbst zu wählen und bespricht mit ihr, was sie anziehen kann (Arnold, 2016). Das Interesse der Patientin steigt, sobald sie merkt, dass sie die Versorgung des Colostomas in ihren Lebensalltag integrieren kann.

Berücksichtigung von Schulungsort und zu schulenden Patienten. Die Pflegefachperson, die auf einer Wachstation arbeitet, schult einzelne Patienten und Patientengruppen mit neu diagnostiziertem Diabetes mellitus auf der Station. Wenn sie einen Gruppenvortrag plant, sollte sie den Ort, an dem die Schulung stattfindet, vorher besichtigen und ihn so gestalten, dass er die Teilnehmer motiviert. Zudem sollte sie Schulungsmaterialien bereitstellen, die die Teilnehmer während des Vortrags und zu Hause nutzen können (Arnold, 2016; Meade, 2015).

Fallstudie

Ein 64-jähriger Mann wurde auf der kardiologischen Intensivstation des Krankenhauses aufgenommen. Anamnestisch bekannt waren eine Hypertonie, Diabetes mellitus und Hyperlipidämie. Die Diagnose bei Aufnahme lautete: Ausschluss eines Myokardinfarkts. Angeordnet wurden folgende Maßnahmen: tägliche Aufzeichnung eines EKGs, Bestimmung der Herzenzyme (CK, Troponin) alle 8 Stunden (3-mal), 1800-Kalorien-Diät gemäß American Diabetes Association, Legen eines venösen Gefäßzugangs, engmaschige Vitalzeichenkontrolle, Gabe von 2 Liter O_2 über Nasensonde, Kontrolle des Blutzuckerspiegels (vor den Mahlzeiten und zur Nacht), Insulininjektion nach Blutzuckerspiegel, Gabe von Captopril 25 mg 3-mal täglich, Gabe von Simvastatin 10 mg 1-mal täglich, Injektion von NPH-Insulin 35 I.E. morgens.

Die ersten Laborergebnisse zeigten erhöhte CK- und Troponinwerte. Das EKG stützte die Diagnose eines lateralen Vorderwandinfarktes. Die Pflegefachperson besprach mit dem Patienten die Medikamente, die ihm sein Arzt verordnet hatte. Dabei wurde deutlich, dass er Simvastatin nicht eingenommen hatte, weil schon das Insulin und das Blutdruckmedikament teuer genug waren. Der Patient fragte die Pflegefachperson, was eigentlich die Gründe für seinen Herzinfarkt seien. Er bat also um Informationen, was die Pflegefachperson veranlasste, seine Lernbereitschaft zu prüfen und seinen aktuellen Wissensstand zu ermitteln. Sie besprach mit ihm, welche Folgen ein zu hoher Cholesterinspiegel hat, dass dieser Ablagerungen in den Koronararterien verursacht und dies durch lipidsenkende Medikamente verhindert werden kann. Der Patient meinte daraufhin, dass ihm bisher niemand die Beziehung zwischen Simvastatin und der Prävention eines Herzinfarktes erklärt habe. Er erkannte, dass dieses Medikament ebenso wichtig war wie die anderen, die ihm verordnet worden waren. Im Gespräch mit dem Patienten stellte die Pflegefachperson fest, dass der Patient wusste, wie wichtig seine Insulintherapie und die Einnahme seines Blutdruckmedikaments zur Prävention von Krankheit waren, dass ihm aber nicht klar war, welche Bedeutung ein cholesterinsenkender Wirkstoff hat. Sein mangelndes Wissen veranlasste ihn zu uninformierten Entscheidungen, weil er zwar die Notwendigkeit der Kontrolle des Blutzuckerspiegels und des Blutdrucks verstanden hatte, nicht aber die Beziehung zwischen dem Cholesterinspiegel und Herzkrankheiten.

17.6 Anwendung des Synergiemodells auf die Fallstudie

Diese Pflegefachperson agierte auf Kompetenzebene 3. Sie ermittelte das vorhandene Wissen und die Lernbereitschaft des Patienten. Sie informierte den Patienten in einer adäquaten Form und überprüfte anhand von verbalen Instruktionen, ob er den Sachverhalt verstanden hatte.

Pflegende mit Kompetenzgrad 1 schulen Patienten auf der Basis von Lerneinheiten, die spezifisch für die Krankheit des Patienten entwickelt worden sind. Die Schulung von Patienten und Angehörigen wird als eine Tätigkeit betrachtet, die separat von der Versorgung stattfindet. Die Lernbereitschaft des Patienten oder bereits vorhandenes Wissen werden nicht geprüft. Pflegende mit Kompetenzgrad 1 betrachten den Patienten nicht ganzheitlich, sondern als passiven Empfänger von Informationen. Dieser wird nicht in das Schulungsprogramm einbezogen (AACN, ohne Jahresangabe). Pflegende mit Kompetenzgrad 3 erkennen, dass sie aufgrund der individuellen Bedürfnisse des Patienten verschiedene Lehrmethoden in Erwägung ziehen sollten. Sie integrieren den Patienten in den Schulungsplan, indem sie seine Perspektive hinsichtlich seines Lernbedarfs berücksichtigen und überprüfen, ob er die ihm vermittelten Informationen verstanden hat. Beide, Pflegefachperson und Patient, entwickeln Schulungsziele auf der Grundlage der individuellen Versorgungsbedürfnisse (AACN, ohne Jahresangabe). Pflegende mit Kompetenzgrad 5 entwickeln gemeinsam mit dem Patienten und den Angehörigen einen Schulungsplan. Dieser basiert darauf, was die Ermittlung des Kenntnisstands des zu Schulenden ergeben hat. Sie arbeiten mit dem Patienten, den Angehörigen und den Kollegen anderer Fachbereiche zusammen, um sicherzustellen, dass der Patient ausreichend geschult wird. Der Patient selbst setzt sich realistische Ziele und versteht, welche Folgen seine Entscheidungen haben (AACN, ohne Jahresangabe).

17.7 Fazit

Förderliches Begleiten ist ein Aspekt des Synergiemodells. Es setzt voraus, dass Pflegende den Lernenden aus einer sozialen, kulturellen und sprachlichen Perspektive beurteilen. Pflegende sind Vermittler von Informationen. Sie passen die zu vermittelnden Inhalte dem Lernstil und den sprachlichen Kenntnissen des Patienten an.

17.8 Literatur

American Association of Critical-Care Nurses. (2015). *CCRN exam handbook.* Aliso Viejo, CA: Author.

American Association of Critical-Care Nurses. (2003). *Survey of critical care nursing practice.* Aliso Viejo, CA: Author.

American Association of Critical-Care Nurses. (n.d.). *The AACN Synergy Model for Patient Care.* Retrieved from http://www.aacn.org/wd/certifications/content/synmodel.pcms

Arnold, E. C. (2016). Health teaching and coaching. In E. C. Arnold & K. U. Boggs (Eds.), *Interpersonal relationships: Professional communication skills for nurses* (pp. 284–308). St. Louis, MO: Elsevier.

Bigge, M. L. (1971). *Learning theories for teachers.* New York, NY: Harper & Row.

Boggs, K. U. (2016). Professional guides for nursing communication. In E. C. Arnold & K. U. Boggs (Eds.), *Interpersonal relationships: Professional communication skills for nurses* (pp. 22–39). St. Louis, MO: Elsevier.

Hennessey, B. & Suter, P. (2011). The community-based transitions model: One agency's experience. *Home Healthcare Nurse, 29*(4), 218–230. https://doi.org/10.1097/NHH.0b013e318211986d

Huffman, M. (2009). Health coaching: A fresh, new approach to improved quality outcomes and compliance for patients with chronic conditions. *Home Healthcare Nurse, 27*(8), 490–496. https://doi.org/10.1097/01.NHH.0000360924.64474.04

Lefrancois, G. R. (1975). *Psychology for teaching.* Belmont, CA: Wadsworth Publishing Co.

Lewin, K. (1948). *Resolving social conflicts.* New York, NY: Harper and Brothers.

Meade, C. D. (2015). Community health education. In M. A. Nies & M. McEwen (Eds.), *Community/public health nursing* (6th ed., pp. 122–153). St. Louis, MO: Elsevier.

Nielsen-Bohlman, L., Panzer, A. M. & Kindig, D. A. (2012). *Health literacy: A prescription to end confusion.* Retrieved from http://www.nap.edu

Office of the Legislative Counsel. (2010). *Compilation of Patient Protection and Affordable Care Act*. Retrieved from http://www.hhs.gov/sites/default/files/ppacacon.pdf

Parnell, T. A. (2014). Effective communication and plain language. In T. A. Parnell (Ed.), *Health literacy in nursing* (pp. 115–126). New York, NY: Springer.

Pfizer Inc. (n.d.). *The newest vital sign*. Retrieved from http://www.pfizer.com/health/literacy/public_policy_researchers/nvs_toolkit

Rogers, C. (1969). *Freedom to learn: A view of what education might become*. Columbus, OH: Charles Merrill.

Skinner, B. F. (1938). *The behavior of organizations: An experimental analysis*. Norwood, NJ: Prentice Hall.

Song, M. & Ward, S. E. (2015). Making visible a theory-guided advance care planning intervention. *Journal of Nursing Scholarship, 47*(5), 389–396.

Weiterführende Literatur

American Association of Critical-Care Nurses. (2002). *Competency level descriptors for nurse characteristics*. Aliso Viejo, CA: AACN Certification Corporation.

Teil IV: Anwendung des Synergiemodells in verschiedenen Pflegebereichen

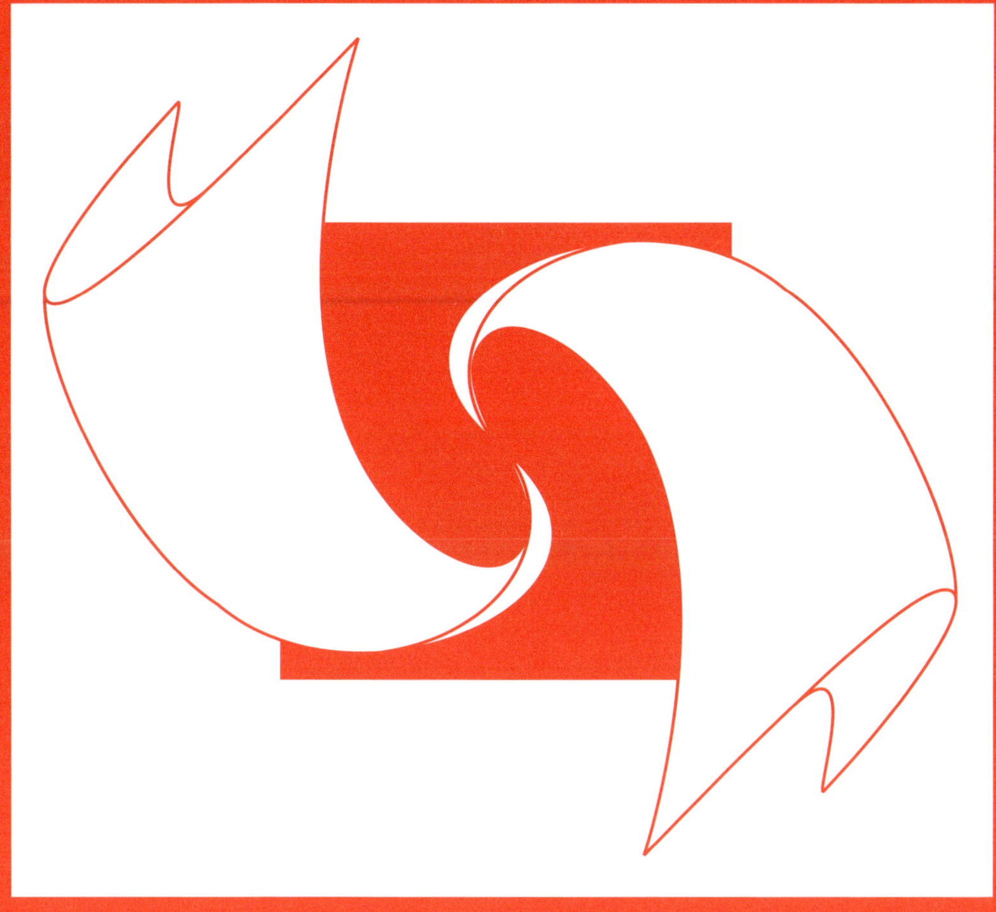

18 Klinische Pflegepraxis

Marianne Baird

Synergie entsteht dann, wenn die Bedürfnisse eines Patienten und der klinische Versorgungsbereich mit den Kompetenzen der Pflegenden korrespondieren. Entsprechend dem Synergiemodell bringen Patienten bei jedem Zusammentreffen mit dem Gesundheitssystem und mit den an ihrer Versorgung Beteiligten ganz persönliche, ihre Gesundheitsversorgung betreffende Charakteristika (Bedürfnisse) mit. Acht davon beziehen sich spezifisch auf kritische Ereignisse und betreffen die Ergebnisse, die Patienten erzielen. Alle Patienten haben ähnliche Bedürfnisse und erleben diese entlang eines Kontinuums von Gesundheit bis Krankheit. Deshalb sollten Pflegende bei jedem Patienten die Aspekte Resilienz, Vulnerabilität, Stabilität, Komplexität, Ressourcen, Partizipation an der Gesundheitsversorgung, Partizipation an Entscheidungsprozessen und Prognostizierbarkeit des Krankheitsverlaufs beurteilen.

Je eingeschränkter Patienten sind, desto komplexer sind ihre Bedürfnisse. Es geht dabei jedoch nicht nur um ihre Bedürfnisse, sondern auch um die ihrer Angehörigen. Pflegende müssen danach streben, diese Bedürfnisse zu erfüllen und in den Bereichen klinisches Urteilsvermögen, anwaltschaftliches und moralisches Handeln, fürsorgliches Verhalten, Zusammenarbeit, systemisches Denken, Umgang mit Vielfalt, klinisches Hinterfragen und förderliches Begleiten kompetent sein. Wenn die Kompetenzen der Pflegenden von den Bedürfnissen des Patienten geleitet werden und wenn es zu einer Synergie zwischen beiden kommt, dann können optimale Ergebnisse erzielt werden (Hardin & Kaplow, 2005). Zusammenarbeit zwischen allen an der Patientenversorgung Beteiligten ist unerlässlich, wenn der Versorgungsplan im Laufe des stationären Aufenthalts optimiert werden soll. Pflegende, die wissen, was eine ganzheitliche Patientenversorgung beinhaltet, übernehmen ganz selbstverständlich die Rolle der Versorgungskoordinatoren. Systemisches Denken beinhaltet auch die Bewertung der Kosten einer qualitativ optimalen Versorgung. Ziel muss es sein, die bestmögliche Versorgungsqualität bei geringst möglichen Kosten für Krankenhäuser und alle an der Gesundheitsversorgung Beteiligten bereitzustellen, will man in einem sich reformierenden US-amerikanischen Gesundheitssystem bestehen.

Das Synergiemodell zur Patientenversorgung der American Association of Critical-Care Nurses (AACN) hat diesbezüglich drei Kategorien von Ergebnissen ermittelt: Ergebnisse für die Patienten, Ergebnisse für die Pflegenden und Ergebnisse für das Gesundheitssystem. Eine Folge der Gesundheitsreform war, dass die Ergebnisse bezüglich Rückfallquoten, Kosten und Inanspruchnahme von Ressourcen Ansporn waren für die Entwicklung einer Reihe von interdisziplinären Ansätzen zur Bereitstellung einer maximal effektiven und effizienten Gesundheitsversorgung. Faktoren wie Funktions- bzw. Verhaltensänderungen und Vertrauen aufseiten der Patienten sowie die Bewertung von Behandlungsergebnissen, Patientenzufriedenheit, Wohlbefinden und Lebensqualität sind zu Leistungskriterien geworden, die bestimmen, wie Krankenhäuser vergütet werden. Die Fähigkeit von Pflegenden, physiologische Veränderungen zu erkennen, hat Auswirkungen darauf, ob Komplikationen auftreten und die Versorgungs- oder Behandlungsziele erreicht werden (Hardin & Kaplow, 2005). Das Fehlen von Komplikationen ist mit einer höheren Versorgungsqualität und einer maximalen Krankenhausvergütung gleichzusetzen, weil Situationen vermieden wurden, die zu einer Verlängerung des stationären Aufenthalts oder zu einer erneuten stationären Aufnahme innerhalb von dreißig Tagen nach Entlassung geführt hätten. Im weiteren Verlauf dieses Kapitels geht es darum, wie das Synergiemodell in die klinische Praxis integriert werden kann und in welcher Form dies bereits geschehen ist.

18.1 Das Synergiemodell als Rahmen für Pflegeübergaben

Pflegeübergaben bei Schichtwechsel und interdisziplinäre Gesprächsrunden sind unerlässlich, wenn eine maximal effektive und effiziente Patientenversorgung gewährleistet werden soll. Die Verbesserung der Ergebnisse hat zu einem verstärkten Augenmerk auf eine evidenzbasierte Gesundheitsversorgung in allen Versorgungsbereichen geführt. Die Berichterstattung über Gesundheitsergebnisse und der Zugang der Öffentlichkeit zu spezifischen Behandlungsergebnissen, den das Internet ermöglicht, haben das Bewusstsein für unbeabsichtigte Folgen der Patientenversorgung geschärft. Pflegende suchen nach neuen wissenschaftlichen Erkenntnissen für Interventionen, die Patienten eine maximal gute Lebensqualität verschaffen. Bereits vor über zwanzig Jahren wurden Studien dazu durchgeführt, wie Patienten mit kritischen Erkrankungen optimal versorgt werden können. Informationen sind heute nicht nur in Fachjournalen, sondern auch in Tageszeitungen wie der New York Times, der Washington Post und dem Wall Street Journal verfügbar. Diese Quellen klären Patienten auf und beeinflussen möglicherweise auch ihre Entscheidung, wo sie sich behandeln lassen wollen, da sich die Therapie- und Versorgungsmethoden zwischen den einzelnen Krankenhäusern und Gesundheitsdienstleistern unterscheiden können. Da Patienten heute informierter sind, müssen sie Fragen zum Erreichen ihrer Ziele stellen können. Pflegeübergaben bieten Gelegenheit zum Dialog zwischen Pflegenden, Patienten und eventuell auch anderen an der Versorgung Beteiligten. Sie ermöglichen das Erstellen eines individuellen Versorgungsplans. Individualisierung kann die Chancen der Patienten auf eine erfolgreiche Behandlung ihrer Krankheit verbessern.

Übergaben am Patientenbett von einer Schicht an die nächste bieten Pflegenden Gelegenheit, sich mit Patienten, Angehörigen und Kollegen auszutauschen, um einen optimalen Versorgungsplan zu entwickeln. Mullen (2002) verweist darauf, dass Pflegende dabei das Synergiemodell nutzen können, um das Gespräch zu strukturieren. Mithilfe des Synergiemodells können sie die Bedürfnisse von Patienten und Angehörigen beschreiben und gleichzeitig ihre persönlichen Kompetenzen zur Erfüllung dieser Bedürfnisse besprechen. Die acht genannten patientenspezifischen Charakteristika bzw. Bedürfnisse vermitteln einen Gesamteindruck nicht nur über den Patienten selbst, sondern auch über seine Angehörigen. Jedes Charakteristikum wird entlang eines Kontinuums beschrieben, sodass alle Fortschritte erfasst werden können.

18.2 Das interdisziplinäre Team

Wie bereits erwähnt, ist Zusammenarbeit eine zentrale Komponente der Patientenversorgung. Dazu gehört auch die Durchführung von Maßnahmenbündeln. Alle Mitglieder des multiprofessionellen Teams müssen effektiv miteinander kommunizieren und die Versorgung koordinieren, damit die Ergebnisse erreicht werden, auf die die Maßnahmenbündel zur Versorgung von Patienten in unterschiedlichen Situationen (z.B. Sepsis, maschinelle Beatmung, Prävention von nosokomialen Komplikationen wie Druckgeschwüren, Verletzungen nach Stürzen und Infektionen durch Blasenkatheter, zentrale Venenkatheter etc.) abzielen. Tägliche Gesprächsrunden zur Entwicklung und Überprüfung von Tageszielen können die konsequente Durchführung adäquater Präventions- und/oder Therapiemaßnahmen zur Vermeidung von Komplikationen, die katastrophal für Patienten, frustrierend für Versorgende und negativ für das finanzielle Profil des Gesundheitssystems sein können, erleichtern.

Wird in den interdisziplinären Meetings über einen Patienten berichtet, können sich Pflegende austauschen über Ergebnisse der körperlichen Untersuchung, über Verhaltensweisen des Patienten, Änderungen im Versorgungsplan, die von anderen an der Versorgung Beteiligten vorgenommen wurden und die Aspekte Stabilität, Komplexität, Prognostizierbarkeit, Resilienz, Vulnerabilität, Partizipation an Entscheidungsprozessen, Partizipation an der Gesundheitsversorgung und Ressourcen zum Umgang mit der aktuellen Situation betreffen. Vielleicht ist auch der Patient in der Lage, an dem Gespräch teilzunehmen und seine Meinung zum Inhalt des Berichts abzugeben. Bei der Festlegung von Tageszielen bietet die Teilnahme des Patienten Gelegenheit, ein nächsthöheres Ziel zu setzen. Vielleicht ist der Patient dabei in der Lage, ein Tagesziel zu nennen, das er gern erreichen würde. Häufig unterscheiden sich die Prioritäten von Patienten und Pflegenden. Kriterien, die sich aus der klinischen Beurteilung der Stabilität des Patienten ergeben, veranlassen die Pflegefachperson möglicherweise dazu, das Augenmerk auf eine frühzeitige Mobilisation zu lenken und auf das Ziel, während ihrer Schicht dreimal zwanzig Minuten das Bett zu verlassen und im Stuhl zu sitzen. Der Patient zieht es vielleicht jedoch vor, einen Angehörigen anzurufen, mit dem er in letzter Zeit nicht gesprochen hat, um seine emotionalen Ressourcen aufzufüllen und besser mit der gegenwärtigen Situation umgehen zu können.

Da die Bedürfnisse von Patienten dynamisch sind, variieren die dafür notwendigen pflegerischen Kompetenzen im Versorgungsprozess. Diese in den Pflegeübergaben beschriebenen Situationen können sich bei einigen Patienten von Schicht zu Schicht erheblich verändern.

Pflegerische Kompetenzen entwickeln sich auf einem Kontinuum von einem Berufsanfänger über eine kompetente Pflegefachperson bis zum Pflegeexperten. Die einzelne Pflegefachperson kann verschiedene Kompetenzen unterschiedlich stark entwickelt haben. Das Synergiemodell besagt im Wesentlichen, dass Patienten Pflegenden zugeordnet werden sollten, die über die Kompetenzen verfügen, welche dem Patienten zum bestmöglichen Ergebnis verhelfen.

Die Fähigkeiten zu klinischem Urteilsvermögen oder zu logischem und kritischem Denken können dazu beitragen, Probleme zu lösen, die während der Gesprächsrunden auftauchen. Fürsorgliches Verhalten, das die Pflegefachperson in der Vergangenheit bereits erprobt hat, kann zur Schaffung eines therapeutischen Umfelds beitragen, das auf den individuellen Bedürfnissen von Patienten und Angehörigen basiert. Anwaltschaftliches und moralisches Handeln – also die Arbeit im Auftrag und besten Interesse des Patienten – kann helfen, ethische Probleme zu lösen. Ein Beispiel hierfür sind Patienten, die negative Lebensverläufe erleben, den Lebenswillen verloren haben und nicht mehr an ihrer Gesundheitsversorgung teilhaben, obwohl die begleitenden Gesundheitsakteure auf die Versorgung drängen. Gespräche darüber, wann eine Konferenz zur Patientenversorgung oder eine Rücksprache mit der Ethikkommission erforderlich sind, helfen, den Versorgungsplan an die Präferenzen des Patienten anzupassen.

Die Zusammenarbeit mit allen an der Patientenversorgung Beteiligten unter der Leitung der Pflegenden kann alle dazu ermutigen, ihren Beitrag zum Erreichen der Patientenziele zu leisten. Systemisches Denken bzw. das Erkennen von Wechselbeziehungen innerhalb des Gesundheitssystems kann dazu beitragen, sich rechtzeitig mit anderen an der Patientenversorgung Beteiligten zu besprechen. Der kulturspezifische Umgang mit Vielfalt hilft Pflegenden, Unterschiede zu erkennen und in die Versorgung zu integrieren, da die Sichtweisen von Versorgenden, Patienten und Angehörigen nicht immer miteinander harmonieren. Der Versorgungsplan wird regelmäßig überprüft, damit die Bedürfnisse der Patienten und Angehörigen berücksichtigt werden können. Dies wird durch eine sorgfältige Beurteilung der Situation in den Gesprächsrunden erleichtert. Klinisches Hinterfragen und moralisches Handeln im Auftrag des Patienten werden dadurch ermöglicht, dass die Arbeitsweise auf Grundlage der täglich erreichten Ergebnisse permanent infrage gestellt und bewertet wird. Im Verlauf der Patientenversorgung können Pflegende als Lernbegleitende agieren (förderliches Begleiten), indem sie ihre erworbenen Kompetenzen nutzen, um Patienten und Angehörigen Lernen zu ermöglichen.

Fallstudie: Pflegeübergaben unter Nutzung des Synergiemodells

Patientenspezifische Charakteristika

J.C., ein 43-jähriger, krankhaft adipöser Mann, wurde an Thanksgiving (Erntedankfest, Feiertag in den USA und Kanada) aufgrund von Kurzatmigkeit, geschwollenen Beinen, verminderter Urinausscheidung und mäßig starken Brustschmerzen, die während des Festtagsessens aufgetreten waren, stationär aufgenommen. Das EKG zeigte Vorhofflimmern. Nach der Kardioversion kam es zu einer symptomatischen Bradykardie mit Atemnot. J.C. wurde intubiert, maschinell beatmet und auf die kardiologische Intensivstation verlegt. Nach einer Herzkatheter- und elektrophysiologischen Untersuchung traten massive Blutungen aus der Kathetereintrittsstelle (Leiste) und aus dem Endotrachealtubus auf. Die Laborwerte zeigten eine schwere Thrombozytopenie, die wahrscheinlich auf die Gabe von Heparin während der Untersuchungen zurückzuführen war.

Der stationäre Aufenthalt des Patienten gestaltete sich zunächst schwierig. Aufgrund der Sedierung, die für eine stabile Beatmung und für konstante Vitalzeichenwerte erforderlich war, konnte sich J.C. nicht an der täglich an seinem Bett stattfindenden Übergabe beteiligen. Zudem entwickelte er infolge einer Aspergillose eine Sepsis, die zu hämodynamischer Instabilität und zu einer strikten Isolation mit Gabe von Vasopressoren führte. Ein akutes Nierenversagen machte eine Hämodialyse erforderlich. J.C. wurde zunächst parenteral ernährt und erst einige Wochen später auf enterale Ernährung umgestellt. Aufgrund seines Gewichts waren alle invasiven Interventionen schwierig. Sämtliche Versuche, ihn von der maschinellen Beatmung zu entwöhnen, waren erfolglos. Beim Umlagern und Säubern, das wegen des Durchfalls mindestens fünfmal pro Schicht erforderlich war, mussten mindestens acht Teammitglieder helfen, die vor Betreten des Zimmers vollständige Schutzkleidung anziehen mussten. In Zeiten geringer Personalbesetzung halfen alle verfügbaren Teammitglieder einschließlich den Ärzten, Atemtherapeuten und dem Labor- und Sicherheitspersonal. Alle zwei Stunden kamen sie zusammen, um zu planen, wer wann das Patientenzimmer betritt und welche Tätigkeiten im Zimmer verrichtet werden müssen. Zur Prävention von Druckgeschwüren und zur Durchführung physiotherapeutischer Maßnahmen erhielt der Patient ein spezielles Bett für adipöse Patienten.

Familiäre Unterstützung erhielt J.C. von seinen Eltern, einem aktiven, etwa siebzig Jahre alten Ehepaar. Aufgrund seiner Sedierung, die wegen der Beatmung erforderlich war, konnte er sich nicht an den Entscheidungsprozessen beteiligen, weshalb seine Eltern für ihn entschieden. Musste eine Entscheidung getroffen werden, wurden die Eltern, die mit in der Klinik wohnten, bei den Pflegeübergaben oder interdisziplinären Gesprächsrunden zurate gezogen. Anfangs war die Beteiligung von J.C. an seiner Versorgung begrenzt auf bewusste Reaktionen während der täglichen Sedierungspause. Pflegende und andere an seiner Versorgung Beteiligte vertrauten den Eltern, die Interessen ihres Sohnes bestmöglich zu vertreten.

Nach 16 Wochen stabilisierte sich der Zustand von J.C. Er konnte darüber verhandeln, wann und wie er versorgt werden wollte. Ergotherapeuten begannen, mit ihm an seiner Fähigkeit, sich an Aktivitäten des täglichen Lebens zu beteiligen, zu arbeiten. Sein respiratorischer Status verbesserte sich, sodass er von der maschinellen Beatmung entwöhnt werden konnte. Auch die Infektion wurde erfolgreich behandelt. Insgesamt war J.C. stabil genug, um die kardiologische Intensivstation zu verlassen. Seine Nierenfunktion verbesserte sich langsam, sodass die Hämodialyse beendet werden konnte. Sein Ernährungsbedarf war kontinuierlich von einer Ernährungsberaterin und einer auf Ernährung spezialisierten Apothekerin überwacht worden. Die Albuminwerte stiegen von 1,0 auf 3,8 g/dl. J.C. wurde von der Sondenernährung auf orale Nahrungszufuhr umgestellt. Bis zu dem Zeitpunkt hatte er etwa 113 kg an Gewicht verloren.

Den Ergo- und Physiotherapeuten gelang es, seine Fähigkeit, das Bett zu verlassen, im Stuhl zu sitzen und zu laufen zu verbessern. Die Koordination der Versorgung durch die Pflegefachpersonen, die Zusammenarbeit, die Kommunikation sowie die pflegerische Betreuung zur Erfüllung der Bedürfnisse gekoppelt mit der medizinischen Behandlung unterstützten die Genesung dieses Patienten. Dass ein Aufenthalt in einer Langzeiteinrichtung oder einer Rehabilitationsklinik zur Versorgung akut oder subakut kranker Patienten erforderlich sein würde, war klar. Klar war allerdings auch, dass ihn aufgrund seines Gewichts, seines neu erworbenen Medicaid-Status (staatliches Gesundheitsfürsorgeprogramm für Personen mit geringem Einkommen in den USA) und seiner massiven Beeinträchtigung keine Einrichtung aufnehmen würde. J.C. war angesichts der massiven Unterstützung, die er benötigte, zu schwach für eine effektive Versorgung außerhalb der Intensivstation, weshalb er während seiner Rehabilitation dort blieb. Die täglichen Übergaben beinhalteten detaillierte Zielsetzungen zur Verbesserung seiner Resilienz. Praktisch bedeutete dies, daran zu arbeiten, dass J.C. maximale Selbstständigkeit erreicht. Fallmanager und Sozialarbeiter entwickelten gemeinsam mit verschiedenen Einrichtungen Strategien zur fortlaufenden Beurteilung seiner Verlegungsfähigkeit, weil sein langer Klinikaufenthalt einen massiven finanziellen Verlust für das Gesundheitssystem darstellte.

18.3 Kompetenzen der Pflegenden

Die Pflegenden organisierten die Versorgung dieses Patienten. Dazu gehörte die Entwicklung, Koordination und Umsetzung eines Versorgungsplans, der sowohl die Bedürfnisse des Patienten als auch die Interessen des Gesundheitssystems widerspiegelte. Der reibungslose Übergang zwischen den einzelnen Versorgungsbereichen wurde durch die acht pflegerischen Kompetenzen, die im Synergiemodell beschrieben werden, unterstützt. Eine ganzheitliche Herangehensweise ermöglichte das Erreichen der gewünschten Ergebnisse. Mithilfe der Pflegenden, die die Interventionen der einzelnen, an der Versorgung dieses Patienten beteiligten Fachgebiete koordinierten, erzielten die professionellen Akteure optimale Ergebnisse im Verlauf des Versorgungsprozesses. Um eine maximal enge Zusammenarbeit zu gewährleisten, traf sich das interdisziplinäre Intensivteam zweimal wöchentlich zu einer Fallbesprechung.

Die Pflegeübergaben boten Gelegenheit zu kritischen Fragen, zur Beurteilung fürsorglichen Verhaltens und zur Behandlung von Problemen, die mit dem Umgang und der Akzeptanz adipöser Patienten assoziiert sind. Zudem wurden Themen der Fallbesprechungen, die systemisches Denken und Teamarbeit betrafen, aufgegriffen. Des Weiteren wurde besprochen, ob die angestrebten Ziele erreicht wurden und weitere Interventionen notwendig sind. Der Versorgungsplan wurde dementsprechend angepasst. Die Ärzte wurden gebeten, an den Fallbesprechungen teilzunehmen, was ihnen jedoch nicht immer möglich war. Eine Priorität der Pflegenden war jedoch, die Kommunikation mit den Ärzten sicherzustellen, weshalb bei den Fallbesprechungen ein Protokoll erstellt wurde, das dann als Bestandteil der elektronischen Patientenakte in den interdisziplinären Versorgungsplan aufgenommen wurde.

Die Teammitglieder passten den Versorgungsplan regelmäßig an und achteten immer darauf, die Bedürfnisse des Patienten zu antizipieren. Aufgrund seiner spezifischen Situation und seines langen Klinikaufenthalts wurden für J. C. zusätzliche Besprechungen anberaumt. Diese fanden dann zu einer Zeit statt, die allen behandelnden Ärzten, den Eltern und einem Mitglied der Klinikleitung die Teilnahme daran ermöglichte. Nach zwölf Wochen wog J. C. etwa 227 Kilogramm. In den kardiologischen und radiologischen Funktionsabteilungen sorgten Medizintechniker dafür, dass zwei Untersuchungstische miteinander verbunden wurden, damit der Patient für die Untersuchungen adäquat gelagert werden konnte.

Da das Krankenhaus nicht über eine spezielle Abteilung für adipöse Patienten verfügte, überprüften die Pflegenden aller medizinischen und chirurgischen Stationen ihre personellen Ressourcen für die Aufnahme eines solchen betreuungsintensiven Patienten. Für den Versuch, J. C. von der kardiologischen Intensivstation auf eine medizinische oder chirurgische Station zu verlegen, wurde der Aspekt anwaltschaftliches und moralisches Handeln in den Versorgungsplan aufgenommen. Alle Beteiligten wollten als Fürsprecher für diesen Patienten handeln, doch konnte trotz maximaler Bemühungen um die Vertretung der Interessen von J. C. und um Strategien systemischen Denkens keine der Stationen die Bedürfnisse dieses Patienten erfüllen. Die außerhalb der Intensivstation verfügbaren Ressourcen reichten nicht aus, um ein sicheres Versorgungsumfeld zu schaffen. J. C. musste auf der kardiologischen Intensivstation bleiben. Pflegeexperten im Bereich Wund-, Stoma- und Kontinenzversorgung halfen den Pflegefachpersonen während der Rehabilitation, J. C. in einem speziellen Pflegebett für adipöse Patienten zu versorgen.

Fürsorgliches Verhalten, klinisches Urteilsvermögen und klinisches Hinterfragen waren entscheidende Elemente der Versorgung dieses Patienten. Der Beginn der Rehabilitationsmaßnahmen bot Gelegenheit, optimal auf die Therapien zu reagieren und gab J. C. die Chance, seine Aktivitäten selbst zu wählen und zu planen mit dem Ziel, wieder mehr Selbstständigkeit zu erlangen. Alle Fachbereiche bewerteten die jeweilige aktuelle Fachliteratur und integrierten Forschungsergebnisse in die Versorgung dieses Patienten. Beschäftigungsaktivitäten wie Brettspiele (insbesondere Schachspielen) und Musik wurden in den Versorgungsplan aufgenommen.

Nach einigen Wochen waren die Ergo- und Physiotherapeuten jedoch unzufrieden mit der offenkundig fehlenden Motivation von J. C., der seine Übungen zur Förderung seiner Selbstständigkeit zwischen den Therapiesitzungen nicht durchführte. Als Lernbegleitende empfahlen die Pflegefachpersonen den Therapeuten, für den Patienten als Erinnerungshilfe ein Plakat mit detaillierten Instruktionen zu jeder Übung zu erstellen. Das Team wollte, dass sich J. C. aktiv an seiner Rehabilitation beteiligt, um seine Ressourcen maximal zu mobilisieren. Nachfolgend entwickelten die Therapeuten große, dreifach geknickte Plakate, die sie in sein Zimmer stellten und die ihn permanent an die Notwendigkeit der Durchführung kräftigender Übungen erinnern sollten. Auf den Plakaten waren Zeichnungen, einfache Instruktionen in großer Schrift und kreative Botschaften zu sehen, die ihn, das Pflegepersonal und die Eltern zur Durchführung der Übungen animieren sollten.

Als J. C. schließlich nach 40-wöchigem Klinikaufenthalt entlassen werden sollte, wurde ein Krankentransportunternehmen beauftragt, mit dem das für diesen Transport notwendige Fahrzeug, Personal und Material besprochen wurde, um einen sicheren Transfer in das häusliche Umfeld zu gewährleisten. Zudem wurde rechtzeitig dafür gesorgt, dass die häusliche Betreuungssituation von einer kompetenten Beratungsperson begutachtet wurde. Diese sollte vor allem beurteilen, ob vor der Ankunft von J. C. weitere Sicherheitsmaßnahmen erforderlich wären. Schließlich, nach einem Gewichtsverlust von etwa 180 Kilogramm, wurde J. C. erfolgreich nach Hause entlassen. Anschließend trafen Ergotherapeuten, Physiotherapeuten und Pflegefachpersonen gemeinsam Vorbereitungen für die erneute Rückkehr des Patienten in die Klinik. Er sollte nach einigen Tagen zurückkommen, um sicherzustellen, dass er sich an den Rehabilitationsplan hält und seine wiedererlangten Fähigkeiten stärkt.

J. C. fügte sich gut in den Haushalt seiner Eltern ein. Er war zufrieden in der Umgebung seiner Kindheit, genoss das von seiner Mutter zubereitete kalorienreduzierte Essen und gewann seinen früheren satirischen Sinn für Humor zurück. Seine Eltern waren glücklich darüber, dass das Klinikpersonal seine Bedürfnisse so präzise antizipierte und seine Fortschritte regelmäßig überprüfte. Im Laufe des nächsten Monats wurde J. C. immer mobiler. Er konnte aus dem Rollstuhl aufstehen und draußen mit einem Rollator selbstständig eine kurze Strecke laufen.

18.4 Erneuter Klinikaufenthalt

J. C. wurde 22 Tage nach seiner Entlassung mit einer katheterassoziierten Septikämie erneut auf die kardiologische Intensivstation gebracht. Das Intensivteam setzte den vormals geltenden Versorgungsplan wieder in Kraft. J. C. machte unter intravenöser Antibiotikatherapie, die er zu Hause aufgrund eines Problems mit Medicaid nicht erhalten hatte, gute Fortschritte. Insgesamt blieb er nur vier Tage auf der Intensivstation. Die Ärzte und anderen Teammitglieder verlegten J. C. mit einem guten Gefühl auf die Überwachungsstation, weil er sich stabilisiert hatte und zu Hause deutlich selbstständiger geworden war.

Zehn Tage nach seiner erneuten stationären Aufnahme wurde J. C. jedoch ateminsuffizient und musste mit akutem Lungenversagen nach einer Superinfektion/Sepsis erneut auf die Intensivstation verlegt werden. Trotz aggressiver Therapie war eindeutig, dass seine Kompensationsmechanismen zur Bewältigung dieser Komplikation nicht ausreichen würden. Alle verfügbaren Ressourcen wurden aktiviert, doch verbesserte sich sein Zustand nicht. Nun waren es wieder die Eltern, die für ihren Sohn entscheiden mussten, weil dieser erneut beatmet und sediert war und seine hypotone Kreislaufsituation mit Vasopressoren unterstützt werden musste.

18.5 Kompetenzen der Pflegenden am Lebensende

Ob es um das klinische Hinterfragen oder um fürsorgliches Verhalten ging – die Pflegenden hatten den Patienten und seine Eltern in die gesamte Betreuung seines Körpers, seiner Seele und seines Geistes einbezogen. Sie konsultierten die Fachliteratur und Leitlinien, um sich über neue Versorgungsstrategien für einen Patienten mit akutem Lungenversagen zu informieren. Alle dort genannten Strategien zur Unterstützung von J.C. wurden angewandt, mit Ausnahme der Bauchlagerung. Das Team befürwortete das Konzept der Bauchlagerung, doch machte das Gewicht des Patienten diese Option unmöglich.

Die Pflegenden achteten auf die Einhaltung der täglichen Sedierungspause, damit J.C. kurz aufwachen konnte, um sich der Gegenwart seiner Eltern und anderer Freunde zu vergewissern und Kontakt zu ihnen herzustellen. Dank der seelsorgerischen Betreuung konnten die Eltern und Freunde beten, wie sie dies schon bei seinem ersten Aufenthalt auf der Intensivstation getan hatten. Doch der Zustand von J.C. verschlechterte sich. Als offensichtlich wurde, dass sich J.C. nicht mehr erholen würde, unterstützte das interdisziplinäre Team die Eltern bei der schwierigen Entscheidung, auf eine kardiopulmonale Reanimation zu verzichten. Die Pflegenden agierten zum letzten Mal als anwaltschaftlich und moralisch Handelnde, als sie das Bestattungsinstitut über das Gewicht von J.C. und die Umstände vor seinem Tod informierten. Sie sicherten den Eltern, die mit ihren langjährigen Freunden und Nachbarn im Krankenhaus blieben, ihre Unterstützung zu. J.C. verstarb friedlich im Kreis seiner Lieben an seinem Bett.

18.6 Spiritualität im Kontext des Synergiemodells

Angesichts der Häufigkeit schwieriger Situationen im heutigen Gesundheitsumfeld ist eine standardisierte konzeptuelle Leitlinie für die Akut- und Intensivversorgung von Patienten erforderlich, die allgemein anerkannt ist. Diese Kriterien erfüllt das Synergiemodell der American Association of Critical-Care Nurses. Es weist den Weg zu einer ganzheitlichen Betreuung des Menschen und umfasst die physischen (Körper), psychosozialen (Seele) und spirituellen (Geist) Aspekte des Patienten. Der Einschluss des Geistes in das Synergiemodell bietet Orientierung für die spirituelle Begleitung von Patienten auf Intensivstationen.

Wie von Smith (2006) festgestellt, kann das Synergiemodell Pflegenden helfen, einige der von Van Dover und Bacon (2002) ermittelten Barrieren, welche die spirituelle Begleitung in Krankenhäusern behindern, zu überwinden. Die beiden letztgenannten Autoren zeigten, dass die physischen Bedürfnisse oberste Priorität haben in einem Umfeld, das an Pflegende viele zeitliche Anforderungen stellt, und mit Leitungspersonen, die von Pflegenden, welche spirituelle Begleitung ermöglichen, Unterschiedliches erwarten. Smith (2006) stellt weiterhin fest, dass vier Aspekte des Synergiemodells mit spiritueller Begleitung assoziiert werden können: Resilienz und Ressourcen aufseiten der Patienten sowie fürsorgliches Verhalten und Umgang mit Vielfalt aufseiten der Pflegenden.

18.7 Merkmale der Patienten bezogen auf Spiritualität

Resilienz

Resilienz wird definiert als die Fähigkeit, anhand von kompensatorischen Bewältigungsmechanismen zu einem wiederhergestellten Funktionsgrad zurückzukehren bzw. die Fähigkeit, sich nach einer Krise schnell zu erholen (AACN, 2015). Patienten mit einem niedrigen Resilienzgrad (minimal resilient) können akut nicht reagieren. Sie haben keine Kompensations- und Bewältigungsstrategien, verfügen nur über geringe Reserven und sind fragil. Patienten mit dem höchsten Resilienzgrad (maximal resilient) können akut und langfristig reagieren und verfügen über intakte Kompensations- und Bewältigungsstrategien, starke Reserven und Ausdauer (AACN, 2015).

Interventionen zur Stärkung der Resilienz von Patienten können der vertikalen Komponente von Spiritualität zugeordnet werden (Smith, 2006). Das Gebet ist eine Kommunikation mit dem Ziel, eine Verbindung zwischen dem Menschen und Gott herzustellen und ist als Strategie zur Bewältigung von Krisen anerkannt (Taylor, 2003). Das Gebet gilt als die Technik, die am häufigsten als Ergänzung oder Alternative zur medizinischen Versorgung angewendet wird (McEwen, 2005). Studien zur Spiritualität bei stationär behandelten Patienten zeigen, dass das Gebet eine Bewältigungsstrategie ist.

Spiritualität kann auch weitere Ressourcen mobilisieren und die Geduld verbessern. In einer qualitativen Studie mit Männern, die aufgrund eines Prostatakarzinoms stationär behandelt wurden, beschrieben Walton und Sullivan (2004) die Patienten als „Männer des Gebets", weil alle das Gebet als lebenswichtig betrachteten. Die Patienten berichteten, dass das Gebet ihnen Sicherheit, Wohlbefinden und innere Stärke gab.

Ressourcenverfügbarkeit

Die Verfügbarkeit von Ressourcen bei Patienten wird davon beeinflusst, wie viele dieser Ressourcen sie selbst, ihre Angehörigen und die Gemeinschaft, in der sie leben, in die Situation einbringen (AACN, 2015). Ressourcen können technischer, finanzieller, persönlicher, psychischer, sozialer oder Unterstützung bietender Art sein. Auf der untersten Ebene haben die Patienten nur wenige Ressourcen, die persönliche und psychische Unterstützung ist gering und der Zugang zum sozialen Netz minimal. Auf der höchsten Ebene haben sie Zugang zu vielen Ressourcen. Entsprechend dem Synergiemodell ist das Potenzial für ein positives Ergebnis umso größer, je mehr Ressourcen vorhanden sind. Wenn weniger Ressourcen verfügbar sind, besteht die Gefahr eines eingeschränkten Genesungsprozesses (AACN, 2015).

Die horizontale Komponente (Coyle, 2002) von Spiritualität steht für die Verbindungen zwischen Menschen und trägt signifikant zu den Ressourcen von Patienten bei. Menschen, die einer religiösen Gemeinschaft angehören, verfügen vielleicht über mehr Ressourcen. Sie werden sowohl persönlich als auch sozial häufig von anderen Mitgliedern der Gemeinschaft unterstützt. Die persönliche Unterstützung erfolgt auch durch die stabile Beziehung zu den Geistlichen, die auf Wunsch formale pastorale Begleitung bieten (Gerkin, 1997). In vielen Glaubensgemeinschaften arbeiten auch (Pfarr-) Gemeindeschwestern, die Glaubensmitglieder spirituell begleiten und pflegerisch unterstützen (sog. Parish Nurses, die vorwiegend in den USA tätig sind) (O'Brien, 2003). Glaubensgemeinschaften fungieren häufig als Ersatz für andere soziale Dienste.

Spirituelle Begleiter sind die moderne Version der traditionell anerkannten „spirituellen Führer" (Smith, 2006). Sie übernehmen Verantwortung für die Entwicklung der Spiritualität ihrer Anhänger. Die formale Beziehung konzentriert sich auf spirituelle Entfaltung. Diese spirituellen Beziehungen sind exzellente Ressourcen für die persönliche und soziale Unterstützung in Krisenzeiten.

18.8 Komptenzen der Pflegenden bezogen auf Spiritualität

Fürsorgliches Verhalten

Ziel von fürsorglichem Verhalten ist die Förderung von Wohlbefinden und Genesung sowie die Prävention von unnötigem Leid (AACN, 2015). Fürsorgliches Verhalten ist nur dann möglich, wenn jeder Patient als Person mit individuellen Bedürfnissen respektiert wird. Pflegeinterventionen, die auf Fürsorge beruhen, sind Teil des heilenden Umfelds. Fürsorgliches Verhalten reflektiert die Bedeutung des Austauschs von Informationen und der Verhandlung von Versorgungszielen zwischen Pflegenden und Patienten. Dabei ist Wechselseitigkeit Bestandteil der Beziehung (Hardin, 2005a).

Fürsorge hat bei der Betreuung von Patienten in ihrer letzten Lebensphase – ein Schwerpunktbereich auf Intensivstationen – höchste Priorität. In einer jüngeren Studie der Robert Wood Johnson Foundation beschäftigte sich eine Arbeitsgruppe mit dem Thema Sterbebegleitung auf Intensivstationen. Diese Arbeitsgruppe wurde um 15 intensivmedizinische Teams, die sich aus Ärzten und Pflegefachpersonen zusammensetzten, ergänzt. Es zeigte sich, dass die spirituelle Unterstützung von Patienten und Angehörigen wichtig war.

Die Arbeitsgruppe ermittelte drei Indikatoren für spirituelle Unterstützung: die fortlaufende Beurteilung und Dokumentation spiritueller Bedürfnisse von Patienten und Angehörigen, die Ermutigung, auf spirituelle Ressourcen zurückzugreifen, die Ermöglichung individueller spiritueller und kultureller Praktiken, die Patienten und ihren Angehörigen guttun. Sind diese Indikatoren vorhanden, ergänzt die spirituelle Begleitung den Pool an Ressourcen zur Bewältigung von Krankheit in intensivmedizinischen und anderen Versorgungsbereichen.

Umgang mit Vielfalt

Der kulturspezifische Umgang mit Vielfalt von Pflegenden ist die Fähigkeit zu erkennen, dass Patienten unterschiedlich sind und dass diese Unterschiede respektiert und in die Versorgung einbezogen werden müssen (AACN, 2015). Entsprechend dem Synergiemodell ist ein solcher Unterschied die spirituelle Überzeugung, die Patienten haben und die sie praktizieren können sollten. Wichtig ist, dass Pflegende hierfür Sensibilität entwickeln.

Die Arbeitsgruppe zur Praxisanalyse (Practice Analysis Task Force) der American Association of Critical-Care Nurses erweiterte 2002 die anfänglich fünf Grundprinzipien, auf denen das Synergiemodell basiert, um die Aussage: „Die Pflegefachperson bringt ihren persönlichen Hintergrund in jede Situation mit; dazu gehört ein unterschiedlicher Grad an Bildung, Wissen, Kompetenz und Erfahrung“ (Hardin, 2005b, S. 8). Diese Aussage wird durch Pflegende demonstriert, die ihre eigene Spiritualität in die Beziehung zum Patienten einbringen (Smith, 2006).

In einer Studie zu den Merkmalen spiritueller Begleitung in der Pflegepraxis beschrieben Sawatzky und Pesut (2005) diese als eine Begleitung, die folgende Aussage von Smith (2006) bestätigt und die Vielfalt von Patienten in den Fokus stellt: „Spirituelle Begleitung von Pflegenden ist das intuitive, zwischenmenschliche, altruistische und integrative Ausdrücken von Spiritualität, das auf dem Bewusstsein über die metaphysische Dimension beruht, dabei jedoch die Realität des Patienten widerspiegelt“ (Smith, 2006, S. 44).

Es wird nicht erwartet, dass alle Pflegenden spirituell sind oder sein sollten. In Krankenhäusern arbeiten zwei Arten von Pflegenden, die nicht gewillt sind, Patienten spirituell zu begleiten: diejenigen, die der Meinung sind, dass spirituelle Begleitung nicht zu ihrem Aufgabenbereich gehört, und diejenigen, denen das spirituelle Wissen fehlt (Vance, 2001). Eine spezielle spirituelle Ausbildung kann helfen sicherzustellen, dass Pflegende sich der Bedeutung von spiritueller Begleitung bewusst sind und wissen, dass diese zu ihrem Aufgabenbereich zählt und sie kann alle Pflegenden darauf vorbereiten, Patienten adäquat spirituell zu begleiten. Die folgenden Vorschläge für pflegerische Interventionen dienen als Leitfaden für eine adäquate spirituelle Begleitung.

18.9 Pflegeinterventionen zur Unterstützung spiritueller Bedürfnisse

Fürsorgliches Verhalten: Ermitteln von spirituellen Bedürfnissen

Grundlegendes Bedürfnis aller Patienten und ihrer Angehörigen im intensivmedizinischen Umfeld ist es, gehört und fürsorglich betreut zu werden (Smith, 2006). Die Pflegeanamnese sollte auch das Erfragen spiritueller Bedürfnisse beinhalten. Wichtig ist, diese Bedürfnisse fortlaufend zu beurteilen, da sie sich möglicherweise erst während des Klinikaufenthalts entwickeln. Kontinuierliche Weiterbildung und Unterstützung sind erforderlich, damit Pflegende Kompetenz in der Beurteilung spiritueller Bedürfnisse entwickeln können. Die Joint Commission (2010) hat festgelegt, dass alle stationär behandelten Patienten zumindest nach ihrer Konfessionszugehörigkeit, ihrem Glauben und ihren spirituellen Praktiken gefragt werden sollten. Zudem hat sie weitere Fragen vorgeschlagen, die bei der Anamnese spiritueller Bedürfnisse gestellt werden können.

Umgang mit Vielfalt: Sorge tragen, dass Patient und Pflegefachperson zueinander passen

Findet das Synergiemodell bei der Zuordnung von Patienten zu bestimmten Pflegenden Anwendung, kann sichergestellt werden, dass einem Patienten mit spirituellen Bedürfnissen eine spirituelle Pflegefachperson zugeteilt wird. Sobald festgestellt wurde, dass spirituelle Begleitung benötigt und gewünscht wird, kann den jeweiligen Patienten und ihren Angehörigen eine Pflegefachperson zugeordnet werden, von der man weiß, dass sie spirituell ist (Smith, 2006).

Förderung von Resilienz: Spirituellen Beistand für den Patienten ermöglichen

Für Pflegende auf Intensivstationen ist es Priorität, die physische Versorgung sicherzustellen, um Stabilität zu fördern. Spirituelle Begleitung ergibt sich häufig bei anderen pflegerischen und fürsorglichen Tätigkeiten. Eventuell ist es auch erforderlich, Patienten an einen Klinikseelsorger, an ihren Pfarrer und/oder einen spirituellen Begleiter zu verweisen und ihnen Zeit zu geben, um mit diesen Personen zu sprechen (Smith, 2006).

Förderung von Resilienz: Raum und Zeit für religiöse Rituale und spirituelle Praktiken allein oder in der Gruppe schaffen

Der Glaube eines Patienten erfährt Wertschätzung, wenn das Praktizieren dieses Glaubens in den Versorgungsplan integriert wird und dem Patienten Zeit und Raum für religiöse Rituale im Klinikumfeld eingeräumt wird (Smith, 2006). Vielleicht benötigt ein Patient viel Zeit für das Lesen spiritueller Bücher oder für ein Gebet oder vielleicht möchte die Kirchengemeinde des Patienten für ihn ein Lied singen oder eine Segnung aussprechen. Andere Patienten wiederum möchten vielleicht die Verbindung mit der Natur spüren, um sich mit dem Göttlichen zu verbinden. Vielleicht wollen sie aus dem Fenster schauen oder den Sonnenauf- oder -untergang sehen können.

Entsprechend dem Synergiemodell ist die Beziehung zwischen Pflegenden und Patienten ein entscheidender Aspekt für das Realisieren solcher Wünsche. Das bedeutet, dass die Kompetenzen der einzelnen Pflegefachperson zu den Bedürfnissen des Patienten passen sollten. Einem Patienten mit spirituellen Bedürfnissen eine Pflegefachperson zuzuordnen, die in spiritueller Begleitung kompetent ist, führt zu Synergie. Eine passende Zuordnung ist entscheidend, da Pflegende oftmals nicht die spirituelle

Begleitung anbieten können, die erforderlich ist. Es ist wichtig, Zeit und Raum zu schaffen für das Praktizieren religiöser Rituale am Krankenbett. Häufig wird übersehen, dass es sich dabei um eine pflegerische Intervention handelt. Die Schaffung eines humanen, heilenden Umfelds im Krankenhaus ist eine Herausforderung und besonders schwierig auf Intensivstationen. Spirituelle Begleitung kann – innerhalb des Synergiemodell-Kontextes – einen wichtigen Beitrag zu einem heilenden Umfeld und zu einer theoriebasierten pflegerischen Betreuung leisten.

18.10 Praxisanleitung im Kontext des Synergiemodells

Um das Synergiemodell aus der Perspektive der Personalentwicklung betrachten zu können, veränderte Alspach (2006) zwei entscheidende Begriffe, die darin verwendet werden: Sie ersetzte „Pflegende" durch „Praxisanleitende" und „Patienten" durch „angeleitete Personen" (und auch neue Mitarbeiter, die eingearbeitet werden). Auf diese Weise kann das Synergiemodell auf Pflegende, die mit Pflegenden interagieren, angewendet werden. Die logische Schlussfolgerung daraus ist, dass sich angeleitete Personen dann am besten einarbeiten, wenn ihre Merkmale (Bedürfnisse) mit den Merkmalen der Praxisanleitenden (Kompetenzen) korrespondieren. Ebenso wie Patienten und Pflegende innerhalb des Gesundheitssystems miteinander interagieren, gibt es bei angeleiteten Personen und Praxisanleitenden parallele interagierende Komponenten, welche die Ergebnisse des Einarbeitungsprozesses beeinflussen (Alspach, 2006). Sollen die Grundsätze des Synergiemodells von der Patientenversorgung auf die Praxisanleitung übertragbar sein, muss das Modell ein gewisses Maß an Vergleichbarkeit und Kontinuität aufweisen, das sowohl für die Anwendung auf Pflegende und Patienten als auch für die Anwendung auf Praxisanleitende und angeleitete Personen gilt. Entsprechend den Grundprinzipien des Synergiemodells zur Patientenversorgung ergeben sich die daraus folgenden Aussagen für die Anwendung auf die Praxisanleitung (Alspach, 2006).

18.11 Grundprinzipien des Synergiemodells für die Patientenversorgung

1. Der Patient bildet eine biologische, psychische, soziale und spirituelle Einheit, die sich in einem bestimmten Entwicklungsstadium befindet. Der Patient ist in seiner Gesamtheit (Körper, Seele, Geist) zu betrachten.
2. Patienten, Angehörige und das Umfeld leisten ihren Beitrag zur Bereitstellung eines Kontextes für die Beziehung zwischen Pflegenden und Patienten.
3. Patienten können anhand von bestimmten Merkmalen (Bedürfnissen) beschrieben werden. Diese sind miteinander verknüpft, bedingen sich gegenseitig und können nicht isoliert betrachtet werden.
4. Ähnlich können Pflegende anhand von bestimmten Merkmalen (Kompetenzen) beschrieben werden. Diese sind miteinander verknüpft und zeichnen ein Profil der Pflegefachperson.
5. Ein Ziel der Pflege ist die Wiederherstellung eines vom Patienten definierten Grades an Wohlbefinden. Tod kann ein akzeptables Ziel sein, bei dem die pflegerische Betreuung darauf ausgerichtet ist, dem Patienten einen friedlichen Tod zu ermöglichen.
6. Pflegende schaffen ein Versorgungsumfeld für den Patienten. Dieses hat auch einen Einfluss darauf, was die Pflegefachperson tun kann.
7. Es gibt Wechselbeziehungen zwischen Einflussbereichen, die sich ändern können,

wenn sich die Erfahrung, die Situation und der Schauplatz ändern.
8. Pflegende können daran arbeiten, die Ergebnisse für Patienten, Angehörige, andere an der Patientenversorgung Beteiligte und das Gesundheitssystem zu optimieren.
9. Pflegende bringen ihren persönlichen Hintergrund in jede Situation mit. Dazu gehört ein unterschiedlicher Grad an Bildung, Wissen, Kompetenz und Erfahrung. (Mit freundlicher Genehmigung der © 2016 American Association of Critical-Care Nurses.)

18.12 Folgeaussagen für das Synergiemodell zur Praxisanleitung

Entsprechend den Grundprinzipien des Synergiemodells zur Patientenversorgung formulierte Alspach (2006) die daraus folgenden Aussagen zur Anwendung des Synergiemodells auf die Praxisanleitung:

1. Die Person, die angeleitet wird, bildet eine biologische, psychische, soziale und spirituelle Einheit, die sich in einem bestimmten Entwicklungsstadium befindet. Sie ist in ihrer Gesamtheit (Körper, Seele, Geist) zu betrachten.
2. Angeleitete Personen und ihr Umfeld leisten ihren Beitrag zur Bereitstellung eines Kontextes für die Beziehung zwischen Praxisanleitenden und angeleiteten Personen.
3. Angeleitete Personen können anhand von bestimmten Merkmalen beschrieben werden. Diese sind miteinander verknüpft, bedingen sich gegenseitig und können nicht isoliert betrachtet werden.
4. Ähnlich können Praxisanleitende anhand von bestimmten Merkmalen beschrieben werden. Diese sind miteinander verknüpft und zeichnen ein Profil der Praxisanleitenden.
5. Ein Ziel der Einarbeitung ist die Sicherstellung eines vom Krankenhaus definierten optimalen Grades an Kompetenz der Person, die angeleitet wird. Die Aufhebung des Beschäftigungsverhältnisses kann ein akzeptables Ergebnis sein. Hierbei ist das Ziel der Praxisanleitung, die angeleitete Person zu einer alternativen Tätigkeit oder einem anderen Arbeitgeber zu bewegen.
6. Praxisanleitende schaffen ein Umfeld, in dem sich die angeleitete Person einarbeiten kann. Dieses hat auch einen Einfluss darauf, was Praxisanleitende tun können.
7. Es gibt Wechselbeziehungen zwischen Einflussbereichen, die sich ändern können, wenn sich die Erfahrung, die Situation und der Schauplatz ändern.
8. Praxisanleitende können daran arbeiten, die Ergebnisse für angeleitete Personen, andere an der Patientenversorgung Beteiligte und das Gesundheitssystem zu optimieren.
9. Praxisanleitende bringen ihren persönlichen Hintergrund in jede Situation mit. Dazu gehört ein unterschiedlicher Grad an Bildung, Wissen, Kompetenz und Erfahrung. (Mit freundlicher Genehmigung der © 2006 American Association of Critical-Care Nurses.)

Das Synergiemodell eignet sich gut für Praxisanleitende, die ein Programm zur Einarbeitung neuer Mitarbeiter entwickeln wollen, weil wir alle Menschen sind und Menschen ähnliche Bedürfnisse haben, wenn sie mit Situationen konfrontiert sind, in denen sie sich auf andere verlassen müssen, um die Situation erfolgreich zu meistern. Praxisanleitende müssen sensibel für die spezifischen Bedürfnisse angeleiteter Personen sein, wenn sie ein geeignetes Einarbeitungsprogramm entwickeln wollen, ebenso wie Pflegende sensibel sein müssen für die Bedürfnisse der Patienten, wenn sie einen geeigneten Versorgungsplan erstellen wollen. Praxisanleitende bringen ihre Kompetenzen in den Bereichen klinisches Urteilsvermögen, anwaltschaftliches und moralisches Handeln, fürsorgliches Verhalten, Zusammenarbeit, systemisches Denken, Umgang mit Vielfalt, klinisches Hinterfragen und förderliches Begleiten in die Interaktionen mit den Personen ein, die sie anleiten und in die Planung eines erfolgreichen Einarbeitungsprogramms.

Umgekehrt reagieren angeleitete Personen auf die Einarbeitungserfahrung als Lernende, die sich an ein neues Umfeld anpassen, während sie Kompetenzen erwerben oder ihre Kompetenzen an die neue Lernsituation anpassen. So haben Pflegende direkt nach dem Abschluss ihrer Ausbildung vielleicht mehr Schwierigkeiten, sich an das Arbeitsumfeld zu gewöhnen und erleben Kränkungen auf ihrem Weg des Kompetenzerwerbs. Praxisanleitende müssen die Resilienz ihrer Schützlinge überprüfen, denn wenn diese nicht adäquat behandelt werden, machen sie vielleicht negative Erfahrungen, die Gefühle von Inkompetenz erzeugen. Programme, die von größeren US-amerikanischen Unternehmen wie Versant und das University Health Consortium konzipiert wurden, bieten Orientierung für Praxisanleitende, wie sie mit Situationen umgehen können, die möglicherweise eine einzuarbeitende, verletzliche Person beim Erleben von positiven Erfahrungen einschränkt.

Emotionale Aspekte wie Stabilität und verfügbare Ressourcen müssen während der Praxisanleitung überprüft werden. Pflegende müssen Fähigkeiten entwickeln, die ein stabiles Umfeld fördern – trotz der vielen Herausforderungen, mit denen sie täglich konfrontiert sind. Und sie müssen über einen Grundstock an Ressourcen verfügen, damit der Arbeitstag ihres Schützlings reibungslos verlaufen kann. Situationen in bestimmten Versorgungsbereichen können eine erhebliche zwischenmenschliche Herausforderung darstellen. Dies muss bei der Entwicklung des Einarbeitungsprogramms mit den angeleiteten Personen besprochen werden. Ihnen ist am besten gedient, wenn sie die Gelegenheit erhalten, etwas zur Situation beizutragen (Partizipation an Entscheidungsprozessen), da sie an der Versorgung der Patienten beteiligt sind. Einige ziehen vielleicht ein eher vorhersehbares Arbeitsumfeld vor, damit sie sich reibungsloser in den neuen Arbeitsbereich integrieren können.

Donna Wright (2005) vertritt die Auffassung, die Kompetenzen aller Pflegenden einschließlich derjenigen, die eingearbeitet und angeleitet werden, mithilfe einer ergebnis- und verantwortungsfokussierten Methodik zu beurteilen. Sie befürwortet die fortlaufende Überprüfung der Fähigkeiten zu kritischem Denken und der technischen und zwischenmenschlichen Kompetenzen in verschiedenen Pflegesituationen. Ihre Kreativität hat dazu beigetragen, die Schulung von Mitarbeitern aktueller zu gestalten, ein gesundes Arbeitsumfeld zu fördern und Teamarbeit zu verbessern. Ihre Methodik kann helfen, die Lernerfahrung von angeleiteten Personen zu intensivieren und eine sichere und exzellente Patientenversorgung zu fördern, entsprechend den Prinzipien des Synergiemodells.

18.13 Fazit

Das Synergiemodell ist ein wichtiges und wirksames Instrument und bildet die Basis für die Patientenversorgung im klinischen Umfeld. Seine erfolgreiche Implementation im klinischen Umfeld und speziell in den Bereichen Zuordnung von Patienten zu Pflegenden, Optimierung von Patientenergebnissen und Praxisanleitung neuer Mitarbeiter macht es ideal für seine Anwendung in der Gesundheitsversorgung insgesamt.

18.14 Literatur

Alspach, J. G. (2006). Extending the Synergy Model to preceptorship: A preliminary proposal (editorial). *Critical Care Nurse, 26*(2), 10–12. https://doi.org/10.4037/ccn2006.26.2.10

American Association of Critical-Care Nurses. (2015). *The AACN Synergy Model for Patient Care.*

Retrieved from http://www.aacn.org/wd/certifications/content/synmodel.pcms?menu=certification#Patient

Coyle, J. S. (2002). Spirituality and health: Towards a framework for exploring the relationship between spirituality and health. *Journal of Advanced Nursing, 37*, 589–597. https://doi.org/10.1046/j.1365-2648.2002.02133.x

Gerkin, C. V. (1997). Pastoral care in the twentieth century. In C. V. Gerkin (Ed.), *An introduction to pastoral care* (pp. 53–79). Nashville, TN: Abington Press.

Hardin, S. R. (2005a). Caring practices. In S. R. Hardin & R. Kaplow (Eds.), *Synergy for clinical excellence: The AACN Synergy Model for Patient Care* (pp. 69–74). Sudbury, MA: Jones and Bartlett Publishers.

Hardin, S. R. (2005b). Introduction to the AACN Synergy Model for Patient Care. In S. R. Hardin & R. Kaplow (Eds.), *Synergy for clinical excellence: The AACN Synergy Model for Patient Care* (pp. 3–12). Sudbury, MA: Jones and Bartlett Publishers.

Hardin, S. R. & Kaplow, R. (Eds.). (2015). *Synergy for clinical excellence. The AACN Synergy Model for Patient Care.* Sudbury, MA: Jones and Bartlett Publishers.

McEwen, M. (2005). Spiritual nursing care: State of the art. *Holistic Nursing Practice, 19*, 161–168. https://doi.org/10.1097/00004650-200507000-00007

Mullen, J. E. (2002). The Synergy Model as a framework for nursing grand rounds. *Critical Care Nurse, 22*(6), 66–68. https://doi.org/10.4037/ccn2002.22.6.66

O'Brien, M. E. (2003). Spiritual needs in mass casualty disasters. In M. E. O'Brien (Ed.), *Spirituality in nursing: Standing on holy ground* (2nd ed., pp. 333–348). Sudbury, MA: Jones and Bartlett Publishers.

Sawatzky, R. & Pesut, B. (2005). Attributes of spiritual care in nursing practice. *Journal of Holistic Nursing, 23*, 19–33. https://doi.org/10.1177/0898010104272010

Smith, A. R. (2006). Using the Synergy Model to provide spiritual nursing care in critical care settings. *Critical Care Nurse, 26*(4), 41–47. https://doi.org/10.4037/ccn2006.26.4.41

Taylor, E. J. (2003). Prayer's clinical issues and implications. *Holistic Nursing Practice, 17*, 179–188. https://doi.org/10.1097/00004650-200307000-00004

The Joint Commission. (2010). *Advancing effective communication, cultural competence, and patient- and family-centered care. A roadmap or hospitals.* Retrieved from http://www.jointcommission.org/assets/1/6/ARoadmapforHospitalsfinalversion727.pdf

Vance, D. L. (2001). Nurses' attitudes towards spirituality and spiritual care. *Medsurg Nursing, 10*, 264–278.

Van Dover, L. & Bacon, J. M. (2002). Spiritual care in nursing practice: A close-up view. *Nursing Forum, 36*, 18–29. https://doi.org/10.1111/j.1744-6198.2001.tb00245.x

Walton, J. & Sullivan, N. (2004). Men of prayer: Spirituality of men with prostate cancer. *Journal of Holistic Nursing, 22*, 133–151. https://doi.org/10.1177/0898010104264778

Wright, D. (2005). The essential elements of competency assessment. In D. Wright (Ed.), *The ultimate guide to competency assessment in health care* (3rd ed., pp. 16–26). Minneapolis, MN: Creative Health Care Management, Inc.

19 Pflegeforschung

Randy Gordon

Das Synergiemodell zur Patientenversorgung der American Association of Critical-Care Nurses (AACN) liefert die Basis für die „Gestaltung der Praxis und Entwicklung von Kompetenzen, die für die Versorgung kritisch kranker Patienten erforderlich sind" (Hardin, 2009, S. 8). Als solche dient es als Vorlage für die Praxis und für Zertifizierungsprüfungen, als Leitfaden für Lehrpläne von Pflegeschulen und als Instrument, das Entwicklung steuert. Es bildet zudem das Fundament für die Konzeption von Forschungsinstrumenten und den Rahmen für Forschungsaktivitäten. Dieses Kapitel zeigt, wie vielseitig das Synergiemodell in der Forschung eingesetzt werden kann.

19.1 Konzeptuelle und theoretische Forschungsrahmen

Imenda (2014) definierte den Begriff „Forschungsrahmen" als eine Struktur, an der sich Wissenschaftler orientieren, wenn Forschungsfragen formuliert, Methoden zur Messung von Variablen gewählt und Analysen geplant werden. Beide, konzeptuelle und theoretische Forschungsrahmen, beziehen sich auf das Paradigma, wie Wissenschaftler ein spezifisches Forschungsproblem betrachten. Ein konzeptueller Rahmen wird in der Forschung dann verwendet, wenn mögliche Vorgehensweisen dargelegt oder die bevorzugte Herangehensweise an ein Konzept oder einen abstrakten Gedanken vorgestellt werden sollen. Die Planung einer Studie anhand eines konzeptuellen Modells erfordert, dass ein Konzept unter Einbezug dessen definiert wird, wie es von anderen Wissenschaftlern, die bereits auf dem Gebiet geforscht haben, angewendet wurde. Auf diese Weise kann auf dem bestehenden Wissen aufgebaut werden (Mateo & Benham-Hutchins, 2009). Ein konzeptueller Forschungsrahmen ist in der Regel nur auf das spezifische Forschungsproblem, für das er entwickelt wurde, anwendbar, weshalb er für andere Forschungsprojekte nur bedingt nutzbar ist (Imenda, 2014).

Ein theoretischer Forschungsrahmen hingegen spielt eine wichtige Rolle für das gesamte Verfahren der wissenschaftlichen Studie. Da er sich auf die Anwendung von Theorien bezieht, hat er tendenziell eine viel größere Reichweite, die über das aktuelle Forschungsproblem hinausgeht (Imenda, 2014). Theorien werden entwickelt, um ein Phänomen (z. B. Beziehungen, Ereignisse, Verhaltensweisen) zu erklären, zu prognostizieren und zu bewältigen. Eine Theorie generalisiert Beobachtungen und besteht aus miteinander in Beziehung stehenden kohärenten Gedanken und Modellen (Mateo & Benham-Hutchins, 2009). Ein theoretischer Rahmen gibt der Studie Struktur und bietet Unterstützung bei der Interpretation der Ergebnisse. Die Bedeutung der Theorie ist davon abhängig, wie fundiert die wissenschaftlichen Belege sind und wie weit die Theorie entwickelt ist (Imenda, 2014).

Während die Wörter *Konzept* und *Theorie* in der Literatur synonym verwendet werden, erklärt ein theoretischer Rahmen umfassend die Beziehungen, die zwischen Konzepten bestehen, und basiert auf einer Theorie (Imenda, 2014). Die Konzepte einer spezifischen Studie basieren auf einer spezifischen Theorie. Ein konzeptueller Rahmen kann sich zu einem wissenschaftlich fundierten theoretischen Rahmen entwickeln. Wenn die Konzepte, die untersucht werden sollen, in keine bestehende Theorie passen, kann ein konzeptueller Rahmen entwickelt werden, der zur Erklärung und anfänglichen Beschreibung der Beziehungen der Konzepte zueinander verwendet wird.

19.2 Bedeutung von Forschungsrahmen und Forschung

Laut Mateo und Benham-Hutchins (2009) ist bei der Durchführung von Forschungsprojekten zu berücksichtigen, dass Forschungsrahmen und Forschungsdesign übereinstimmen. Beide Autoren argumentieren, dass Studien, die sich an einem konzeptuellen Rahmen orientieren, nur allgemeine Richtlinien für die Praxis liefern können, während Studien, die sich an einer Theorie oder einem Modell orientieren, eine Generalisierung der Ergebnisse ermöglichen und neues Wissen generieren. Theorien machen Forschungsergebnisse aussagekräftig und interpretierbar und geben die Richtung für die Überprüfung eines Konzepts vor. Zudem helfen Forschungsrahmen, Messinstrumente zur Validierung der Studien- oder Projektergebnisse zu bestimmen (Walters, 2011).

19.3 Das Synergiemodell als Forschungsrahmen

Ein konzeptueller Forschungsrahmen liefert den optimalen Kontext für die Entwicklung des Forschungsdesigns (Kerfoot et al., 2006). Die meisten Forschungsprojekte, die das Synergiemodell als konzeptuellen oder theoretischen Rahmen nutzen, beschäftigen sich mit der pflegerischen Versorgung von akut und kritisch kranken Patienten (Brewer et al., 2007; Cox, 2003; Kerfoot et al., 2006; Smith, 2006; Smith-Collins & Strother, 2008) (Beispiele s. **Tab. 19-1**).

Die übergeordneten Ziele des Synergiemodells sind die Erweiterung der Pflegepraxis und die Verbesserung der Patientenergebnisse (Cox, 2003). Cox zufolge besteht ein positiver Aspekt für die Forschung darin, dass das Modell an die sich verändernden Bedürfnisse eines komplexen Patienten anpassbar ist. Dank dieser Vielseitigkeit konnten patientenspezifische Schwächen und Stärken ermittelt und die Versorgung des Patienten dementsprechend geplant werden. Die Anwendung des Synergiemodells gab Pflegenden die Fähigkeit, auf ihren durch Praxis erworbenen Kenntnissen und Erfahrungen aufzubauen und die Sprache, um patientenspezifische Bedürfnisse auszudrücken und individuelle Versorgungspläne zu formulieren. Diese Methodik führte zu einer messbaren Verbesserung der Patientenergebnisse.

Pflegerische Kompetenzen leiten sich von den Bedürfnissen der Patienten ab und bewegen sich entlang eines Kontinuums (Kaplow & Reed, 2008; Kerfoot et al., 2006). Optimale Patientenergebnisse werden dann erzielt, wenn die Kompetenzen der Pflegenden mit den Versorgungsbedürfnissen des Patienten korrespondieren. Jarboe (2015) nutzte das Synergiemodell als konzeptuellen Rahmen, um ein Schulungsprogramm zur Verbesserung der pflegerischen Kompetenzen und der Patientenergebnisse in einer Pflegeeinrichtung zu

Tabelle 19-1: Forschungsprojekte unter Nutzung des Synergiemodells als konzeptioneller Forschungsrahmen

Erstautor (Jahr)	Evaluationsmethode	Ziel	Forschungsrahmen	Wichtigste Ergebnisse und Anwendung für die Forschung
Jarboe (2015)	Gepaarter t-Test	Evaluation der Ergebnisse einer Initiative zur Verbesserung der Leistungen im Bereich Qualitätssicherung (quality assurance performance improvement - QAPI) mit dem Ziel, die Anzahl unnötiger oder vermeidbarer Verlegungen von Bewohnern einer Langzeiteinrichtung in ein Akutkrankenhaus zu verringern.	Konzeptueller Rahmen	Zwar zeigten die Daten keinen signifikanten Rückgang der Verlegungszahlen, dennoch diente das Modell als idealer Rahmen für die Entwicklung eines Schulungsprogramms zur Verbesserung der pflegerischen Kompetenzen in einer Langzeitpflegeeinrichtung.
Liego (2013), Liego et al. (2014)	SWOT-Analyse* und qualitative Umfragen	Verbesserte Implementierung der Rolle der Nurse Practitioner** in der Akutversorgung (Acute Care Nurse Practitioner, ACNP) durch die Entwicklung der ACNP-Richtlinien für Personalverwalter und Nurse Practitioner (Pflegende in der direkten Pflegepraxis).	Konzeptueller Rahmen	Das Ergebnis dieses Projekts unterstützte die These, dass die Merkmale der Patienten mit den Kompetenzen der Pflegenden korrespondieren.
Tavangar et al. (2014)	Deskriptive Querschnittserhebung	Ermittlung der Merkmale von Herzpatienten, deren klinische Erfordernisse anhand des Synergiemodells dargestellt werden konnten.	Konzeptueller Rahmen	Die Ergebnisse stützten die These, dass Pflegende die Merkmale von Patienten berücksichtigen müssen, um eine qualitativ optimale Versorgung zu gewährleisten.
Khalifehzadeh et al. (2012)	Quasi-experimentelles Design	Ermittlung des Einflusses des Synergiemodells auf die Leistungen der Pflegenden und die Zufriedenheit der Patienten.	Konzeptueller Rahmen	Die Anwendung der Konzepte, die im Synergiemodell dargelegt werden, als Basis für die pflegerische Betreuung der Patienten verbesserte die Patientenzufriedenheit und die Leistung der Pflegenden.

Erstautor (Jahr)	Evaluationsmethode	Ziel	Forschungsrahmen	Wichtigste Ergebnisse und Anwendung für die Forschung
Kohr, Hickey & Curley. (2012)	Qualitative Umfrage	Generierung von Daten zur Entwicklung eines Pflegeproduktivitätssystems.	Konzeptueller Rahmen	Das Synergiemodell diente als effektive Methode zur Qualifizierung pflegerischer Arbeit und zur Quantifizierung der Zuteilung pflegerischer Ressourcen.
Tejero (2012)	Korrelationales verfahrensanalytisches Design	Untersuchung der direkten und indirekten Beziehungen zwischen den Kompetenzen von Pflegenden und den Bedürfnissen von Patienten in Hinblick auf die Bindung zwischen Pflegefachperson und Patient.	Konzeptueller Rahmen	Diese Studie zeigte den Nutzen des Synergiemodells, weil es den Wechselwirkungen zwischen den Kompetenzen von Pflegenden und den Bedürfnissen von Patienten einen Rahmen gibt.
Scarpa & Connelly (2011)	Bedarfsanalyse und qualitative Umfrage	Beschreibung der Entwicklung einer auf Kriterien basierenden Leistungserfassung für Nurse Practitioners**	Theoretischer Rahmen	Das Synergiemodell lieferte die Pflegepraxisbereiche, die für die Entwicklung einer Tätigkeitsbeschreibung für Nurse Practitioners** und eines auf Kriterien basierenden Instruments zur Leistungsbeurteilung.

*Analyse der Stärken (Strengths), Schwächen (Weaknesses), Chancen (Opportunities) und Risiken (Threats).
**Nurse Practitioner sind Pflegende in der direkten Patientenversorgung, die nicht unbedingt eine Masterabschluss oder Promotion nachweisen. Advanced Practice Nurses (APN), sind Pflegeexperten mit akademischer Ausbildung, die ihr Studium mit einem Master bzw. einer Promotion abgeschlossen haben.
Anmerkung: Diese Publikationsliste ist nicht vollständig.

entwickeln. Ziel dieses Qualitätsverbesserungsprojekts war die Verringerung der Anzahl unnötiger oder vermeidbarer Verlegungen der Bewohner aus der Einrichtung in ein Akutkrankenhaus. Auf der Grundlage des Synergiemodells stellte die Wissenschaftlerin die Hypothese auf, dass die Abgleichung bzw. Übereinstimmung der Patientenbedürfnisse mit den Fähigkeiten der sie Betreuenden und den Ressourcen des Hauses die Qualität der Versorgung und der Pflegepraxis in Einrichtungen der Langzeitversorgung verbessern würde. Sie verwies darauf, dass eine Verbesserung von Compliance und Versorgungskontinuität erreichbar wäre, wenn die Bemühungen des interdisziplinären Versorgungsteams (einschließlich des Patienten und der Angehörigen) koordiniert werden. Die Daten zeigten zwar keinen signifikanten Rückgang der Verlegungszahlen, doch diente das Modell als idealer Rahmen für die Entwicklung eines Schulungsprogramms und half, die Basis für zukünftige

Schulungsprojekte zur Verbesserung der Versorgung der Bewohner festzulegen.

In einer weiteren Studie nutzten Swickard et al. (2014) das Synergiemodell als Rahmen für die Entwicklung eines Instruments zur Ermittlung des Versorgungsgrads, der erforderlich ist, um die Bedürfnisse von Patienten während eines Transports zwischen verschiedenen Einrichtungen zu erfüllen. Sie folgerten, dass das Modell die theoretische Basis liefert für die Entscheidung, welcher Versorgungsgrad einen sicheren und effektiven Transport sicherstellt.

Das Synergiemodell ist ein hervorragendes Instrument, um die Arbeit der Patientenversorgung im gesamten Gesundheitssystem zu organisieren (Kaplow & Reed, 2008). Das Modell diente als konzeptueller Rahmen für die Verknüpfung der pflegerischen Betreuung mit diagnosebezogenen Fallgruppen (Diagnosis Related Groups, DRGs) in einem Kliniksystem (Doble et al., 2000). Eine DRG ist ein statistisches System zur Klassifizierung von Krankenhausaufenthalten, die zum Zweck der Kostenabrechnung verschiedenen Gruppen zugeordnet werden. Das US-amerikanische DRG-Klassifikationssystem teilt alle in Frage kommenden medizinischen Diagnosen in Hauptdiagnosen ein, die sich an mehr als 20 größeren Organsystemen orientieren. Diese Hauptdiagnosen werden dann zur Abrechnung stationärer Behandlungen in fast 500 Untergruppen, die DRGs, eingeteilt. In der von Doble et al. (2000) durchgeführten Studie wurden Pflegeexperten in zwei verschiedene Gruppen unterteilt. Die erste Gruppe umfasste diejenigen, die auf Intensivstationen arbeiten, die zweite Gruppe diejenigen, die auf anderen Stationen arbeiten. Verschiedene Moderatoren führten mit den Pflegeexperten Gespräche darüber, welchen pflegerischen Bedarf die jeweilige DRG erforderte. Das Synergiemodell wurde hinzugezogen, um die Merkmale vieler verschiedener Patienten und den damit verbundenen pflegerischen Bedarf zu beschreiben. Die DRGs wurden dementsprechend den Kategorien „hoher pflegerischer Bedarf“ und „kein hoher pflegerischer Bedarf“ zugeordnet. Dazu orientierte man sich an den im Synergiemodell beschriebenen verschiedenen Kompetenzen von Pflegenden. Ziel der Wissenschaftler war es herauszufinden, wie die Bedürfnisse der Patienten und der jeweilige pflegerische Bedarf für die Kostenabrechnung der Versicherungsunternehmen klar und deutlich formuliert werden könnten.

Scarpa und Connelly (2011) wiederum verwiesen darauf, dass bei der Ermittlung der pflegerischen Kompetenzen die Patientenbedürfnisse im Fokus stehen und dass Synergie und wünschenswerte Patientenergebnisse dann erzielt werden, wenn die Kompetenzen der Pflegenden mit den Bedürfnissen der Patienten übereinstimmen. Sie nutzten das Synergiemodell als Rahmen dafür, die Beziehungen zwischen der Kompetenzebene der Pflegenden und den Merkmalen oder Bedürfnissen der Patienten zu beschreiben. In dieser Studie wurden acht Patientenmerkmale festgelegt, die einem bestimmten Bedürfnisgrad zugeordnet wurden. Jeder Bedürfnisgrad wurde mit damit verbundenen Tätigkeitsdefinitionen und -beispielen verknüpft, was eine faire und unvoreingenommene Beurteilung der beruflichen Leistung möglich machte. Das Synergiemodell wurde auch zur Ermittlung von acht Dimensionen pflegerischer Praxis, welche die pflegerischen Kompetenzen widerspiegeln, genutzt. Scarpa und Connelly ordneten den Bedürfnisgrad der Patienten den Kompetenzebenen der Pflegenden zu, um für Pflegeexperten (Advanced Practice Nurses, APNs) eine allgemeine Beschreibung ihres Berufsbilds zu erstellen.

Die Zufriedenheit der Patienten ist ein wichtiger Teil der Ergebnisse zur Qualität der Gesundheitsversorgung. In ihrer Studie ging Tejero (2012) von der Hypothese aus, dass sich die Kompetenzen der Pflegenden und die Merkmale bzw. Bedürfnisse der Patienten auf die Bindung zwischen Pflegenden und Patienten und nachfolgend auf die Zufriedenheit der Patienten auswirken. Die Kompetenzen der Pflegefachperson und die Merkmale des

Patienten wirken zusammen, während beide miteinander interagieren und bewirken eine Bindung, die sich auf die Zufriedenheit der Patienten auswirkt. Das Synergiemodell lieferte den Rahmen für die Interaktion zwischen Pflegefachperson und Patient. Die Ergebnisse zeigten, wie hilfreich das Modell ist, um die Wechselwirkung zwischen den Kompetenzen von Pflegenden und den Bedürfnissen von Patienten zu demonstrieren. Tejero (2012) folgerte, dass beide, Pflegefachperson und Patient, eine Funktion zu erfüllen haben, wenn eine therapeutische Zweierbeziehung entstehen soll, die zum gewünschten Ergebnis führt.

19.4 Das Synergiemodell als Forschungsinstrument

Mithilfe des Synergiemodells können die Kompetenzen in der Pflegepraxis gemessen werden. Smith-Collins und Strother (2008) beschrieben, wie ein Gesundheitssystem das Synergiemodell nutzen kann, um die Kommunikation zu verbessern, die Validierung von Kompetenz zu standardisieren und damit ein auf Kompetenzen basierendes Beurteilungsinstrument zu entwickeln. Dieser Prozess führte zu einer formellen Strategie zur Überprüfung von Kompetenzen und zur Gewährleistung, dass diese auf aktuellen nationalen Richtlinien basieren. Das Beurteilungsinstrument beinhaltete institutionelle Standards und Vorschriften, altersspezifische Anforderungen und Elemente zur Validierung von Kompetenz. Die Autoren verwiesen darauf, dass Kompetenzen in Kombination mit systemischem Denken entscheidend sind, wenn Probleme behandelt werden sollen, die viele Bereiche betreffen (Smith-Collins & Strother, 2008). In diesem spezifischen Fall sollte das Beurteilungsinstrument nicht nur auf Pflegestationen anwendbar sein, sondern auch in Laboren, Apotheken, Gesundheitsinformationsdiensten, Atemtherapieabteilungen sowie in anderen, auch nichtklinischen Bereichen.

Scarpa und Connelly (2011) nutzten das Synergiemodell für die Entwicklung eines auf Kriterien basierenden Instruments zur Beurteilung von beruflichen Leistungen für APNs. Das Konzept der Kernkompetenzen für Pflegeexperten wurde von der Akademie für die Entwicklung von APN-Lehrplänen und -Schulungen begrüßt. Allerdings waren Scarpa und Connelly der Meinung, dass das Konzept der Kernkompetenzen zur Vorbereitung und Schulung von APNs auch auf eine allgemeine Beschreibung des Berufsbilds von APNs anwendbar sein müsse. Teilweise lieferte ihnen das Synergiemodell die Bereiche der Pflegepraxis, die als Basis für die Entwicklung der allgemeinen Beschreibung des Berufsbilds und des kriterienbasierten Instruments zur Leistungsbewertung dienten. Es lieferte ihnen auch eine gemeinsame Sprache, mithilfe derer die Leistungsziele in Zusammenhang mit den Aspekten der Pflegepraxis beschrieben werden konnten. Scarpa und Connelly (2011) folgerten, dass ein Überprüfungsverfahren durch Kollegen anhand eines Instruments zur Leistungsbeurteilung das zentrale Element eines wirklichen Leistungsverbesserungsprozesses ist und für die Gesundheitseinrichtung, den Pflegeexperten und den Patienten von Nutzen sein kann.

Zahlreiche Wissenschaftler haben untersucht, wie zufrieden Patienten mit der pflegerischen Betreuung sind und wie sie die Qualität der Pflege wahrnehmen. Wysong und Driver (2009) nutzten das Synergiemodell, um das Vertrauen von Patienten in Pflegende zu messen und zu beurteilen. Dabei lag ihr Schwerpunkt auf den pflegerischen Kompetenzen fürsorgliches Verhalten, förderliches Begleiten und klinisches Urteilsvermögen. In ihrer deskriptiven qualitativen Studie wurden die Daten der Interviews bestimmten Bereichen des Synergiemodells zugeordnet, und anhand der Inhaltsanalyse wurde ermittelt, wie die Patienten die Kompetenzen der Pflegenden wahrnahmen. Die Beschreibungen, was kompetente Pflegende auszeichnet, wurden 7 der 8 Kompetenzaspekte des Synergiemodells zugeordnet. Laut Wysong und Driver ist aus Sicht der Patienten fürsorgliches Verhalten die wichtigste Kompetenz von Pflegenden. Auch wenn das Synergiemodell auf die technischen Kompetenzen von Pflegenden nicht spezifisch eingeht, nannten die meisten Patienten (59 %) diese als einen Aspekt, den sie bei der Beurteilung berücksichtigten.

19.5 Fazit

Wissenschaftler haben aufgezeigt, wie vielseitig anwendbar das Synergiemodell zur Patientenversorgung ist. Übereinstimmend wird die Anpassungsfähigkeit des Modells an das jeweilige Forschungsprojekt genannt. Wissenschaftlich belegt ist seine Anwendbarkeit auf die Entwicklung von Forschungsdesigns, praxisbasierten Kompetenzen und leistungsbasierten Beurteilungsinstrumenten. Zudem stellt es eine gemeinsame Sprache zur Beschreibung von Leistungszielen, die mit der Pflegepraxis assoziiert sind, bereit. Als konzeptueller Rahmen wurde das Modell an etliche Forschungsdesigns angepasst und hat sich als hilfreich für die Entwicklung ganz unterschiedlicher Messinstrumente erwiesen. Daraus resultiert, dass es nicht nur in der Pflege anwendbar ist, sondern auch in anderen klinischen und nicht-klinischen Bereichen. Die Nutzung des Modells in der Forschung zeigte, dass Synergie und verbesserte Patientenergebnisse im gesamten Gesundheitssystem erreichbar sind, wenn die Kompetenzen von Pflegenden mit den Versorgungsbedürfnissen der Patienten korrespondieren.

19.6 Literaturverzeichnis

Brewer, B. B., Wojner-Alexandrov, A. W., Triola, N., Pacini, C., Cline, M., Rust, J. E. & Kerfoot, K. (2007). AACN Synergy Model's characteristics of patients: Psychometric analyses in a tertiary care health system. *American Journal of Critical Care, 16*(2), 158–167. https://doi.org/10.4037/ajcc2007.16.2.158

Cox, E. (2003). Synergy in practice: Caring for victims of intimate partner violence. *Critical Care Nursing Quarterly, 26*(4), 323–330. https://doi.org/10.1097/00002727-200310000-00008

Doble, R. K., Curley, M. A., Hession-Laband, E., Marino, B. L. & Shaw, S. M. (2000). Using the Synergy Model to link nursing care to diagnosis-related groups. *Critical Care Nurse, 20*(3), 86. https://doi.org/10.4037/ccn2000.20.3.86

Hardin, S. R. (2009). The AACN Synergy Model. In S. J. Peterson & T. S. Bredow (Eds.), *Middle range theories: Application to nursing research* (2nd ed., pp. 99–114). Philadelphia, PA: Wolters Kluwer Health/Lippincott Williams & Wilkins.

Imenda, S. (2014). Is there a conceptual difference between theoretical and conceptual frameworks? *Journal of Social Sciences, 38*(2), 185–195. https://doi.org/10.1080/09718923.2014.11893249

Jarboe, D. E. (2015). *The effect of evaluating a quality improvement initiative on reducing hospital transfers of nursing home residents* (Doctoral dissertation). Retrieved from http://scholarworks.waldenu.edu/dissertations/283

Kaplow, R. & Reed, K. D. (2008). The AACN Synergy Model for Patient Care: A nursing model as a force of magnetism. *Nursing Economic$, 26*(1), 17–25.

Kerfoot, K. M., Lavandero, R., Cox, M., Triola, N., Pacini, C. & Hanson, M. D. (2006). Conceptual models and the nursing organization: Implementing the AACN Synergy Model for Patient Care. *Nurse Leader, 4*(4), 20–26. https://doi.org/10.1016/j.mnl.2006.05.009

Khalifehzadeh, A., Jahromi, M. K. & Yazdannik, A. (2012). The impact of Synergy Model on nurses' performance and the satisfaction of patients with acute coronary syndrome. *Iranian Journal of Nursing and Midwifery Research, 17*(1), 16.

Kohr, L. M., Hickey, P. A. & Curley, M. A. (2012). Building a nursing productivity measure based on the synergy model: First steps. *American Journal of Critical Care, 21*(6), 420–430. https://doi.org/10.4037/ajcc2012859

Liego, T. (2013). *Improving the implementation of the Acute Care Nurse Practitioner (ACNP) role: Development of ACNP role implementation guidelines.* (Doctoral dissertation). Retrieved from http://repository.usfca.edu/dnp

Liego, M. E., Loomis, J., Van Leuvem, K. & Dragoo, S. (2014). Improving outcomes through the proper implementation of acute care nurse practitioners. *Journal of Nursing Administration, 44*(1), 47–50. https://doi.org/10.1097/NNA.0000000000000020

Mateo, M. A. & Benham-Hutchins, M. (2009). Theoretical and conceptual frameworks. In M. A. Mateo & K. T. Kirchhoff (Eds.), *Research for advanced practice nurses: From evidence to practice* (pp. 105–113). New York, NY: Springer Publishing Company.

Scarpa, R. & Connelly, P. E. (2011). Innovations in performance assessment: A criterion based performance assessment for advanced practice nurses using a synergistic theoretical nursing framework. *Nursing Administration Quarterly, 35*(2), 164–173. https://doi.org/10.1097/NAQ.0b013e31820fface

Smith, A. R. (2006). Using the Synergy Model to provide spiritual nursing care in critical care settings. *Critical Care Nurse, 26*(4), 41–47. https://doi.org/10.4037/ccn2006.26.4.41

Smith-Collins, A. & Strother, D. (2008). Synergy and competence: Tools of the trade. *Journal for Nurses in Staff Development, 24*(4), E1–E8.

Swickard, S., Swickard, W., Reimer, A., Lindell, D. & Winkelman, C. (2014). Adaptation of the AACN Synergy Model for Patient Care to critical care transport. *Critical Care Nurse, 34*(1), 16–28. https://doi.org/10.4037/ccn2014573

Tavangar, H., Dehghani, H., Nasiriani, K., Delavar, S. & Falahzade, M. H. (2014). Characterization of cardiac patients based on the Synergy Model. *Jundishapur Journal of Chronic Disease Care, 3*(4), E23365. https://doi.org/10.17795/jjcdc-23365

Tejero, L. M. S. (2012). The mediating role of the nurse-patient dyad bonding in bringing about patient satisfaction. *Journal of Advanced Nursing, 68*(5), 994–1002. https://doi.org/10.1111/j.1365-2648.2011.05795.x

Walters, S. E. (2011). Foundations of project planning and program management. In J. L. Harris, L. Roussel, S. E. Walters & C. Dearman (Eds.), *Project planning and management: A guide for CNLs, DNPs, and nurse executives* (pp. 19–25). Sudbury, MA: Jones & Bartlett Learning.

Wysong, P. R. & Driver, E. (2009). Patients' perceptions of nurses' skill. *Diabetes Care, 29*(4), 24–37.

20 Berufsmodelle: Faktoren der Implementierung

Marsha Hughes Rease

Ein Berufspraxismodell (Professional Practice Model, PPM) ist die Triebfeder für die Entwicklung eines positiven Arbeitsumfelds für Pflegende und „eines der hilfreichsten Instrumente für die Schaffung einer Struktur für hervorragende Pflege“ (Roberts & Finlayson, 2015, S. 25). Von US-amerikanischen Krankenhäusern, die eine Zertifizierung nach dem Magnet® Recognition Program (Qualitätssiegel für gute Arbeitsbedingungen für Pflegende und eine hervorragende Patientenversorgung) erhalten haben oder anstreben, wird erwartet, dass sie die Einbindung ihrer Pflegefachpersonen in die Entwicklung, Implementation und Evaluation des klinikinternen PPM belegen. Auch wenn viele Krankenhäuser kreative Strategien angewandt haben, um ihre Pflegefachpersonen an der Entwicklung eines eigenen PPM zu beteiligen, war dies oftmals ein schwerer Kampf. Zudem war manchmal schwer feststellbar, wie weit das Modell auf Stationsebene umgesetzt und die Kultur der Partizipation verinnerlicht worden war.

Es ist nicht ungewöhnlich, dass ein Schaubild des klinikinternen PPM an einem sichtbaren Ort wie im Stations- oder Besprechungszimmer hängt. Werden die Pflegenden jedoch danach gefragt, inwieweit dieses Schaubild ihr reales Arbeitsumfeld widerspiegelt, sind sie zum Teil nicht in der Lage, konkret darauf zu antworten, weil sie mit dem Modell gar nicht vertraut sind – geschweige denn damit, inwieweit es ihr Arbeitsumfeld widerspiegelt. Beide, Pflegefachpersonen und Stationsleitungen, haben vielleicht Probleme damit, das eigene PPM wirklich wertzuschätzen als ehrlichen Versuch, die zentralen Merkmale eines professionellen Arbeitsumfelds herauszustellen und als Chance, bei erfolgreicher Umsetzung die Pflegepraxis positiv zu beeinflussen.

Einige wichtige Forschungsprojekte zeigen, dass sich ein gutes Arbeitsumfeld für Pflegende positiv auf die Qualitätsergebnisse, die Zufriedenheit im Beruf, die Arbeitsplatzerhaltung, die berufliche Kompetenz und die Einsatzbereitschaft auswirkt (McHugh et al., 2013; Numminen, Leino-Kilpi, Isoaho & Meretoja, 2015; Stimpfel, Rosen & McHugh, 2015). Lake (2002) definiert den Begriff *professionelles Arbeitsumfeld* als Merkmale eines Krankenhauses, welche die Pflegepraxis begünstigen oder behindern. Die meisten Umfragen zur Zufriedenheit von Pflegenden werden durchgeführt, um zu ermitteln, was Pflegende als begünstigende oder behindernde Faktoren ihres Arbeitsumfelds wahrnehmen. Von Krankenhäusern, die das Magnet-Qualitätssiegel anstreben, wird erwartet, dass sie ihre Daten zur Zufriedenheit und zum Engagement der Pflegenden nutzen, um zu bewerten, inwieweit ihr PPM auf Stationsebene umgesetzt wurde (Roberts & Finlayson, 2015). Im weiteren Verlauf dieses Kapitels stelle ich Ihnen eine Gleichung vor, die professionell Pflegenden helfen soll, ihr PPM zu aktualisieren, damit es ihr Arbeitsumfeld auf Stationsebene wirklich widerspiegelt.

Die Gleichung Engagement × Übernahme von Verantwortung × Befähigung > Widerstände

Die Gleichung **E**ngagement × Übernahme von **V**erantwortung × **B**efähigung > **W**iderstände ist ein Entwicklungsansatz von Krankenhäusern, ihr PPM wirklich zu implementieren und die Kultur des PPM zu verinnerlichen. Die simple mathematische Gleichung prognostiziert, dass die Chance auf eine Überwindung der Widerstände gegen die Implementation des PPM verschwindend gering ist, wenn eine der drei Variablen (**Abb. 20-1**) nicht umgesetzt wird, also null ist. Die Nutzung dieser Gleichung als diagnostisches und interventionelles Instrument kann die Implementation des klinikinternen PPM beschleunigen.

20.1 Ein typisches Beispiel aus der Praxis

Die DAISY Foundation, eine Stiftung zur Unterstützung des Pflegeberufes, sponserte 2014 erstmals ein Frühstück auf der jährlich stattfindenden Magnet® Recognition Conference. Es ist zwar hart, um sechs Uhr morgens aufzustehen, um an einem Frühstück teilzunehmen, doch bietet diese Veranstaltung eine hervorragende Gelegenheit, der Auszeichnung vorbildlicher Pflegepraxis durch die engagierten Gründer der DAISY Foundation beizuwohnen, die eingeladenen Gastredner zu hören und natürlich das leckere Gebäck zu genießen.

Eine Gastrednerin, die 2015 an dem Frühstück der Magnet® Recognition Conference teilnahm, war Susan Grant, die Pflegedirektorin der Emory Healthcare, dem größten und umfassendsten Krankenhaussystem in Atlanta, Georgia. Bereits ein Jahr zuvor hatte das Emory University Hospital einen Patienten mit Ebolafieber, der beruflich in Liberia tätig gewesen war, aufgenommen und war damit das erste Krankenhaus in den USA, das einen Patienten mit dieser Erkrankung behandelt hat. Deshalb richtete sich im August 2014 die gebannte Aufmerksamkeit der gesamten USA auf diese Nachricht. Ein zweiter Patient sollte etwa eine Woche später eintreffen. Insgesamt würde das Krankenhaus letztlich vier mit dem Ebolavirus infizierte Patienten versorgen. Viele, die im Gesundheitssektor tätig sind und hier vor allem Pflegefachpersonen, konnten sich vorstellen, welche Herausforderung es darstellt, Patienten mit Ebolafieber zu versorgen – und dies auch noch unter dem strengen Blick der gesamten Nation.

Während des Frühstücks erzählte uns Susan Grant, wie es die Pflegefachpersonen des Emory University Hospital und das gesamte Versorgungsteam geschafft haben, diese Patienten vorbildlich zu betreuen. Während ich ihr zuhörte, erkannte ich, dass dies eine Geschichte über die wirkliche Umsetzung und Verinnerlichung eines Berufspraxismodells ist. Ich hörte ein Beispiel für die Gleichung **E** × **V** × **B** > **W** aus dem realen Leben. Susan Grant sprach darüber, warum das Care Transformation Model von Emory Healthcare – liebevoll als „das Ei" bezeichnet – Rahmen und Orientierung bot für die Bereitstellung einer vorbildlichen pflegerischen Versorgung in einer sehr schwierigen Zeit.

In einem späteren Interview erklärte Susan Grant, dass ihr Care Transformation Model (**Abb. 20-2**) die Essenz dessen darstellt, was Pflegende in der Emory Healthcare anstreben. „Wenn das Modell mit Leben erfüllt wird, sind es die Pflegenden, die es im Kontext ihres Tuns repräsentieren. Die Merkmale des Modells dienen tagtäglich als Fundament für das, was Pflegende der Emory Healthcare

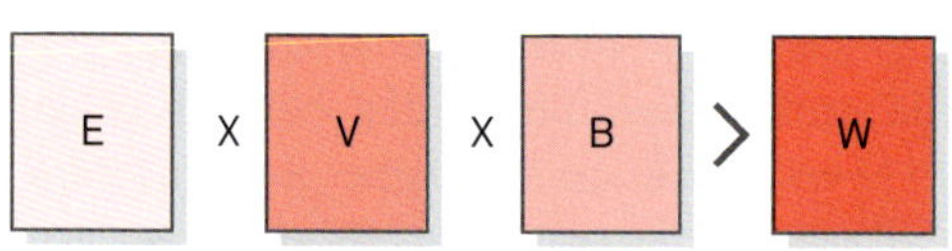

Abbildung 20-1: Gleichung zur Implementation eines Berufspraxismodells (PPM)

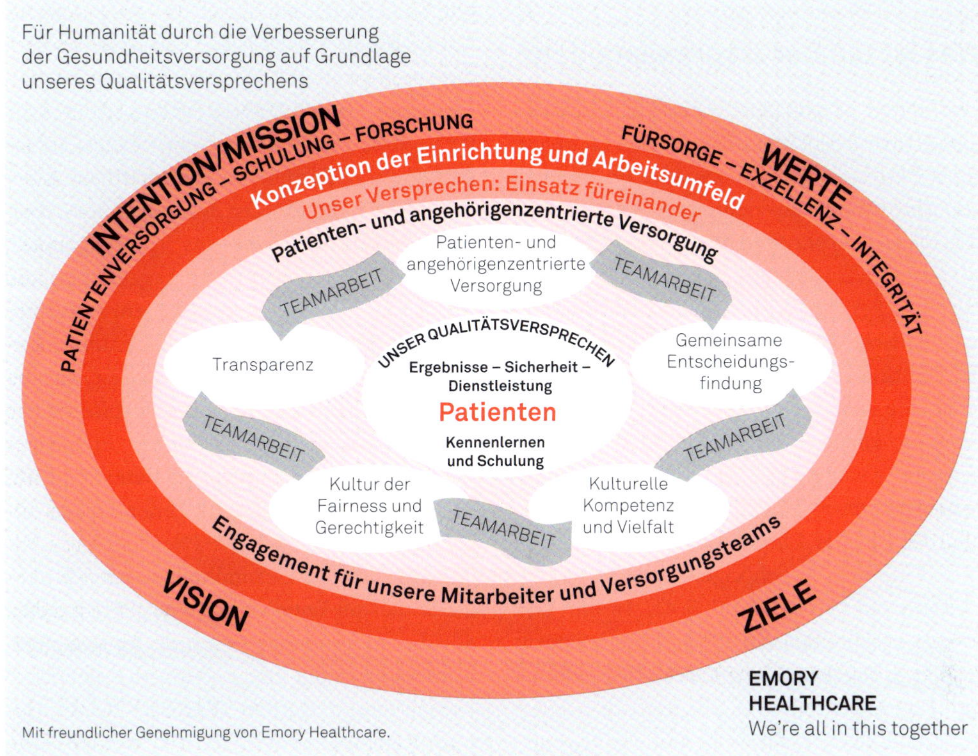

Abbildung 20-2: Emory Healthcare Care Transformation Model

für Patienten und ihre Angehörigen erreichen wollen" (S. Grant in einem persönlichen Gespräch am 28. Oktober 2015). Sie wusste, dass das PPM wirklich verinnerlicht worden war, als sie mitbekam, dass die Pflegenden es zurate zogen, um Probleme zu lösen und Entscheidungen zu treffen, um ihre Praxis an die sich ändernden Anforderungen anzupassen und um die Erwartung zu erfüllen, kontinuierlich eine sichere und qualitativ optimale Versorgung der Patienten mit Ebolafieber bereitzustellen.

Als Reaktion auf die öffentliche Kritik an der Aufnahme von Patienten mit Ebolafieber schrieb Susan Grant in einem Kommentar der *Washington Post*: „Wir können unsere Handlungen entweder von Missverständnis, Angst und Eigeninteresse leiten lassen oder durch Kenntnis, Wissenschaft und Mitgefühl eine Führungsrolle übernehmen. Wir können uns ängstigen oder uns kümmern" (Grant, 2014). Damit zeigte sie, wie sehr ihre Pflegefachpersonen die Kultur, die das Modell verkörpert, verinnerlicht hatten. Susan Grants Schilderung, warum das von Emory Healthcare entwickelte PPM das Fundament ihrer Patientenversorgung bildete, ist ein Beispiel aus dem realen Leben dafür, dass Praxis von einem PPM geleitet werden kann. Der Satz: „Wir können uns ängstigen oder uns kümmern" zeigt, was das Care Transformation Model für die Bereitstellung einer exzellenten Versorgung von sehr kranken Patienten bedeutet.

20.2 Was ist ein Berufspraxismodell?

Ein Modell ist zunächst einmal ein intellektuelles Instrument, das die zentralen Elemente eines Prozesses, Ereignisses oder Phänomens und ihre Wechselbeziehungen verdeutlicht. Das *Magnet® Application Manual* des American Nurses Credentialing Center (ANCC) definiert ein Berufspraxismodell (PPM) als „eine schematische Beschreibung eines Systems, einer Theorie oder eines Phänomens, die aufzeigt, wie Pflegende praktizieren, zusammenarbeiten, kommunizieren und sich beruflich entwickeln sollten, um die qualitativ bestmögliche Versorgung für diejenigen bereitzustellen, die von der Einrichtung betreut werden (z.B. Patienten, Angehörige, Gemeinschaften, Gemeinden" (ANCC, 2013, S. 41). Hoffart und Woods beschreiben ein PPM als „ein System (Struktur, Prozess, Werte), das Pflegende bei der Kontrolle über die pflegerische Versorgung und das Umfeld, in dem diese bereitgestellt wird, unterstützt" (Hoffart & Woods, 1996, S. 354).

Modelle sind entweder deskriptiv oder präskriptiv, wobei ein PPM für die Pflege beides beinhaltet. Es beschreibt nicht nur, sondern schreibt auch vor, wie ein professionelles Arbeitsumfeld in der Pflege sein muss, damit vorbildliche Pflege mit dem Ziel positiver Ergebnisse bereitgestellt werden kann. Hoffart und Woods (1996) verweisen darauf, dass jedes PPM spezifische Aspekte und Programme beinhaltet, welche die Ressourcen der Klinik, ihre Prioritäten und die beruflichen Werte der Personen, die es entwickelt haben, reflektieren. Die beiden Autoren haben die zentralen Elemente eines PPM ermittelt, die erforderlich sind, damit gute Pflege möglich wird **(Abb. 20-3)**.

Eine Überprüfung bestehender PPMs zeigt, dass es nicht ungewöhnlich ist, einem Modell weitere Elemente hinzuzufügen und beispielsweise die Bereiche Forschung, evidenzbasierte Praxis, berufliche Entwicklung, Qualität und Sicherheit einzubeziehen. Lyons, Specht, Karlman und Maas (2008) verweisen darauf, dass professionell Pflegende die wesentlichen Elemente „ihres" PPM entdecken, wenn sie es im Kontext realen Lebens entwickeln, implementieren und erhalten. Die American Association of Critical-Care Nurses (AACN) beispielsweise entwickelte das Synergiemodell, um klinische Praxis mit den Ergebnissen, die für Patienten erzielt werden sollen, zu verbinden. Das Synergiemodell zur Patientenversorgung verdeutlicht das, was Pflege ist, auf der Basis von acht Merkmalen (Bedürfnissen) von Patienten und acht Kompetenzen von Pflegenden. Es beinhaltet zudem drei Kategorien von Ergebnissen: Ergebnisse für Patienten und Angehörige, Ergebnisse für Pflegende und Ergebnisse für das Gesundheitssystem (AACN, 2015). Bei der Entwicklung eines PPM müssen alle diese Elemente (Merkmale der Patienten, Kompetenzen der Pflegenden und Ergebnisse) berücksichtigt werden (Kerfoot, 2004). Gemäß Kaplow und Reed (2008) werden dann optimale Ergebnisse erzielt, wenn der bereitgestellten pflegerischen Betreuung ein PPM zugrunde liegt.

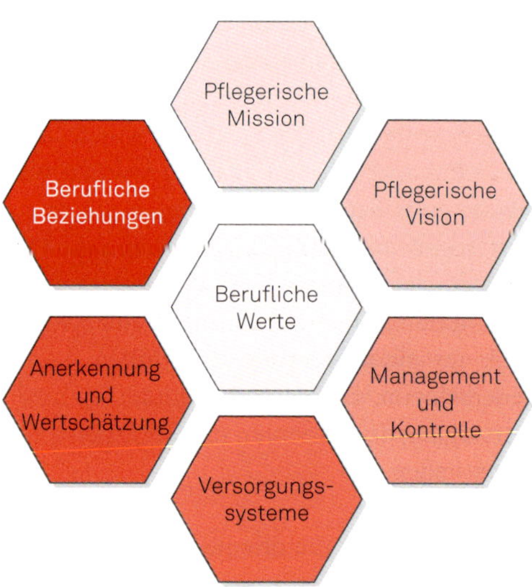

Abbildung 20-3: Die zentralen Elemente eines Berufspraxismodells (PPM)

Unabhängig davon, welche Elemente ein PPM beinhaltet, ist es wichtig zu erkennen, dass diese Elemente miteinander in Beziehung stehen und sich gegenseitig unterstützen. Erst dann entsteht ein positives Arbeitsumfeld. Die ungenügende Konkretisierung und verminderte Effektivität eines Elements kann sich negativ auf die Effektivität des PPM insgesamt auswirken. So entsteht beispielsweise keine Synergie, wenn eines der Elemente des Synergiemodells (Merkmale der Patienten, Kompetenzen der Pflegenden oder Ergebnisse) nicht vollständig implementiert wurde. Ein PPM wird dann mit Leben erfüllt, wenn jedes Element erfolgreich in einer Organisation umgesetzt wurde.

Die Operationalisierung der PPM-Elemente kann ein wirksames Instrument sein, um die mentalen Modelle, die Pflegende mitbringen, mit dem professionellen Arbeitsumfeld in Einklang zu bringen. Mentale Modelle, die für die Pflege spezifisch sind, gehen häufig auf Vermutungen, Erzählungen und Theorien zurück, die Pflegende im Kopf haben, und beziehen sich auf das, was Pflege bezwecken und wie sie praktiziert werden sollte, auf die Wertschätzung qualitativ guter Pflege, auf die Rolle der Leitung in Hinblick auf die Unterstützung der Pflege und auf die Beziehungen zu Kollegen und zu anderen, die an der Versorgung der Patienten beteiligt sind. Daraus folgt, dass unterschiedliche mentale Modelle erklären, warum keine zwei Pflegenden, die auf derselben Station arbeiten, die Praxis professioneller Pflege gleich betrachten.

Leider kann dieses Auseinanderklaffen der Vorstellungen darüber, was Pflegepraxis sein sollte, zu einer Uneindeutigkeit der beruflichen Rolle und Verantwortung, einem fehlenden Verständnis für die Erwartungen der Klinik an professionelle Pflege und schließlich zu einer suboptimalen Pflege führen.

20.3 Die Implementationsgleichung E × V × B > W

Die Komponenten eines PPM sollten widerspiegeln, wie eine Einrichtung darüber denkt, Pflege zu praktizieren. Sicherlich ist die Gleichung **E × V × B** nicht als lineares Konstrukt zu verstehen, weshalb die Implementation eines PPM damit beginnen sollte, Pflegende in die genaue Analyse der zentralen Komponenten einzubinden mit dem Ziel, dass jede Komponente verstanden, umgesetzt und evaluiert wird. Die Analyse der Faktoren, die das Krankenhaus und die Stationen betreffen und jede Komponente begünstigen oder behindern, ist der erste Schritt hin zur Implementation eines PPM. Auch wenn das Schaubild eines PPM in der Regel ein Gesamtmodell darstellt, bietet die Integration Pflegender mit ausführlichen Gesprächen über die einzelnen Komponenten die Möglichkeit zu verstehen, was geändert werden muss, um die jeweilige Komponente zu präzisieren und zu standardisieren. Zum Zweck dieses Kapitels lautet die Definition von Engagement, Pflegenden Gelegenheit, Zeit und Raum zu geben, jeder Komponente ihres PPM Sinn zu verleihen. Es gibt Belege dafür, dass drei psychische Komponenten in deutlich positiver Beziehung zu Engagement stehen: Sinn, Sicherheit und Verfügbarkeit. Das bedeutet, dass Arbeit als sinnvoll empfunden werden muss, dass sich Pflegende sicher fühlen müssen, sich in ihrer Arbeit ausdrücken zu können und dass sie über die physischen, emotionalen und kognitiven Ressourcen verfügen müssen, sich für ihre Arbeit zu engagieren. Dabei steht der Sinn in stärkster Beziehung zu Engagement (Kahn, 1990; May, Gilson & Harter, 2004). Deshalb kann Arbeit, die als sinnvoll empfunden wird, das Denken von Pflegenden und Stationsleitungen in Krankenhäusern positiv beeinflussen und dazu führen, dass die Maßnahmen ermittelt werden, die erforderlich sind, um jede PPM-Komponente auf Stationsebene vollständig zu implementieren und zu evaluieren.

1. **Engagement von Pflegenden in lernenden Gesprächen.** Es wird häufig übersehen, dass strukturierte Gespräche eine wirksame Maßnahme zur Schaffung von Sinn und „Kongruenz zwischen den Überzeugungen, Werten, Verhaltensweisen und Arbeitsanforderungen von Pflegenden" darstellen (Manojlovich, 2007). Alle Pflegenden auf Stationsebene in „lernende" Gespräche einzubeziehen, kann ein wichtiger erster Schritt zur Ermittlung von PPM-Komponenten sein. Laut Senge (1994) setzen konstruktive Gespräche voraus, dass Menschen ihr Denken oder ihr mentales Modell reflektieren. Die Intention, Pflegende zu konstruktiven Gesprächen anzuregen, besteht darin, ihnen öffentlich Gelegenheit zu geben, über ihre derzeitige Meinung zu spezifischen Komponenten des PPM nachzudenken. Dem anderen zuzuhören wird Pflegenden helfen, ihre Ideen und Handlungsmöglichkeiten miteinander zu verbinden und dabei gleichzeitig eine gemeinsame Vorstellung davon zu entwickeln, wie sich die einzelnen Komponenten gegenseitig bedingen.
   Vielleicht fragen Sie jetzt: „Und wo fangen wir an?". Es gibt keinen richtigen Punkt, an dem mit diesen Gesprächen begonnen werden sollte. Am wichtigsten ist, dass sich beide, Pflegende und Stationsleitungen, am Gespräch beteiligen, um ein gemeinsames Verständnis davon zu entwickeln, wie sich jede Komponente eines PPM auf ein positives Arbeitsumfeld auf Stationsebene auswirkt. Auf einer Station ist vielleicht die gemeinsame Entscheidungsfindung die Komponente, die ein Gespräch erfordert, während es auf einer anderen Station das Modell pflegerischer Versorgung ist, das das Gespräch vorantreibt. Die Entscheidung darüber, welche Komponente zuerst analysiert werden sollte, wird vielleicht durch die Evaluation der Ergebnisse zum Engagement oder zur Zufriedenheit der Pflegenden bestimmt.
   Unabhängig davon sollten letztlich alle Komponenten des PPM besprochen werden, um ein gemeinsames Verständnis davon, wie die Komponenten zusammenpassen, zu entwickeln und um Maßnahmen zur Implementation und Evaluation festzulegen. Ross, Smith und Roberts (1994) stimmen darin überein, dass öffentliche Reflexion und Konsens wichtig sind, um mit der Planung der Maßnahmen voranzukommen. Die Autoren erinnern zudem daran, dass „sich oft koordinierte Maßnahmen ergeben, ohne dass Planung erforderlich ist, wenn man nur genug Zeit damit verbringt, zusammen über einen Konsens nachzudenken" (Ross, Smith & Roberts, 1994, S. 62). Allerdings mahnen Arford und Zone-Smith (2005), dass die Mitarbeiter bereit sein müssen, die Verantwortung, die mit professioneller Praxis einhergeht, zu übernehmen, um professionelle Praxis auf Stationsebene zu aktualisieren.
2. Übernahme von Verantwortung. Die zweite Variable in der Gleichung **E** × **V** × **B** > **W** ist die Übernahme von Verantwortung. Manchmal wird die Implementation eines PPM fälschlicherweise mit einem Projekt für Stationsleitungen verwechselt oder damit, dass die Verantwortung dafür bei denen, der Steuerung der Pflege, liegt. Jedoch sind alle professionell Pflegenden daran beteiligt, ein positives Arbeitsumfeld zu schaffen. Die Verantwortung, die mit professioneller Praxis einhergeht, ist keine Frage der Entscheidung darüber, wer zuständig ist. Die Übernahme von Verantwortung auf Stationsebene beginnt tatsächlich dann, wenn die konstruktiven Gespräche die Phase erreichen, Konsens in zielgerichtete Maßnahmen zur Implementation einer PPM-Komponente auf Stationsebene zu verwandeln. Die schematische Darstellung konkreter Maßnahmen als Teil des konstruktiven Gesprächsprozesses sollte aufzeigen, wer verantwortlich für welche Maßnahmen ist, und sollte eine

Bestätigung der Übernahme dieser Verantwortung beinhalten.

Batson (2004) stellt fest, dass die Übernahme von Verantwortung die Bereitschaft ist, in eine Entscheidungsfindung zu investieren und für individuelle und gemeinsame Leistungen zu haften. Sie beinhaltet den persönlichen Einsatz für das Erzielen positiver Ergebnisse auf Stationsebene. Gemäß Ethikkodex für Pflegende der American Nurses Association ist die Übernahme von Verantwortung, „sich selbst und anderen gegenüber zur Rechenschaft für die eigenen Entscheidungen und Handlungen verpflichtet [zu] sein, wenn diese gegen einen Standard wie dem, der vom Code of Ethics for Nurses with Interpretative Statements festgelegt wurde, gemessen werden" (American Nurses Association, 2015, S. 41). Browning (2012) verweist darauf, dass sich Verantwortung auf die Akzeptanz und Verinnerlichung eines Gefühls der Identifikation mit einer Aufgabe bezieht und auf die Bereitschaft, sich den Folgen des Erfolgs oder Misserfolgs zu stellen. Bei der Argumentation für eine gemeinsame Verantwortung bestätigt Kupperschmidt (2004), dass professionell Pflegende dafür verantwortlich sind, berufliche Werte zu vertreten, Kompetenz zu bewahren und das professionelle Arbeitsumfeld zu erhalten und zu verbessern.

Es ist wichtig zu erkennen, dass professionell Pflegende bei der Ausarbeitung der Maßnahmen zur Implementation einer PPM-Komponente auf Stationsebene administrative und klinische Spielräume haben. Pflegende, die über ihre beruflichen Spielräume und Standards informiert sind, übernehmen Verantwortung für die Schaffung eines positiven Arbeitsumfelds. Zudem sind die Präzisierung der Aufgaben, die Klärung von Befugnissen und Selbstständigkeit unerlässlich, damit Pflegende Verantwortung für ihr Arbeitsumfeld übernehmen können. **Abbildung 20-4** zeigt,

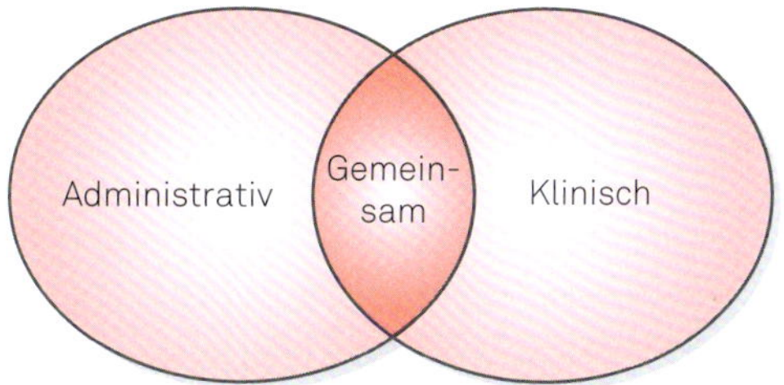

Abbildung 20-4: Verantwortlichkeiten für die Schaffung eines professionellen Arbeitsumfelds

dass die Verantwortung für die Schaffung eines professionellen Arbeitsumfelds auf Stationsebene sowohl bei der administrativen und klinischen Seite liegt als auch gemeinsam zu übernehmen ist. Wichtig ist, bei der Erstellung des Aktionsplans zu unterscheiden, wer bei der Implementation und Evaluation einer PPM-Komponente für was verantwortlich ist.

Der Grund dafür, sowohl Pflegende als auch Stationsleitungen an „lernenden" Gesprächen zu beteiligen, liegt darin, ein gemeinsames Gefühl der Identifikation mit dem PPM zu erzeugen und die Bedeutung der Aufgaben des Einzelnen bei der Implementation der PPM-basierten professionellen Praxis anzuerkennen. Im Kontext der Aktualisierung eines PPM auf Stationsebene sind Stationsleitungen und Pflegende gemeinsam verantwortlich für die Entwicklung einer Partnerschaft, die auf einer Kenntnis der Rolle und der Verantwortungsbereiche, gegenseitigem Respekt und Befähigung basiert.

3. **Befähigung zu Handlung.** Die dritte Variable in der Gleichung zur Implementation eines PPM ist Befähigung (Empowerment). Erickson, Hamilton, Jones und Ditomassi (2003) merkten an, dass Menschen „vermutlich dann befähigt sind, wenn eine Einrichtung wirkliches Engagement ermöglicht und auf dieses Engagement zunehmend mit Interesse und der Intention, Entwicklung zu fördern, reagiert"

> (Erickson, Hamilton, Jones & Ditomassi, 2003, S. 96). Rao (2012) definiert die *Befähigung von Pflegenden* als einen Zustand, in dem die einzelne Pflegefachperson Kontrolle über ihre Arbeit übernimmt und die Möglichkeit erhält, innerhalb des Krankenhauses erfolgreich ihrer pflegerischen Verantwortung gerecht zu werden. Sie verweist darauf, dass diese Kontrolle dann erreicht wird, wenn vermehrte Partizipation an Entscheidungsprozessen und an dem Ergreifen von Maßnahmen gestattet wird und dies auf der Mobilisierung von Kräften innerhalb des gesamten Krankenhauses basiert. Strukturelle Befähigung bezieht sich auf klinikinterne Faktoren, die das Arbeitsumfeld formen und auch als Vorstufen der Befähigung von Pflegenden fungieren.

Strukturelle Befähigung, eine der Komponenten des Magnet®-Modells, basiert auf der klassischen Arbeit von Kanter (1993), die argumentierte, dass die Merkmale der Einrichtung Befähigung bestimmen. Kanter (1993) verwies darauf, dass diese Merkmale eine optimale Arbeitsleistung begünstigen oder behindern. Ihre Theorie postulierte, dass Befähigung in einem Arbeitsumfeld gefördert wird, das Mitarbeitern Zugang zu relevanten Informationen, Ressourcen, Unterstützung und Lern- und Entwicklungsmöglichkeiten bietet.

Laschinger, Finegan, Shamian und Wilk (2003) haben sich jahrelang der empirischen Überprüfung der Theorie von Kanter in Organisationen des Gesundheitswesens gewidmet. Ihre Arbeit verweist darauf, dass die Befähigung von Pflegenden zu weniger Fällen von Burnout (Laschinger et al., 2003; Manojlovich, 2007), geringerer Arbeitsbelastung (Laschinger, Finegan & Shamian, 2001; Manojlovich, 2007), größerem Vertrauen in den Arbeitsplatz (Bradbury-Jones, Sambrook & Irvine, 2008; Laschinger, Finegan, Shamian & Casier, 2000), einer höheren Zufriedenheit im Beruf und effektiverer Arbeit führt (Casey, Saunders & O'Hara, 2010; Laschinger & Havens, 1996).

Daraus folgt, dass sich die Anwendung der Theorie zur strukturellen Befähigung auf die Präzisierung und Standardisierung eines PPM positiv auswirkt. Wichtig ist, die Faktoren zu ermitteln, die den Zugang zu relevanten Informationen, Ressourcen, Unterstützung und beruflicher Entwicklung behindern oder begünstigen und spezifisch für die jeweilige PPM-Komponente sind. Ist beispielsweise die gemeinsame Entscheidungsfindung die Komponente, die auf Stationsebene implementiert werden soll, müssen folgende Fragen gestellt werden:

- Welche Informationen benötigen die Pflegenden für die Lösung von Problemen und die Entscheidungsfindung und wie stellen wir sicher, dass sie diese auf Stationsebene erhalten?
- Welche Ressourcen werden benötigt, um die Pflegenden zusammenzubringen mit dem Ziel, Probleme zu lösen und Entscheidungen zu treffen und wie stellen wir sicher, dass sie diese Ressourcen erhalten?
- Welche Unterstützung benötigen die Pflegenden, wenn sie sich an einer Steuerungsebene auf Stationsebene beteiligen sollen, und wie kann diese Unterstützung bereitgestellt werden?
- Welche Kompetenzen benötigen Pflegende, die zusammenarbeiten, um die klinische Praxis auf Stationsebene zu evaluieren und zu verändern?

Die Arbeit der Implementation eines PPM auf Stationsebene besteht darin, effektive Maßnahmen zu entwickeln, welche die positiven bzw. negativen Faktoren, die spezifisch sind für den Zugang zu relevanten Informationen, Ressourcen, Unterstützung und beruflicher Entwicklung, fördern bzw. verringern.

20.4 Fazit

Die Gleichung **E**ngagement × Übernahme von **V**erantwortung × **B**efähigung > **W**iderstände zur Implementation eines PPM scheint eine einfache Formel für Veränderung zu sein. Sie steht für eine Veränderung der Kultur, weshalb folgende Frage unerlässlich ist: „Sind wir bereit, die emotionale und psychische Energie aufzubringen, die für eine Veränderung der Kultur erforderlich und der Implementation eines PPM immanent ist?“. Die Loslösung von der Vergangenheit und die Änderung von Gewohnheiten, die den gegenwärtigen Zustand unterstützen, ist harte Arbeit und erfordert, dass sich das Führungspersonal auf jeder Ebene des Krankenhauses ändert. Ein erfahrener Pionier auf dem Gebiet der Organisationsentwicklung erinnert uns daran, dass einzelne Personen, die als „Normträger“ der neuen Kultur fungieren, wichtig sind. Burke (1987) rät uns, diese Personen sorgfältig auszuwählen und strategisch zu platzieren, damit sie als Repräsentanten einer neuen Zukunft angesehen werden. Dies ist wahrscheinlich der erste Schritt zur Schaffung eines positiven Arbeitsumfelds, das zu den empirischen Ergebnissen führt, die für die Zertifizierung nach dem Magnet® Recognition Program erforderlich sind.

20.5 Literatur

American Association of Critical-Care Nurses. (2015). *The AACN Synergy Model for Patient Care.* Retrieved from http://www.aacn.org/wd/certifications/content/synmodel.pcms?menu=certification#Patient

American Nurses Association. (2015). *Code of ethics for nurses with interpretative statements.* Silver Spring, MD: Author.

American Nurses Credentialing Center. (2013). *2014 Magnet application manual.* Silver Spring, MD: Author.

Arford, P. & Zone-Smith, L. (2005). Organizational commitment to professional practice model. *Journal of Nursing Administration, 35*(10), 467-472. https://doi.org/10.1097/00005110-200510000-00008

Batson, V. (2004). Shared governance in an integrated health care network. *AORN, 80*(3), 493-496, 498, 501-504, 506, 509-512. https://doi.org/10.1016/S0001-2092(06)60540-1

Bradbury-Jones, C., Sambrook, S. & Irvine, F. (2008). Power and empowerment in nursing: A fourth theoretical approach. *Journal of Advanced Nursing, 62*(2), 258-266. https://doi.org/10.1111/j.1365-2648.2008.04598.x

Browning, H. (2012). *Accountability: Taking ownership of your responsibility.* Greensboro, NC: Center for Creative Leadership.

Burke, W. W. (1987). *Organization development: A normative view.* New York, NY: Addison-Wesley Publishing Company.

Casey, M., Saunders, J. & O'Hara, T. (2010). Impact of critical social empowerment on psychological empowerment and job satisfaction in nursing and midwifery settings. *Journal of Nursing Management, 18,* 24-34. https://doi.org/10.1111/j.1365-2834.2009.01040.x

Erickson, J. I., Hamilton, G. A., Jones, D. E. & Ditomassi, M. (2003). Measuring the impact of collaborative governance: Beyond empowerment. *Journal of Nursing Administration, 33*(2), 96-104. https://doi.org/10.1097/00005110-200302000-00006

Grant, S. (2014, August 14). I'm the head nurse at Emory. *Washington Post.* Retrieved from http://www.decaturish.com/2014/08/emory-nurse-pens-wapo-op-ed-on-ebola-patients/

Hoffart, N. & Woods, C. Q. (1996). Elements of a nursing professional practice model. *Journal of Professional Nursing, 12*(6), 354-364. https://doi.org/10.1016/S8755-7223(96)80083-4

Kahn, W. (1990). Psychological condition of personal engagement and disengagement at work. *Academy of Management Journal, 87*(4), 692-724. https://doi.org/10.2307/256287

Kanter, R. M. (1993). *Men and women of the corporation* (2nd ed.). New York, NY: Basic Books.

Kaplow, R. & Reed, K. (2008). The AACN Synergy Model for patient care: A nursing model as a force of magnetism. *Nursing Economic$, 26*(1), 17-25.

Kerfoot, K. (2004). Synergy from the vantage point of the chief nursing officer. *Excellence in Nursing Knowledge, 1*(1), 11-15.

Kupperschmidt, B. R. (2004). Making a case for shared accountability. *Journal of Nursing Adminis-*

tration, 34(3), 114–116. https://doi.org/10.1097/00005110-200403000-00002

Lake, E. (2002). Development of the practice environment scale of the nursing work index. *Research in Nursing and Health, 25*, 176–188. https://doi.org/10.1002/nur.10032

Laschinger, H. K. S., Finegan, J. & Shamian, J. (2001). Promoting nurses' health: Effect of empowerment on job strain and work satisfaction. *Nursing Economics, 19*(2), 42–52.

Laschinger, H. K. S., Finegan, J., Shamian, J. & Casier, S. (2000). Organizational trust and empowerment in restructured healthcare settings: Effects on staff nurse commitment. *Journal of Nursing Administration, 30*(9), 413–425. https://doi.org/10.1097/00005110-200009000-00008

Laschinger, H. K. S., Finegan, J., Shamian, J. & Wilk, P. (2003). Workplace empowerment as a predictor of nurse burnout in restructured healthcare settings. *Longwoods Review, 1*(3), 2–11.

Laschinger, H. K. S. & Havens, D. S. (1996). Staff nurse work empowerment and perceived control over nursing practice: Conditions for work effectiveness. *Journal of Nursing Administration, 26*(9), 27–35. https://doi.org/10.1097/00005110-199609000-00007

Lyons, S., Specht, J., Karlman, S. E. & Maas, M. L. (2008). Everyday excellence: A framework for professional nursing practice in long-term care. *Research in Gerontological Nursing Journal, 1*(3), 217–228. https://doi.org/10.3928/19404921-20080701-08

Manojlovich, M. (2007). Power and empowerment in nursing: Looking backward to inform the future. *The Online Journal of Issues in Nursing.* Retrieved from http://www.medscape.com/viewarticle/553403_5

May, D., Gilson, R. & Harter, L. (2004). The psychological condition of meaningfulness, safety and availability and the engagement of the human spirit at work. *Journal of Occupational and Organizational Psychology, 77*, 11–37.

McHugh, M. D., Kelly, L. A., Smith, H. L., Wu, E. S., Vanak, J. M. & Aiken, L. H. (2013). Lower mortality in Magnet hospitals. *Medical Care, 51*(5), 382–388. https://doi.org/10.1097/MLR.0b013e3182726cc5

Numminen, O., Leino-Kilpi, H., Isoaho, H. & Meretoja, R. (2015). Newly graduated nurses' competence and individual and organizational factors: A multivariate analysis. *Journal of Nursing Scholarship, 47*(5), 446–456.

Rao, A. (2012). The contemporary construction of nurse empowerment. *Journal of Nursing Scholarship, 44*(4), 396–402. https://doi.org/10.1111/j.1547-5069.2012.01473.x

Roberts, N. & Finlayson, S. (2015). *Fundamentals of Magnet Toolkit®*. Silver Spring, MD: American Nurses Association.

Ross, R., Smith, B. & Roberts, C. (1994). The wheel of learning: Mastering the rhythm of a learning organization. In P. Senge, C. Roberts, R. Ross, B. Smith & A. Kleiner (Eds.), *The fifth discipline fieldbook: Strategies and tools for building a learning organization* (pp. 59–64). New York, NY: Doubleday.

Senge, P. (1994). Moving forward: Thinking strategically about building learning organizations. In P. Senge, C. Roberts, R. Ross, B. Smith & A. Kleiner (Eds.), *The fifth discipline fieldbook: Strategies and tools for building a learning organization* (pp. 15–47). New York, NY: Doubleday.

Stimpfel, A. W., Rosen, J. & McHugh, M. D. (2015). Understanding the role of the professional practice environment on quality of care in Magnet® and non-Magnet hospitals. *Journal of Nursing Administration, 44*(1), 10–16. https://doi.org/10.1097/NNA.0000000000000015

Weiterführende Literatur

Laschinger, H. K., Wong, C. A. & Greco, P. (2006). The impact of staff nurse empowerment on person-job fit and work engagement/burnout. *Nursing Administration Quarterly, 30*(4), 358–367. https://doi.org/10.1097/00006216-200610000-00008

21 Pflegewissenschaftliche Projekte

Christine Estabrook

Pflegeexperten (Advanced Practice Nurses, APNs) betreuen Patienten mit komplexen gesundheitlichen Problemen im Krankenhaus. In den meisten Fällen sind sie diejenigen, die primär die Patientenversorgung koordinieren. Der höchste akademische Grad innerhalb der Pflegepraxis ist der Doctor of Nursing Practice (DNP), der eine wichtige Funktion im Management und in der Koordination der Patientenversorgung hat und die Ergebnisse der Patienten in der Gesundheitsversorgung positiv beeinflussen kann. DNP-Studierende, die eine Promotion in klinischer Praxis anstreben, wenden in ihrem abschließenden Wissenschaftsprojekt theoretische Konzepte in der Praxis an. Ziel dieses Kapitels ist es zu diskutieren, warum es von Vorteil ist, sich bei der Konzeption dieses DNP-Wissenschaftsprojekts am Synergiemodell der American Association of Critical-Care Nurses (AACN) zu orientieren.

21.1 Das DNP-Wissenschaftsprojekt

Die American Association of Colleges of Nursing gründete 2002 eine Arbeitsgruppe zur praxisorientierten Promotion, um ein DNP-Positionspapier zu entwerfen, das eine Änderung der Ausbildungsanforderungen für Pflegeexperten (APNs) unterstützte. Nachfolgend wurde ein praxisorientiertes Promotionsprogramm entwickelt, dessen Schwerpunkt auf evidenzbasierter Praxis und der Anwendung im klinischen Bereich lag (Vincent, Johnson, Velasquez & Rigney, 2010). Die American Association of Colleges of Nursing (2015) beschrieb das DNP-Programm als Mittel, um Pflegende auf einen evidenzbasierten akademischen Grad in Advanced Practice Nursing vorzubereiten, der die Umsetzung von zuverlässigen wissenschaftlichen forschungsbasierten Ergebnissen in der Praxis ermöglicht. Acht DNP-Hauptkriterien in Kombination mit praktischer Wissenschaft bilden das Fundament des DNP-Promotionsprogramms. Die Integration dieser Aspekte führt zu verbesserten Ergebnissen, weil Pflegeexperten mit einem DNP Führungspositionen innerhalb des Krankenhauses oder Gesundheitssystems übernehmen, weil sie Projekte zur Qualitätsverbesserung (QV-Projekte) durchführen und Evidenz in Praxis übersetzen (American Association of Colleges of Nursing, 2015).

Gemäß der American Association of Colleges of Nursing (2006) reflektiert das abschließende Wissenschafts- oder QV-Projekt die Bemühungen der Studierenden, die neuesten und wichtigsten Informationen des jeweiligen Veränderungsprojekts (Change-Projekt) zusammenzufügen. Der Schwerpunkt des abschließenden DNP-Wissenschaftsprojekts liegt auf der Implementation von evidenzbasierten Praxisleitlinien, auf QV-Initiativen, auf Analysen der Gesundheitspolitik, auf der Umsetzung neuer Versorgungsmodelle und auf der Evaluation des Projekts (Roussel,

2014). Das Wissenschaftsprojekt ist eine Kombination aus Forschungsaufgaben und Erfahrung in klinischer Praxis. Das übergeordnete Ziel ist die Konzeption einer wissenschaftlichen Arbeit, die nach der Überprüfung durch die Fakultät oder ein Gremium in der Praxis umgesetzt werden kann, um für die jeweilige Population oder Gesundheitseinrichtung von Nutzen zu sein.

Das sich schnell wandelnde Gesundheitsumfeld rechtfertigt mehr Forschung, die evidenzbasierte Praxis in den Mittelpunkt stellt, um den sich exponentiell ändernden Anforderungen an die Gesundheitsversorgung in den USA gerecht zu werden und der Kosteneffektivität Rechnung zu tragen. Dieses sich schnell wandelnde Umfeld hat zu einer Kluft zwischen Forschung und klinischer Praxis geführt, und Beschäftigte im Gesundheitswesen sind nicht darauf vorbereitet, Forschungsergebnisse kritisch zu bewerten oder in der Praxis anzuwenden (Vincent, Johnson, Velasquez & Rigney, 2010). Der DNP bietet die Möglichkeit, eine Führungsposition zu übernehmen und integriert evidenzbasierte Praxis in das klinische Umfeld, um die Pflegepraxis und die Ergebnisse für Patienten und Angehörige zu verbessern.

Dazu wird die Kompetenz benötigt, Forschung in der Praxis zu interpretieren, Evidenz zu beurteilen, Forschung in Entscheidungsprozesse zu integrieren und realisierbare Neuerungen zu implementieren (Moran, 2014; Roussel, 2014; Thomas, 2011). Translationale Forschung verringert die Kluft zwischen Wissenschaft und Praxis und ermöglicht die erfolgreiche Zusammenarbeit zwischen Wissenschaftlern und Praktikern. Pflegende mit einem DNP sind sowohl Praktizierende als auch Wissenschaftler, die Forschungsergebnisse im klinischen Bereich erfolgreich anwenden, Evidenz evaluieren, Forschung in Entscheidungsprozesse integrieren und realisierbare klinische Neuerungen implementieren, um Praxis zu verändern (Vincent, Johnson, Velasquez & Rigney, 2010).

21.2 Das Synergiemodell zur Patientenversorgung der AACN

Die Definition von Synergie lautet: „Interaktion von Elementen, die in Kombination einen Gesamteffekt produzieren, der größer ist als die Summe der einzelnen Elemente oder Einzelbeiträge“ (Dictionary.com, ohne Jahresangabe). Das Synergiemodell zur Patientenversorgung der American Association of Critical-Care Nurses (AACN) wurde als Bezugsrahmen für die klinische Praxis entwickelt und stellt die Verbesserung der Patientenergebnisse durch die Abgleichung der Bedürfnisse von Patienten mit den Kompetenzen der Pflegenden in den Mittelpunkt. „Synergie“ tritt ein, wenn die Kompetenzen der Pflegenden mit den Bedürfnissen und Merkmalen der Patienten korrespondieren und dies zu optimalen Patientenergebnissen führt (AACN, 2010; Debourgh, 2012). Das Modell stellt acht Kompetenzen von Pflegenden heraus: klinisches Urteilsvermögen, klinisches Hinterfragen, förderliches Begleiten, Zusammenarbeit, systemisches Denken, anwaltschaftliches und moralisches Handeln, fürsorgliches Verhalten und Umgang mit Vielfalt. Diese Kompetenzen sind die zentralen Merkmale professioneller Pflegepraxis (Debourgh, 2012; Kerfoot & Cox, 2005).

Die AACN (2015) ist eine Organisation, die sich der Schulung von Pflegenden und der Bereitstellung von Ressourcen für Pflegende, welche akut und kritisch kranke Patienten versorgen, verschrieben hat. Das Synergiemodell wurde mit der Intention entwickelt, eine „synergistische Beziehung“ zwischen dem Patienten, dem klinischen Umfeld oder Gesundheitssystem und der Pflegefachperson oder ihren APN-Kompetenzen herzustellen (AACN, 2010). Es wurde in die Zertifizierungsprüfungen der AACN integriert, wobei etwa 20 % des Prüfungsinhalts die zentralen Merkmale professioneller Praxis betreffen (AACN, 2010).

Zudem wurde es als Modell für die Praxis von Pflegenden auf Intensivstationen konzipiert. Anfang der 1990er Jahre wurde in US-amerikanischen Krankenhäusern das Berufsbild des Acute Care Nurse Practitioner (ACNP) entwickelt. Dazu wurden die Kompetenzen der Pflegefachperson mit den Bedürfnissen des Patienten abgeglichen, um eine synergistische Beziehung herzustellen, welche die Ergebnisse und Zufriedenheitswerte der Patienten verbessert (Jarboe, 2015; Kleinpell & Alexandrov, 2014; Swickard et al., 2014). Das Synergiemodell stärkt die wichtige Funktion der Pflegeexperten (APNs), die klinische Expertise im Krankenhaus bereitstellen. Die Ausbildung von APNs ermöglicht eine präzisere Beurteilung der Patienten, die zu wirksamen Maßnahmen auf der Basis ihrer Bedürfnisse, der Ressourcen des Systems und der Vorgaben des Gesetzgebers führt (Jarboe, 2015).

Das Synergiemodell wird in unterschiedlichen Bereichen angewendet und geht über die pflegerischen Aufgaben im Krankenhaus hinaus. Es stellt die Aspekte und Kompetenzen, die in der Pflege und Gesundheitsversorgung benötigt werden, detailliert heraus. Aktuelle Beispiele hierfür sind die Konzeption von Leitlinien für Acute Care Nurse Practitioners (**Kasten 21-1**), die Verringerung der Verlegungsraten aus Pflegeheimen in Krankenhäuser (Jarboe, 2015) und die Entwicklung von Instrumenten zur Messung der Produktivität von Pflegenden (Kohr, Hickey & Curley, 2012). Da das Modell im Bereich der Pflege und Gesundheitsversorgung an verschiedene Szenarien angepasst werden kann, ist es als theoretischer Rahmen für ein DNP-Projekt ideal.

21.3 Konzeption von DNP-Projekten zur Qualitätsverbesserung

Das Konzept für das abschließende DNP-Wissenschaftsprojekt wird auf der Basis der strategischen Planung und der zentralen Elemente

Kasten 21-1: Das DNP-Wissenschaftsprojekt im Kontext des Synergiemodells

Der Schwerpunkt meines DNP-Wissenschaftsprojekts lag auf der Entwicklung von Leitlinien für Advanced Practice Providers* in der Akutversorgung von Patienten im Krankenhaus. Aufgrund meines damaligen Praxisumfelds und des unterschiedlichen Schweregrads der akuten Erkrankungen meiner Patienten hatte ich mich für dieses spezielle Thema entschieden. Auch wenn ich in einem Krankenhaus arbeitete, erkannte ich, dass bei uns Krankheitsbilder behandelt wurden, die durch einen besonders schweren und akuten Verlauf gekennzeichnet waren und die Patienten deshalb umfassender betreut werden mussten. Sicherlich leisteten die Pflegenden auf der Intensivstation hervorragende Arbeit, doch benötigten die Patienten eine stärker fokussierte Betreuung und Behandlung ihrer gesundheitlichen und emotionalen Bedürfnisse. Advanced Practice Providers (APPs) können sich darum spezifischer und kompetenter kümmern als andere Pflegende (Registered Nurse). Die schnelle Entwicklung innerhalb des Gesundheitsumfelds rechtfertigte die Konzeption umfassender Leitlinien für APPs im Bereich der Akutversorgung.

Ich hatte zunächst als Pflegefachperson auf einer Intensivstation gearbeitet und war mit dem Synergiemodell der American Association of Critical-Care Nurses (AACN) vertraut. Ich glaube, dass es verdeutlicht, wie einzigartig die Rolle der Pflegenden und wie wichtig der Einsatz ihrer Kompetenzen ist, um die Ergebnisse für Patienten zu verbessern. Dieses theoretische Modell zeigt die Kompetenzen auf, die Pflegende auf Intensivstationen benötigen und wird nun um die Aufgaben von APPs und ihre Rolle in der Praxis erweitert. Das Synergiemodell bildet die Grundlage für die Verbesserung der Versorgung, der Sicherheit und der Zufriedenheit der Patienten.

Seine Anwendung in der Praxis kann zu einer höheren Qualität der Versorgung und einer kürzeren Verweildauer der Patienten (frühzeitige Entlassung) führen. Zudem kann es dazu beitragen, dass die von der Gesetzgebung vorgeschriebenen Qualitätsanforderungen erfüllt werden. Pflegende auf Intensivstationen können sicherlich einige dieser vorgegebenen Anforderungen erfüllen, APPs jedoch viele. Synergie entsteht dann, wenn die Rolle der APPs im Klinikalltag etabliert wird. Ihre Tätigkeit kann sich positiv auf die Ergebnisse und die Zufriedenheit der Patienten auswirken. Sie tragen dazu bei, dass Kliniken den Anforderungen von Organisationen wie der Joint Commission und der Centers for Medicare and Medicaid Services gerecht werden können. Diese Synergie auf Systemebene kann sich in verschiedenen Bereichen manifestieren und zu positiven Ergebnissen in allen Aspekten der Patientenversorgung führen. (Mit freundlicher Genehmigung von M. Liego, DNP, ACNP, in einem persönlichen Gespräch am 2. September 2015.)
*Advanced Practice Providers (APPs) sind Arztassistenten und Pflegeexperten (APNs). Sie führen Untersuchungen durch und befunden diese, schreiben Arztbriefe und führen Patientengespräche. Sie sind Teil des Versorgungsteams. Der einzelne Patient steht im Mittelpunkt ihres Tätigkeitsfelds.

des Krankenhauses entwickelt (Thomas, 2011). Ein großer Teil der Planung erfolgt in der Phase, in der das Projekt ausgearbeitet wird, um um eindeutig die ideale Intervention zu bestimmen, die zu einer Verbesserung der klinischen Praxis führt. In dieser Phase müssen die Studierenden zehn zentrale Elemente berücksichtigen, um dem Wissenschaftsprojekt eine klare Richtung zu geben (**Kasten 21-2**). Das Synergiemodell kann beispielsweise zur Untersuchung des betreffenden Phänomens und zur Entwicklung des Projektrahmens zurate gezogen werden.

Kasten 21-2: Zentrale Elemente zur Entwicklung eines QV-Projekts

- Festlegung des Ziels bzw. der Intention des Projekts
- Literaturrecherche
- Grafische Darstellung aktueller Prozesse
- Synthetisierung und Übersicht der Ergebnisse der Literaturrecherche und des Best Practice
- Entwicklung der Problembeschreibung
- Skizzierung des Projektumfangs
- Entwicklung des Projektrahmens
- Wahl der Messinstrumente und Maßeinheiten (zu Projektbeginn) zur Beurteilung der Ergebnisse
- Überprüfung von Daten, Interventionen und Ergebnissen

(Daten aus Moran, K. (2014). Developing the scholarly project. In K. Moran, R. Burson, & D. Conrad, D. (Eds.), *The Doctor of Nursing Practice scholarly project: A framework for success* (pp. 113–140). Burlington, MA: Jones & Bartlett Learning; Thomas, P. L. (2011). Evaluating project outcomes. In Harris, J. L., Roussel, L., Walters, S. E. & Dearmon, C. (Eds.), *Project planning and management: A guide for CNLs, DNPs, and nurse executives* (pp. 161–178). Sudbury, MA: Jones & Bartlett Learning.)

21.4 Das zu untersuchende Phänomen und Pflegetheorien

Wissenschaftsprojekte innerhalb von Promotionsprogrammen erweitern das pflegerische Wissen durch direkte Beobachtung, welche die Beziehung zum pflegerischen Phänomen bestätigt oder negiert (Meleis, 2012). Das Phänomen kann verschiedene Aspekte des Verhaltens und Funktionierens von Patienten, Familien, Gemeinwesen oder einer ganzen Population widerspiegeln. Die Festlegung, welches Phänomen der klinischen Praxis untersucht wird und welche Schritte erfolgen, um das Projekt zu entwickeln, ist unerlässlich für die Konzeption des DNP-Wissenschaftsprojekts (Moran, 2014).

Sobald das zu untersuchende Phänomen bestimmt worden ist, wird eine klinische Frage formuliert, die auf einer ermittelten Chance oder einem ermittelten Problem basiert. Diese klinische Frage bildet den Rahmen für den Projektplan. Die Implementation und Überwachung des Projekts macht deutlich, ob dieser Plan eingehalten wird. Die Projektergebnisse werden aus der Evaluation der Patienten, der Pflegenden oder des Gesundheitssystems abgeleitet, um zu bestimmen, ob die Projektziele erreicht wurde (Kleinpell & Alexandrov, 2014).

Chinn und Kramer (2011) beschreiben den Begriff Phänomenologie als eine in einer Theorie begründeten Forschung, die auf subjektiven Daten basiert, welche mit individuellen Erfahrungen kombiniert werden, um zu einem Fazit zu gelangen. Zaccagnini (2011) weist darauf hin, dass ein Phänomen durch Intuition und Eindrücke beschrieben und nicht vorhergesagt werden sollte. Klinisch Pflegende sind in der einzigartigen Lage, Bereiche von klinischem Interesse zu ermitteln, die sich für ein Wissenschaftsprojekt eignen (Moran, 2014).

So beurteilen DNP-Studierende, die ein QV-Projekt in Erwägung ziehen, beispielsweise zunächst einmal ihr persönliches Arbeitsumfeld. Sie entwickeln einen Projektrahmen, der den Einfluss von Kommunikation zwischen Pflegenden und Patienten in das Zentrum der Betrachtung stellt. Eventuell wird dazu das Synergiemodell herangezogen. Dieses bietet ein Fundament für hervorragende Pflegeleistungen, die dadurch gekennzeichnet sind, dass die Kompetenzen der Pflegenden mit den Merkmalen der Patienten korrespondieren und zu besseren Patientenergebnissen führen (Moran, 2014).

Sobald das Phänomen, das untersucht werden soll, ermittelt worden ist, wird der Fokus des wissenschaftlichen Themas verengt. Dies geschieht auf der Basis einer explorativen Studie, welche die Grundlage für das Projekt bildet. Die Anwendung von Theorien stellt sicher, dass das DNP-Wissenschaftsprojekt in einer systematischen Art und Weise durchgeführt wird, um das Phänomen zu verstehen (Moran, 2014). Die Praxis der Pflege basiert auf Pflegetheorien. Pflegerische Beobachtungen liefern den Kontext für die Bestätigung, dass sich Praxis aus Theorie ableitet. Aus der Untersuchung und Überprüfung pflegerischer Beobachtungen entwickeln sich neue Interaktionen und Ideen, die wiederum zu neuen Möglichkeiten der Schulung und Fortbildung anregen (Duff, 2011). Es kann hilfreich sein, das DNP-Projekt auf der Basis des Synergiemodells als konzeptuellen und theoretischen Rahmen zu konzipieren.

21.5 Das Synergiemodell in DNP-Projekten zur Qualitätsverbesserung

Die Centers for Medicare and Medicaid Services (CMS) entwickelten ein System zur Vergütung von Gesundheitskosten, das auf der Verringerung unnötiger oder vermeidbarer Krankenhausaufenthalte basierte (Jarboe, 2015). Sie wandelten die Gesundheitspläne des Privatsektors in einen „höherwertigen Gesundheitsversorgungsdienst“ um, der Gesundheitseinrichtungen auf der Basis verbesserter Patientenergebnisse im Vergleich zum Dienstleistungsumfang honoriert oder rückvergütet (CMS, 2014). Ziel dieser Initiative war, die Zahl unerwünschter Ereignisse zu verringern, die Sicherheit der Patienten zu erhöhen, unnötige Kosten in der Patientenversorgung zu vermeiden, eine stärker patientenzentrierte Versorgung zu fördern und die Versorgungsqualität zu verbessern.

Aufgrund des sich ständig wandelnden Gesundheitssystems sind APNs immer stärker gefordert, die Bedürfnisse akut und kritisch kranker Patienten zu erfüllen und dabei gleichzeitig den Qualitätsanforderungen, die von den CMS gestellt werden, gerecht zu werden. Das Synergiemodell bildet die Basis für die Verbesserung der Ergebnisse, der Sicherheit und der Zufriedenheit der Patienten. DNP-Studierende entwickeln bei der Konzeption und Durchführung ihres abschließenden Wissenschaftsprojekts innovative Strategien, um neue Kompetenzen und Methoden in der Gesundheitsversorgung anzuwenden und dadurch optimale Patientenergebnisse zu erzielen. Die Anwendung des Synergiemodells im klinischen Bereich kann die Partnerschaft zwischen Pflegenden und Patienten fördern, um realistische Lernmöglichkeiten zu schaffen und positive Erfahrungen zu gewährleisten (Debourgh, 2012).

Die Grundsätze des Synergiemodells bilden ein geeignetes Fundament für ein abschließendes DNP-Wissenschaftsprojekt. Das Modell stellt alle Dimensionen der Gesundheit von Patienten (physisch, sozial, psychisch, spirituell) in den Mittelpunkt und betont die Bedeutung des Beziehungsaufbaus, um „Synergie" zu erreichen, die zu einem heilenden Umfeld führt (AACN, 2010). Das Institute of Medicine (IOM) nennt sechs Elemente, die in der Gesundheitsversorgung wichtig sind und das Fundament der DNP-Projektplanung bilden: Patientensicherheit, Wirksamkeit, Schnelligkeit, Patientenzentriertheit, Effizienz und Fairness (Thomas, 2011). Es unterstützt die Schulung der im Gesundheitsbereich Beschäftigten und stellt die patientenzentrierte Versorgung, die Implementation einer evidenzbasierten Medizin und die verstärkte interdisziplinäre Zusammenarbeit in den Vordergrund (IOM, 2003).

Das IOM empfiehlt, mehr Pflegeexperten (APNs) in das US-amerikanische Gesundheitssystem zu integrieren. Es startete eine Initiative zur Qualitätsverbesserung (QV), die auf positive Ergebnisse durch einheitliche und optimale Dienstleistungen und professionellem Wissen ausgerichtet war (IOM, 2003). Die Anwendung des Synergiemodells in einem DNP-Projekt sorgt für ein Umfeld, das Lernen ermöglicht, Kompetenzen erweitert und Patientenergebnisse verbessert (Debourgh, 2012). Zaccagnini (2011) verwies darauf, dass ein DNP einzigartige Kompetenzen bereitstellt und eine Führungsposition ermöglicht, die auf Forschung im klinischen Bereich basiert. Deshalb können APNs mit einem DNP Vermittler von Veränderungen im Gesundheitssystem sein. Das Ergebnis eines DNP-QV-Projekts kann die Feststellung einer Kluft zwischen Forschung und Praxis und die Beschreibung erfolgreicher Methoden zur Anwendung von Forschungsergebnissen in der Praxis sein.

Roussel (2014) definierte *Prozess* als Pflegeleistung und Ergebnisse, die auf spezifische Kriterien zurückgehen und innerhalb einer Struktur messbar sind. Sie sind für die Qualitätsverbesserung und ein DNP-QV-Projekt zwar wichtig, doch sind es die Ergebnisse, die für die Evaluation der Qualitätsverbesserung zwingend notwendig sind. Pflegeexperten mit einem DNP sind in der Lage, praxisgesteuerte Prozesse in einem sich wandelnden Gesundheitsumfeld zu implementieren und zu evaluieren, wobei klinische Entscheidungen auf empirischer Evidenz basieren (Zaccagnini, 2011). So kann beispielsweise Vertrauen zwischen Pflegenden und Patienten die Zufriedenheit der Patienten und nachfolgend ihre Ergebnisse verbessern. Positive Ergebnisse auf Systemebene können auf eine niedrigere Wiederaufnahmerate oder eine höhere Rückvergütung zurückzuführen sein (Kleinpell & Alexandrov, 2014).

McCauley (2012) stellte anhand des Synergiemodells als konzeptuellem Rahmen für das DNP-Projekt fest, dass zwischen den klinischen Leitlinien zur Verringerung nosokomialer Infektionen und der Praxis eine Diskrepanz bestand. Daraus folgte die Konzeption einer Schulung für Intensivfachpflegende, die auf den neuesten Belegen für eine adäquate Pflege von zentralen Venenkathetern basierte. Die Daten, die nach Beendigung der Schulung über sechzig Tage hinweg gesammelt worden waren, zeigten eine Verringerung der Kathetertage von 4,1 auf 2,6 Tage und eine Infektionsrate von 0 (McCauley, 2012). Die Anwendung des Synergiemodells führte zu „Synergie", weil ein gutes Lernumfeld gefördert, die Kompetenzen der Pflegenden erweitert und die Patientenergebnisse verbessert worden waren.

Liego nutzte das Synergiemodell in einem DNP-Projekt als Leitlinie, um krankenhausinterne Barrieren zu ermitteln, die APPs (Advanced Practice Providers) in ihrer Funktion behindern. Auf der Grundlage von evidenzbasierten Leitlinien und nach einer Analyse der Stärken, Schwächen, Chancen und Risiken (SWOT-Analyse) von Verwaltung und APPs wurden die Aufgaben, die APPs im Krankenhaus übernehmen, ermittelt. Die Ergebnisse wurden analysiert und spezifische Leitlinien für APPs entwickelt, die dann innerhalb des Krankenhauses eingeführt wurden. Durch die Entwicklung der Leitlinien für APPs innerhalb des Krankenhauses entstand eine „Synergie" zwischen den APPs und dem Krankenhaus, die schließlich zur Implementation standardisierter Leitlinien für APPs im gesamten Gesundheitssystem und zu verbesserten Patientenergebnissen führte (s. Kasten 21-1). Das Synergiemodell lieferte den idealen Bezugsrahmen für die systematische Konzeption und Implementation der Rolle von APPs im Krankenhausbereich (M. Liego in einem persönlichen Gespräch am 2. September 2015).

21.6 Fazit

Das Synergiemodell stellt die patientenzentrierte Versorgung und hier insbesondere die Beziehung zwischen Pflegenden und Patienten, die das Vertrauen der Patienten in das medizinische Umfeld stärkt, in den Mittelpunkt. Es hebt drei Kategorien von Ergebnissen hervor: Ergebnisse für die Patienten, Ergebnisse für die Pflegenden und Ergebnisse für die Gesundheitseinrichtung (Kleinpell & Alexandrov, 2014). Das Modell dient als theoretischer Rahmen für Zertifizierungsprüfungen der American Association of Critical-Care Nurses (AACN), um die spezifische Rolle von Pflegenden und Pflegeexperten (APNs) und ihren Einfluss auf die Patientenergebnisse zu verdeutlichen. Gesundheitseinrichtungen haben das Modell als Rahmen zur Entwicklung von Leitlinien für die Praxis und als Instrument zur Evaluation von Advanced Practice Providers (APPs) genutzt. Für Studierende, die den akademischen Grad eines Doctor of Nursing Practice (DNP) anstreben und für ihre wissenschaftliche Abschlussarbeit ein Projekt zur Qualitätsverbesserung (QV-Projekt) durchführen, ist es wichtig, das Synergiemodell zu kennen und zu verstehen. Die Anwendung des Modells wird sie befähigen, die Entwicklung des Advanced Practice Nursing erfolgreich voranzubringen und die Ergebnisse für Patienten zu verbessern.

21.7 Literatur

American Association of Colleges of Nursing. (2015). *The doctor of nursing practice: Current issues and clarifying recommendations. Report from the Task Force on the Implementation of the DNP.* Retrieved from http://www.aacn.nche.edu/aacn-publications/white-papers/DNP-Implementation-TF-Report-8-15.pdf

American Association of Colleges of Nursing. (2006). *The essentials of doctoral education for advanced nursing practice.* Retrieved from http://www.aacn.nche.edu/publications/position/DNPEssentials.pdf

American Association of Critical-Care Nurses. (2010). *The AACN Synergy Model for Patient Care.* Retrieved from http://www.aacn.org/wd/certifications/content/synmodel.pcms?menu=certification

Centers for Medicare & Medicaid Services. (2014). *CMS ensures higher value and quality for medicare health and drug plans.* Retrieved from https://www.cms.gov/Newsroom/MediaReleaseDatabase/Press-releases/2014-Press-releases-items/2014-04-07.html

Chinn, P. L. & Kramer, M. K. (2011). Confirmation and validation of empiric knowledge using research. In P. L. Chinn & M. K. Kramer (Eds.), *Integrated theory and knowledge development in nursing* (8th ed., pp. 206–228). St. Louis, MO: Mosby.

Debourgh, G. A. (2012). Synergy for patient safety and quality: Academic and service partnerships to promote effective nurse education and clinical practice. *Journal of Professional Nursing, 28*(1), 48–61. https://doi.org/10.1016/j.profnurs.2011.06.003

Dictionary.com. (n.d.). *Synergy*. Retrieved from http://dictionary.reference.com/browse/synergy

Duff, E. (2011). Relating the nursing paradigm to practice: A teaching strategy. *International Journal of Nursing Education Scholarship, 8*(1), 1–9. https://doi.org/10.2202/1548-923X.2076

Institute of Medicine. (2003). *Health professions educations: A bridge to quality*. Washington, DC: The National Academies Press.

Jarboe, D. E. (2015). *The effect of evaluating a quality improvement initiative on reducing hospital transfers of nursing home residents* (Doctoral dissertation). Retrieved from http://scholarworks.waldenu.edu/dissertations/283

Kerfoot, K. & Cox, M. (2005). The Synergy Model: The ultimate mentoring model. *Critical Care Nursing Clinics of North America, 17*(2), 109–112. https://doi.org/10.1016/j.ccell.2005.01.004

Kleinpell, R. & Alexandrov, A. W. (2014). Integrative review of outcomes and performance improvement research on advanced practice nursing. In A. B. Hamric, M. Hanson, M. F. Tracy & E. T. O'Grady (Eds.), *Advanced practice nursing: An integrative approach* (5th ed., pp. 607–644). St. Louis, MO: Elsevier Saunders.

Kohr, L. M., Hickey, P. A. & Curley, M. A. (2012). Building a nursing productivity measure based on the synergy model: First steps. *American Journal of Critical Care, 21*(6), 420–431. https://doi.org/10.4037/ajcc2012859

McCauley, P. (2012). Evidence-based clinical guidelines and their impact on prevention of catheter-related bloodstream infections. *Clinical Scholars Review, 5*(1), 18–30. https://doi.org/10.1891/1939-2095.5.1.18

Meleis, A. I. (2012). A model for evaluating theories: Description, analysis, critique, testing, and support. In A. I. Meleis (Ed.), *Theoretical nursing: Development and progress* (5th ed., pp. 180–206). Philadelphia, PA: Lippincott Williams & Wilkins.

Moran, K. (2014). Developing the scholarly project. In K. Moran, R. Burson & D. Conrad (Eds.), *The Doctor of Nursing Practice scholarly project: A framework for success* (pp. 113–140). Burlington, MA: Jones & Bartlett Learning.

Roussel, L. A. (2014). The nature of evidence: Microsystems, macrosystems, and mesosystems. In H. R. Hall & L. A. Roussel (Eds.), *Evidence-based practice: An integrative approach to research, administration, and practice* (pp. 180–206). Burlington, MA: Jones & Bartlett Learning.

Swickard, S., Swickard, W., Reimer, A., Lindell, D. & Winkelman, C. (2014). Adaptation of the AACN Synergy Model for patient care to critical care transport. *Critical Care Nurse, 34*(1), 16–29. https://doi.org/10.4037/ccn2014573

Thomas, P. L. (2011). Evaluating project outcomes. In J. L. Harris, L. Roussel, S. E. Walters & C. Dearmon (Eds.), *Project planning and management, a guide for CNLs, DNPs, and nurse executives* (pp. 161–178). Sudbury, MA: Jones & Bartlett Learning.

Vincent, D., Johnson, C., Velasquez, D. & Rigney, T. (2010). DNP-prepared nurses as practitioner-researchers: Closing the gap between research and practice. *American Journal for Nurse Practitioners, 14*(11/12), 28–34.

Zaccagnini, M. E. (2011). Traditional advanced practice roles for the DNP. In M. E. Zaccagnini & K. W. White (Eds.), *The doctor of nursing practice essentials: A new model for advanced practice nursing* (pp. 303–311). Burlington, MA: Jones & Bartlett Learning.

22 Einarbeitung neuer Pflegefachpersonen

Julie Miller

Wie kann man die Fertigkeiten und Kompetenzen messen, die neue Mitarbeiter und Mitarbeiterinnen in der Akut- und Intensivpflege entwickeln müssen? Das ist die Frage, die uns beschäftigt hat, als wir feststellten, dass Berufsanfänger, die wir nach ihrer Ausbildung direkt in der Intensivpflege einarbeiteten, Defizite hinsichtlich ihrer Fertigkeiten und Kompetenzen aufwiesen. Die meisten von ihnen entwickelten technische Kompetenzen im Umgang mit Geräten, Interpretation von grafischen Darstellungen im Monitoring, die Einschätzung von Patienten und in der Ausführung von Anordnungen. Doch wenn es um die kognitiven Fähigkeiten ging, also die Anwendung von kritischem Denken über zu treffende Entscheidungen, die Vertretung der Interessen von Patienten und Angehörigen und die Kommunikation mit anderen Mitgliedern des Versorgungsteams inklusive des Arztes und des erfahrenen Leistungserbringers, wussten sie oft nicht, wo sie beginnen sollten. Zudem mühten sich die Anleitenden damit ab, die Kompetenzen und Fähigkeiten der neuen Pflegenden zu messen, zu quantifizieren, zu qualifizieren und ihnen zu erklären, was es heißt, kritisch zu denken, im Interesse von Patienten zu handeln und den sich verschlechternden Zustand eines Patienten adäquat zu kommunizieren. Wir brauchten ein Instrument, das beiden Seiten helfen würde, die Entwicklung der Kompetenzen neuer Mitarbeiter zu messen und ihnen zu zeigen, wo sie sich verbessern müssen, um zunächst eine kompetente und danach eine fachkundige und ausgezeichnete Intensivpflegende zu werden. Wir wollten herausragende Leistungen erzielen und waren der Überzeugung, dass beide, unsere Praxisanleitenden und unsere neuen Mitarbeiter, von einem Instrument zur Beurteilung der Fortschritte während der Einarbeitungsphase profitieren würden.

22.1 Entwicklung von Beurteilungsinstrumenten: Konzepte

Eine Literaturrecherche zu Beurteilungsinstrumenten, die Praxisanleitende und Anzuleitende nutzen könnten, förderte einen Leitartikel der früheren Herausgeberin des Fachjournals *Critical Care Nurse*, Grif Alspach (2006), zutage, der die Leserinnen und Leser dazu aufforderte, die im Synergiemodell zur Patientenversorgung der American Association of Critical-Care Nurses (AACN, 2015) genannten Annahmen bei der Einarbeitung neuer Pflegefachpersonen zu berücksichtigen. Einige der Annahmen, die uns zur Entwicklung eines Beurteilungsinstrumentes für Praxisanleitende und angeleitete Personen veranlassten, waren:

1. Praxisanleitende und angeleitete Personen können anhand von bestimmten, im Synergiemodell genannten Merkmalen beschrieben werden. Diese sind miteinander verknüpft, bedingen sich gegenseitig und können nicht isoliert betrachtet werden.
2. Ein Ziel der Einarbeitung ist die Sicherstellung eines vom Krankenhaus definierten

optimalen Grades an Kompetenz der angeleiteten Person. Die Aufhebung des Beschäftigungsverhältnisses kann ein akzeptables Ergebnis sein. Hierbei ist das Ziel der Praxisanleitung, die angeleitete Person zu einer alternativen Tätigkeit oder einem anderen Arbeitgeber zu bewegen.
3. Praxisanleitende schaffen ein Umfeld, in dem sich die angeleitete Person einarbeiten kann. Das Umfeld der Einarbeitung hat auch einen Einfluss darauf, was Praxisanleitende leisten können.
4. Es gibt Wechselbeziehungen zwischen Einflussbereichen, die sich ändern können, wenn sich die Erfahrung, die Situation und das Umfeld ändern.
5. Praxisanleitende können daran arbeiten, die Ergebnisse für die angeleitete Person, für andere an der Patientenversorgung Beteiligte und für das Gesundheitssystem zu optimieren.
6. Praxisanleitende bringen ihren persönlichen Hintergrund in jede Situation mit. Dazu gehört ein unterschiedlicher Grad an Bildung, Wissen, Kompetenz und Erfahrung.

Eine Arbeitsgemeinschaft aus Pflegenden, Praxisanleitenden und Lehrkräften befasste sich mit dem Synergiemodell und den darin beschriebenen acht Merkmalen von Patienten und acht Kompetenzen von Pflegenden. Sie bewerteten auch die verschiedenen Kompetenzgrade von Pflegenden (1, 3 und 5), wobei Grad 1 für kompetent sein und Grad 5 für Experte sein stehen. Die Diskussion darüber, wie das Modell in der Einarbeitungsphase am besten genutzt werden kann, führte zu der Entscheidung, die darin aufgeführten Kompetenzen von Pflegenden anzupassen und in Instrumente für Praxisanleitende aufzunehmen. Geplant war die tägliche Nutzung dieses Instrumentes, um die Fortschritte der angeleiteten Person zu beurteilen, ihr Rückmeldung zu ihren Leistungen zu geben und einen Plan zum Erreichen der Ziele zu erstellen. Erwartet wurde, dass die neue Pflegefachperson gegen Ende der Einarbeitungsphase in allen acht Kompetenzbereichen den Kompetenzgrad 1 aufweist.

22.2 Entwicklung eines Beurteilungsinstruments: Prozess

Die Entwicklung des Instruments begann mit einer Gedankensammlung zu technischen und kognitiven Fähigkeiten, die Pflegende zur Versorgung ihrer Patienten haben sollten. Die Arbeitsgruppe konzentrierte sich vor allem auf Problembereiche, mit denen sich neue Mitarbeiter in der Einarbeitungsphase durchweg schwertun. Dann wurden die Fähigkeiten der Pflegenden denen im Synergiemodell genannten Kompetenzen zugeordnet. Gängige Formulierungen, die zur Beschreibung einer spezifischen Kompetenz verwendet werden, wurden aufgenommen, damit Praxisanleitende und angeleitete Personen verstehen, was gemeint ist, auch wenn sie das Synergiemodell nicht im Detail kennen (**Tab. 22-1**).

Sobald die technischen und kognitiven Fähigkeiten den jeweiligen Kompetenzen zugeordnet waren, wurde das Beurteilungsformular konzipiert (**Tab. 22-2**). Es sollte Praxisanleitenden und Praxisangeleiteten die Möglichkeit zu einem Feedback und zur Anführung von Beispielen geben. Das bedeutete, dass beiden Seiten, Praxisanleitenden und angeleiteten Personen, ausreichend Platz gewährt wurde, Beispiele für das Erreichen oder Nichterreichen der erwarteten Kompetenz anzuführen. Die Arbeitsgruppe entschied sich bewusst gegen eine numerische Bewertungsskala, da sie der Meinung war, dass Zahlen keine Informationen dazu liefern, warum bzw. inwieweit die jeweilige Kompetenz erreicht bzw. nicht erreicht wurde. Zudem war man davon überzeugt, dass ein kompetenzspezifisches Feedback für den Lernenden im Hinblick auf die Entwicklung technischer und kognitiver Fähigkeiten wertvoller sein würde.

Tabelle 22-1: Technische und kognitive Fähigkeiten gemäß den im Synergiemodell dargelegten Kompetenzen von Pflegenden

Kompetenzen von Pflegenden	Technische und kognitive Fähigkeiten
Klinisches Urteilsvermögen und klinisches Hinterfragen (Fähigkeiten zu kritischem Denken)	• Fähigkeiten zur Einschätzung des Patienten • Wissen über die Pathophysiologie entsprechend der Patienteneinschätzung • Benennt und begründet die Medikationen und Therapien des Patienten • Berechnet korrekt die Infusionsgeschwindigkeit • Benennt und begründet die Infusionsgeschwindigkeit • Laborergebnisse zeitnah abrufen, interpretieren und in den Versorgungsplan integrieren • Gerätefehler sachkundig und zeitnah beheben • Beschreibt evidenzbasiertes Vorgehen in spezifischen Situationen (z. B. bei beatmungsassoziierten Pneumonien, katheterassoziierten Bakteriämien und Harnwegsinfektionen, tiefen Venenthrombosen und Sepsis) • Nennt Empfehlungen zur Verbesserung des klinischen Urteilsvermögens und klinischen Hinterfragens zum kritischen Denken
Systemisches Denken (Zeitmanagement und organisatorische Fähigkeiten)	• Vitalzeichen kontrollieren • Medikamentenverabreichung, Laborwerte und Blutzuckerwerte überprüfen • Infusionen einfordern und anhängen; Anordnungen aus der Patientenakte ausführen • Arbeiten zeitnah ausführen und dokumentieren • Verschiebt unter Beachtung des Zeitmanagements Prioritäten, wenn Patienten aufgenommen und/oder verlegt werden • Nennt Empfehlungen zur Verbesserung von Zeitmanagement und organisatorischen Fähigkeiten
Umgang mit Vielfalt	• Erkennt und beurteilt eine Zustandsveränderung korrekt und reagiert angemessen • Erkennt die Besonderheiten des Patienten und integriert diese in die Pflege
Kommunikation – anwaltschaftliches und moralisches Handeln, fürsorgliches Verhalten und Zusammenarbeit	• Stellt der anleitenden Person und dem Arzt adäquate Fragen • Beachtet die Instruktionen/Vorschläge des Praxisanleitenden • Wendet sich an den zuständigen Arzt, wenn spezifische Bedürfnisse des Patienten festgestellt wurden • Wendet sich an das interdisziplinäre Versorgungsteam, wenn spezifische Bedürfnisse des Patienten festgestellt wurden • Zeigt Bereitschaft, anderen zu helfen • Zeigt Bereitschaft, zu lernen • Bietet Patienten und Angehörigen adäquate emotionale Unterstützung • Erstellt anhand von spezifischen Leitlinien und Formularen sorgfältige und umfassende Berichte • Delegiert Aufgaben adäquat und assistiert bei Bedarf • Beurteilt den Bedarf an Analgetika und Sedativa (z. B. anhand einer Schmerzskala), interveniert entsprechend, prüft erneut und dokumentiert • Schätzt psychosoziale und spirituelle Bedürfnisse ein und ergreift entsprechende Maßnahmen • Integriert Leitlinien der klinischen Praxis in die Pflege und Pflegeplanung

Kompetenzen von Pflegenden	Technische und kognitive Fähigkeiten
Förderliches Begleiten, systemisches Denken (Dokumentation)	• Vervollständigt die Dokumentation zeitnah • Dokumentiert interdisziplinäre Verlaufshinweise • Dokumentiert Reaktionen sämtlicher Maßnahmen • Formuliert adäquate messbare patientenspezifische Ziele • Dokumentiert psychosoziale/spirituelle Bedürfnisse • Schult Patienten und Angehörige und dokumentiert dies entsprechend
Klinisches Hinterfragen, systemisches Denken (Sicherheit)	• Verabreicht Medikamente sicher • Stellt Alarme korrekt ein und reagiert darauf adäquat • Nutzt Skalen zur Überwachung eines Swan-Ganz-Katheters • Sucht bei Unsicherheit entsprechende Richtlinien und Verfahren sowie andere Referenzen heraus • Achtet auf die persönliche Sicherheit (z. B. beim Heben und bei der Verwendung von spitzen und scharfen Gegenständen; nutzt persönliche Schutzkleidung; kennt Vorschriften bei Isolationsmaßnahmen). • Bereitet Geräte sachgemäß vor und wendet diese sachgerecht an • Stellt Grenzwerte an Infusionspumpen korrekt ein

(Abdruck mit freundlicher Genehmigung von Julie Miller, BSN, RN, CCRN)

Tabelle 22-2: Instrument zur Beurteilung neuer Mitarbeiter in der Einarbeitungsphase (einmal wöchentlich auszufüllen)

Instrument zur Beurteilung neuer Mitarbeiter in der Einarbeitungsphase
Praxisanleitende und angeleitete Person: Bitte formulieren Sie das Feedback positiv und präzise. Machen Sie Angaben zu folgenden Kompetenzen und Leistungsindikatoren: __________ __________
Klinisches Urteilsvermögen und klinisches Hinterfragen (kritisches Denken). Führen Sie Beispiele auf und machen Sie Vorschläge zur Verbesserung. Kann Patienten kompetent einschätzen. __________ Verfügt über Wissen der patientenspezifischen Pathophysiologie. __________ Kann die Gründe für die Medikationen und Therapien des Patienten nennen. __________ Kann die Infusionsgeschwindigkeit korrekt berechnen. __________ Kann die Infusionsgeschwindigkeit begründen. __________

Kann Laborergebnisse zeitnah abrufen, interpretieren und in den Versorgungsplan integrieren.

Kann Gerätefehler sachkundig und zeitnah beheben.

Kann evidenzbasiertes Vorgehen in spezifischen Situationen beschreiben (z. B. bei beatmungs-assoziierten Pneumonien, tiefer Venenthrombose, Sepsis).

Empfehlungen zur Verbesserung von klinischem Urteilsvermögen und klinischem Hinterfragen:

Systemisches Denken (Zeitmanagement und organisatorische Fähigkeiten). Führen Sie Beispiele auf und machen Sie Vorschläge zur Verbesserung.
Kontrolliert Vitalzeichen korrekt.

Kann Medikamente verabreichen.

Kann Laborwerte und Blutzuckerwerte überprüfen.

Kann Infusionen einfordern und anhängen.

Kann Anordnungen aus der Patientenakte ausführen.

Kann Arbeiten zeitnah ausführen und dokumentieren.

Verschiebt unter Beachtung des Zeitmanagements Prioritäten, wenn Patienten aufgenommen und/oder verlegt werden.

Empfehlungen zur Verbesserung von Zeitmanagement und organisatorischen Fähigkeiten:

Umgang mit Vielfalt. Führen Sie Beispiele auf und machen Sie Vorschläge zur Verbesserung.
Erkennt und beurteilt eine Zustandsveränderung korrekt und reagiert angemessen.

Erkennt die Besonderheiten des Patienten und integriert diese in die Pflege.

Kommunikation: anwaltschaftliches und moralisches Handeln, fürsorgliches Verhalten und Zusammenarbeit. Führen Sie Beispiele auf und machen Sie Vorschläge zur Verbesserung.
Stellt der anleitenden Person und dem Arzt adäquate Fragen.

Beachtet die Instruktionen/Vorschläge des Praxisanleitenden.

Wendet sich an den zuständigen Arzt, wenn spezifische Bedürfnisse des Patienten festgestellt wurden.

Wendet sich an das interdisziplinäre Versorgungsteam, wenn spezifische Bedürfnisse des Patienten festgestellt wurden.

Zeigt Bereitschaft, anderen zu helfen.

Zeigt Bereitschaft, zu lernen.

Bietet Patienten und Angehörigen adäquate emotionale Unterstützung.

Erstellt anhand von spezifischen Leitlinien und Formularen sorgfältige und umfassende Berichte.

Kann Aufgaben adäquat delegieren und ggf. dabei assistieren.

Kann den Bedarf an Analgetika und Sedativa (z. B. anhand einer Schmerzskala) beurteilen, entsprechend intervenieren, erneut prüfen und dokumentieren.

Kann psychosoziale und spirituelle Bedürfnisse einschätzen und entsprechende Maßnahmen ergreifen.

Integriert Leitlinien der klinischen Praxis in die Pflege und Pflegeplanung.

Förderliches Begleiten, systemisches Denken (Dokumentation). Bei Nicht-Können machen Sie Vorschläge zur Verbesserung.
Erstellt zeitnah einen Ablaufplan zur Pflege des Patienten.

Dokumentiert interdisziplinäre Verlaufshinweise (s. o.)

Dokumentiert die Reaktionen auf sämtliche Maßnahmen.

Formuliert adäquate und messbare patientenspezifische Ziele.

Dokumentiert psychosoziale/spirituelle Bedürfnisse.

Schult Patienten und Angehörige und dokumentiert dies entsprechend.

Klinisches Hinterfragen, systemisches Denken (Sicherheit). Führen Sie Beispiele auf und machen Sie Vorschläge zur Verbesserung.
Kann Medikamente sicher verabreichen.

Kann Alarme korrekt einstellen und adäquat darauf reagieren.

Nutzt Skalen zur Überwachung eines Swan-Ganz-Katheters.

Sucht bei Unsicherheit entsprechende Richtlinien und Verfahren sowie andere Referenzen heraus.

Achtet auf die persönliche Sicherheit (z. B. beim Heben und bei der Verwendung von spitzen und scharfen Gegenständen; nutzt persönliche Schutzkleidung; kennt Vorschriften bei Isolationsmaßnahmen).

Kann Geräte sachgemäß vorbereiten und sachgerecht anwenden.

Stellt Grenzwerte an Infusionspumpen korrekt ein.

(Abdruck mit Genehmigung der Trinity Mother Frances Hospitals and Clinics, Tyler, Texas.)

Um zu beurteilen, ob Kompetenzgrad 1 erreicht wurde und um dem Lernenden zu zeigen, welche Kompetenzen auf intermediärer und Expertenebene erforderlich sind, wurden die Kompetenzgrade in das zweite Beurteilungsformular integriert, das alle zwei Wochen ausgefüllt werden sollte (**Tab. 22-3**). Die Arbeitsgruppe berücksichtigte auch, dass einige Pflegefachpersonen, die zum ersten Mal in einem intensivstationären Umfeld arbeiten, bereits über Kompetenzen verfügen, die über Kompetenzgrad 1 hinausgehen. Sie sollten dazu ermutigt werden, sich in der Einarbeitungsphase weiterzuentwickeln, um den nächsten Kompetenzgrad zu erreichen. Angestrebt wurde, dass Praxisanleitende und angeleitete Personen die Station alle zwei Wochen für eine Viertelstunde verlassen, um die Entwicklung der Fähigkeiten anhand der Kompetenzgrade zu besprechen. Ein schriftlich formuliertes objektives und konkretes Feedback sollte den Lernenden deutlich machen, wo sie im Hinblick auf ihre Kompetenzentwicklung stehen. Bei dieser Besprechung sollten auch die Ziele, die in den nächsten zwei Wochen erreicht werden sollten, schriftlich formuliert werden.

Tabelle 22-3: Formular zur Beurteilung der acht Kompetenzen von Pflegenden gemäß Synergiemodell (alle zwei Wochen auszufüllen)

Kompetenz	Kompetenzgrad 1 (kompetent)	Kompetenzgrad 3 (intermediär)	Kompetenzgrad 5 (Expertenebene)
Klinisches Urteilsvermögen und kritisches Denken Klinische Argumentation, zu der klinische Entscheidungsprozesse, kritisches Denken und ein globales Erfassen der Situation gehören, gekoppelt mit Pflegekompetenzen, die durch Integration formellen und informellen empirischen Wissens und evidenzbasierter Leitlinien erworben wurden. Feedback der/des Praxisanleitenden: Anmerkungen der angeleiteten Person:	Kompetenzgrad 1: Erfasst grundlegende Informationen; hält sich an Algorithmen, Entscheidungsbäume und Protokolle bei allen Patientenpopulationen und weicht ungern davon ab; gleicht formales Wissen mit klinischen Ereignissen ab, wenn Entscheidungen getroffen werden müssen; stellt die Grenzen der eigenen Kompetenz zum Treffen klinischer Entscheidungen infrage und delegiert die Entscheidungsfindung an andere Mitglieder des Versorgungsteams; erfasst auch irrelevante Informationen.	Kompetenzgrad 3: Erfasst und interpretiert komplexe Patienteninformationen; urteilt bei häufig anzutreffenden Patientenpopulationen auf der Basis eines augenblicklichen Erfassens des Gesamtbilds; erkennt Muster und Tendenzen, die auf den Verlauf der Krankheit verweisen; erkennt eigene Grenzen und sucht dementsprechend Hilfe; konzentriert sich auf die zentralen Elemente der jeweiligen Situation und ignoriert irrelevante Informationen.	Kompetenzgrad 5: Kombiniert und interpretiert verschiedene, manchmal widersprüchliche Informationsquellen; urteilt auf der Basis eines augenblicklichen Erfassens des Gesamtbilds, solange es sich nicht um eine unbekannte Patientenpopulation handelt; nutzt frühere Erfahrungen, um potenzielle Probleme zu antizipieren; hilft Patienten und Angehörigen, das „große Ganze" zu erkennen; erkennt die Grenzen des eigenen Urteilsvermögens und sucht Rat im multidisziplinären Team; kann adäquat auf die dynamische Situation reagieren.

Kompetenz	Kompetenzgrad 1 (kompetent)	Kompetenzgrad 3 (intermediär)	Kompetenzgrad 5 (Expertenebene)
Klinisches Hinterfragen (kritisches Denken) Stetiger Prozess des Infragestellens und Bewertens klinischer Praxis und der Bereitstellung einer auf Information beruhenden Patientenversorgung. Veränderung der Praxis durch Umsetzung von Forschungsergebnissen und empirischem Lernen. Feedback der/des Praxisanleitenden: Anmerkungen der angeleiteten Person:	Kompetenzgrad 1: Hält sich an Standards und Leitlinien; setzt von anderen veranlasste Veränderungen und wissenschaftlich fundierte Methoden in der Praxis um; weiß darum, dass weiteres Lernen erforderlich ist, um die Patientenversorgung zu verbessern; erkennt offensichtliche Veränderungen bei Patienten (z. B. Zustandsverschlechterung, Krisen); benötigt und sucht Hilfe bei der Ermittlung von Problemen der Patienten.	Kompetenzgrad 3: Stellt Standards und Leitlinien infrage; stellt die derzeitige Praxis infrage; sucht den Rat anderer und bemüht sich um Ressourcen oder Informationen zur Verbesserung der Patientenversorgung; beginnt, nach möglichen Alternativen zu suchen und vergleicht diese miteinander.	Kompetenzgrad 5: Verbessert Standards und Leitlinien für Situationen, die spezifisch für Patienten oder Patientengruppen sind, und weicht von ihnen ab oder individualisiert sie; stellt die derzeitige Praxis aufgrund der Reaktion der Patienten, der Überprüfung von Fachliteratur und Forschungsergebnissen und von Weiterbildungsmaßnahmen infrage und/oder evaluiert sie; erwirbt die erforderlichen Kenntnisse und Kompetenzen, um praktische Fragen/Probleme analysieren und die Patientenversorgung verbessern zu können; (auf Expertenebene laufen die Bereiche klinisches Urteilsvermögen und klinisches Hinterfragen zusammen; sie können nicht voneinander getrennt werden).

Kompetenz	Kompetenzgrad 1 (kompetent)	Kompetenzgrad 3 (intermediär)	Kompetenzgrad 5 (Expertenebene)
Anwaltschaftliches und moralisches Handeln: Tätigkeit im Namen anderer und Vertretung der Interessen von Patienten, Angehörigen und Kollegen; moralisches Handeln bei der Erkennung ethischer und klinischer Probleme innerhalb und außerhalb des Klinikbereichs und Unterstützung bei der Lösung dieser.	Kompetenzgrad 1: Arbeitet im Auftrag des Patienten; denkt über die eigenen Werte nach; kennt die ethischen Konflikte/Probleme, die im klinischen Umfeld entstehen können; trifft ethische/moralische Entscheidungen auf der Basis von Regeln; vertritt den Patienten, wenn dieser dies nicht mehr selbst kann; kennt die Rechte des Patienten.	Kompetenzgrad 3: Arbeitet im Auftrag von Patienten und Angehörigen; berücksichtigt die Werte des Patienten und integriert diese in die Pflege, auch wenn sie sich von den eigenen Werten unterscheiden; unterstützt Kollegen bei ethischen und klinischen Problemen; kann moralische Entscheidungen treffen, die von den Regeln abweichen; die Beziehung zu Patienten und Angehörigen beruht auf einem Geben und Nehmen, dazu gehört, dass diese für sich selbst sprechen/sich selbst vertreten (wenn möglich); kennt die Rechte von Patienten und Angehörigen.	Kompetenzgrad 5: Arbeitet im Auftrag von Patienten, Angehörigen und Gesellschaft, vertritt die Werte von Patienten und Angehörigen, auch wenn sich diese von den eigenen Werten unterscheiden; tritt für die Lösung ethischer Konflikte/Probleme aus Sicht der Patienten/Angehörigen ein, auch wenn dazu Regeln aufgehoben werden müssen (Patienten und Angehörige lenken die Entscheidungsfindung); stärkt Patienten und Angehörige darin, für sich selbst zu sprechen/sich selbst zu vertreten; die Beziehung zu Patienten und Angehörigen beruht auf Wechselseitigkeit.
Feedback der/des Praxisanleitenden:			
Anmerkungen der angeleiteten Person:			

Kompetenz	Kompetenzgrad 1 (kompetent)	Kompetenzgrad 3 (intermediär)	Kompetenzgrad 5 (Expertenebene)
Fürsorgliches Verhalten: Konstellation pflegerischer Tätigkeiten, die für Patienten und Pflegende eine anteilnehmende, unterstützende und therapeutische Umgebung schaffen mit dem Ziel, Wohlbefinden und Genesung zu fördern und unnötiges Leiden zu verhindern. Fürsorgliches Verhalten beinhaltet unter anderem Wachsamkeit, Engagement und Reaktionsbereitschaft der Betreuungspersonen (Angehörige und Versorgungsteam). Feedback der/des Praxisanleitenden: Anmerkungen der angeleiteten Person:	Kompetenzgrad 1: Konzentriert sich auf die üblichen, ihr vertrauten Bedürfnisse von Patienten; kann das, was eventuell zukünftig erforderlich ist, nicht antizipieren; versorgt Patienten auf der Grundlage von Standards und Protokollen; sorgt für eine sichere Umgebung; akzeptiert den Tod als ein mögliches Ergebnis.	Kompetenzgrad 3: Reagiert auf subtile Veränderungen bei Patienten und Angehörigen; geht einfühlsam auf den jeweiligen Patienten ein; die Fürsorge richtet sich nach den individuellen Bedürfnissen der Patienten und Angehörigen; schafft für Patienten und Angehörige eine angenehme Umgebung; weiß, dass der Tod ein akzeptables Ergebnis sein kann.	Kompetenzgrad 5: Erkennt und antizipiert Veränderungen bei und Bedürfnisse von Patienten und Angehörigen; setzt sich aktiv und besonnen für Patienten, Angehörige und die Gesellschaft ein; die Fürsorge richtet sich nach den individuellen Bedürfnissen der Patienten und Angehörigen; antizipiert Gefahren, vermeidet sie und fördert Sicherheit durch einen reibungslosen Übergang zwischen den einzelnen Versorgungsbereichen; sorgt dafür, dass sich Patienten und Angehörige im Prozess von Sterben und Tod geborgen fühlen und ihre Wünsche berücksichtigt werden.

Kompetenz	Kompetenzgrad 1 (kompetent)	Kompetenzgrad 3 (intermediär)	Kompetenzgrad 5 (Expertenebene)
Zusammenarbeit: Kooperation mit anderen in einer Weise, die den Beitrag jedes Einzelnen zum Erreichen optimaler/realistischer Ziele für Patienten und Angehörige fördert. Dazu zählt die Zusammenarbeit mit Patienten und Angehörigen, die intra- und interdisziplinäre Zusammenarbeit mit Kollegen und anderen Mitgliedern des Versorgungsteams.	Kompetenzgrad 1: Zeigt Bereitschaft dazu, geschult, beraten und/oder betreut zu werden; beteiligt sich an Besprechungen und Diskussionen im Team, bei denen es um die Patientenversorgung und/oder Fragen zur Praxis geht; ist offen für Beiträge von anderen Teammitgliedern.	Kompetenzgrad 3: Sucht nach Möglichkeiten, geschult, beraten und/oder betreut zu werden; sucht den Rat und die Meinung anderer; veranlasst Teamsitzungen und beteiligt sich an Diskussionen über die Patientenversorgung und/oder Fragen zur Praxis; schätzt und wünscht die Einbindung verschiedener Mitglieder des Versorgungsteams.	Kompetenzgrad 5: Sucht die Gelegenheit, andere zu schulen, zu beraten und zu betreuen, will aber auch selbst geschult, beraten und betreut werden; ermöglicht die aktive Teilnahme anderer an Teamsitzungen und Diskussionen und unterstützt ergänzende Beiträge zur Patientenversorgung; zieht ggf. verschiedene Ressourcen heran, um die Ergebnisse für die Patienten zu verbessern.
Feedback der/des Praxisanleitenden:			
Anmerkungen der angeleiteten Person:			

Kompetenz	Kompetenzgrad 1 (kompetent)	Kompetenzgrad 3 (intermediär)	Kompetenzgrad 5 (Expertenebene)
Systemisches Denken: Nutzung von Kenntnissen und Instrumenten, die es Pflegefachpersonen ermöglichen, alle für Patienten, Angehörige und Personal verfügbaren Ressourcen innerhalb bzw. außerhalb des Gesundheitssystems zu nutzen. Feedback der/des Praxisanleitenden: Anmerkungen der angeleiteten Person:	Kompetenzgrad 1: Nutzt ein begrenztes Maß an Strategien; hat nur begrenzt Überblick: sieht die einzelnen Teile, nicht das „große Ganze"; erkennt nicht, dass Verhandlung eine Alternative sein kann; betrachtet Patienten und Angehörige ausschließlich innerhalb des Stationsumfelds; betrachtet sich selbst als zentrale Ressource.	Kompetenzgrad 3: Entwickelt Strategien auf der Basis der Bedürfnisse und Stärken von Patienten und Angehörigen; kann Verbindungen zwischen einzelnen Teilen herstellen; sieht Möglichkeiten zur Verhandlung, verfügt jedoch eventuell nicht über Strategien; erkennt die Bedeutung eines reibungslosen Übergangs zwischen den einzelnen Versorgungsbereichen; kann auch andere Ressourcen nutzen, die über die eigene Person hinausgehen.	Kompetenzgrad 5: Entwickelt und nutzt verschiedene Strategien, die von den Bedürfnissen der Patienten und Angehörigen geleitet werden; nimmt eine globale bzw. ganzheitliche Perspektive ein und sieht das „große Ganze" anstelle einzelner Teile; weiß, wann und wie im Interesse von Patienten und Angehörigen verhandelt und durch das System navigiert werden muss; antizipiert die Bedürfnisse von Patienten und Angehörigen auf ihrem Weg durch die einzelnen Versorgungsbereiche; nutzt ggf. unerschlossene und alternative Ressourcen.

Kompetenz	Kompetenzgrad 1 (kompetent)	Kompetenzgrad 3 (intermediär)	Kompetenzgrad 5 (Expertenebene)
Umgang mit Vielfalt: Fähigkeit, Besonderheiten zu erkennen, zu respektieren und in die pflegerische Versorgung zu integrieren. Besonderheiten sind beispielsweise kulturelle Unterschiede, spirituelle Überzeugungen, Geschlecht, ethnische Zugehörigkeit, Lebensweise, sozioökonomischer Status, Alter und Werte.	Kompetenzgrad 1: Erkennt kulturelle Vielfalt und versorgt Patienten auf der Basis ihres eigenen Wertesystems; erwirbt Kenntnisse über die „Kultur" innerhalb des Gesundheitssystems.	Kompetenzgrad 3: Fragt aktiv nach kulturellen Besonderheiten und berücksichtigt ihren Einfluss auf die Pflege des jeweiligen Patienten; nimmt persönliche, berufliche und andere Besonderheiten in den Pflegeplan auf; hilft Patienten und Angehörigen, die „Kultur" innerhalb des Gesundheitssystems zu verstehen.	Kompetenzgrad 5: Reagiert auf kulturelle Besonderheiten, antizipiert diese und integriert sie in die Versorgung von Patienten und Angehörigen; respektiert Besonderheiten wie alternative Therapiemethoden und bezieht diese in die Versorgung ein; passt die Pflege so weit wie möglich den Bedürfnissen und Stärken von Patienten und Angehörigen an.
Feedback der/des Praxisanleitenden:			
Anmerkungen der angeleiteten Person:			

Kompetenz	Kompetenzgrad 1 (kompetent)	Kompetenzgrad 3 (intermediär)	Kompetenzgrad 5 (Expertenebene)
Förderliches Begleiten: Fähigkeit, Patienten, Angehörigen, Kollegen und anderen Mitgliedern des Versorgungsteams und der Gesellschaft Lernen zu ermöglichen. Dazu gehört sowohl formelles als auch informelles förderliches Begleiten. Feedback der/des Praxisanleitenden: Anmerkungen der angeleiteten Person:	Kompetenzgrad 1: Orientiert sich an vorgegebenen Schulungsprogrammen; betrachtet die Schulung von Patienten und Angehörigen als Aufgabe, die separat von der Versorgung stattfindet; liefert Informationen, ohne zu beurteilen, ob der Patient dafür bereit ist oder diese versteht; erkennt nur begrenzt die Komplexität des Schulungsbedarfs; stellt die pflegerische Perspektive in den Mittelpunkt; betrachtet den Patienten als passiven Empfänger von Informationen.	Kompetenzgrad 3: Passt vorgegebene Schulungsprogramme an; erkennt und integriert verschiedene Schulungsformen in die Patientenversorgung; baut Wissensvermittlung in die Praxis ein; erkennt, dass sich die Schulungspläne aller an der Patientenversorgung Beteiligten überschneiden; betrachtet Patienten als Personen, die zum Erreichen der Ziele ihren Beitrag leisten können; beginnt, die Einzigartigkeit eines jeden Patienten zu verstehen.	Kompetenzgrad 5: Verändert oder konzipiert Schulungsprogramme für Patienten und Angehörige; integriert die Schulung von Patienten und Angehörigen in die Versorgung; beurteilt, ob die Informationen verstanden wurden (z. B. anhand von erkennbaren Verhaltensänderungen); arbeitet mit anderen zusammen und integriert alle an der Patientenversorgung Beteiligten und alle Schulungsprogramme in die eigene Wissensvermittlung; berücksichtigt vom Patienten festgelegte Ziele in der Schulung, weiß, dass Patienten und Angehörige bezüglich ihres Verhaltens nach der Schulung die Wahl haben und die Konsequenzen tragen.

(Abdruck mit Genehmigung der Trinity Mother Frances Hospitals and Clinics, Tyler, Texas.)

Im Verlauf der Instrumentenentwicklung wurde eine Checkliste mit Beschreibungen von Fähigkeiten und Erfahrungen entwickelt und in das Instrument eingefügt, um nachvollziehen zu können, mit welchen Erfahrungssituationen die angeleitete Person bereits konfrontiert war und mit welchen noch nicht. Dieses Instrument hat sich für Praxisanleitende, angeleitete Personen, Lehrkräfte und Stationsleitungen als hilfreich erwiesen, um planen zu können, welche Erfahrungen die neue Pflegefachperson bei der Versorgung der Patienten noch sammeln muss (**Tab. 22-4**).

22.3 Einführung der neuen Beurteilungsinstrumente

Um die verschiedenen Instrumente zur Einarbeitung neuer Pflegefachpersonen erfolgreich einführen zu können, wurde ein Verfahren zur Schulung der Mitarbeiter entwickelt. Dieses beinhaltete, die geplante Einführung bei Schichtübergaben und Mitarbeiterbesprechungen bekannt zu machen. Das neue Instrument wurden im Rahmen von Workshops mit allen Mitarbeitern der Intensivstation besprochen und die Fähigkeiten zu kommunizieren und ein Feedback zu geben simuliert. Für eine erfolgreiche Einarbeitung neuer Pflegefachpersonen war die gesamte Station verantwortlich, weshalb alle Mitarbeiter an dem Workshop teilnehmen mussten. Etliche Workshops wurden durchgeführt und die Beteiligung daran lag bei nahezu 100 %. Alle Teilnehmenden mussten ein Formular unterschreiben, in dem sie bestätigten, sich an einer erfolgreichen Einarbeitung neuer Mitarbeiter unter Nutzung des neuen Instrumentes zu beteiligen und eine solche zu ermöglichen.

22.4 Testphasen des Instruments

Nach Beendigung der Workshops wurde im Januar 2007 mit einer neuen Gruppe einzuarbeitender Pflegefachperson eine Pilotphase durchgeführt, um das Instrument zu testen. Während und nach der Einarbeitungsphase sollten alle Beteiligten ihr Feedback dazu abgeben. Ursprünglich war geplant, das Instrument täglich zu nutzen, doch erwies sich dies als zu aufwendig. Auf der Basis des Feedbacks, das die Beteiligten dieser Pilotphase abgegeben hatten, wurde das Instrument vereinfacht und dazu genutzt, die Pflegefachpersonen wöchentlich zu bewerten. Im Anschluss daran zeigten sich die Mitarbeiter deutlich zufriedener damit. (**Tab. 22-5**) Nach zwei Jahren (2009), in denen zwei Formulare wöchentlich zur Beurteilung der wissensbezogenen und technischen Fähigkeiten neuer Mitarbeiter in der Einarbeitungsphase und alle zwei Wochen zur Bewertung der Kompetenzentwicklung der Pflegenden genutzt wurden, kam die Arbeitsgruppe erneut zusammen, um die Instrumente ein weiteres Mal zu überarbeiten und Verbesserungen vorzuschlagen. Die endgültige Fassung der beiden Formulare (**Tab. 22-2** und **22-3**) wird heute immer noch verwendet. Hierbei ist es jedoch wie mit allem: Jedes Instrument ist nur so gut, wie die Menschen, die es verwenden und wie sie das, was sie daraus gelernt haben, anwenden.

Bei einem Schichtwechsel wird vieles besprochen. Um sicherzustellen, dass einheitlich weitergegeben wird, wie die Beurteilungsformulare zu verwenden sind, wurde in das Einarbeitungsbuch, das jeder neue Mitarbeiter erhält, eine Anleitung dazu aufgenommen. Diese Anleitung wurde auch mit allen Praxisanleitenden besprochen, die neue Kollegen einarbeiten (**Tab. 22-6**).

Tabelle 22-4: Checkliste erworbener Fähigkeiten und Erfahrungen

Name der angeleiteten Person: Zeitraum des Einsatzes:					
Name der/des Praxisanleitenden: Station:					
Schulungsthemen:					
Angehängte Berichtsformulare:					
Anzahl der versorgten Patienten: Anzahl der beobachteten Patienten:					
Diagnosen der Patienten:					
Chirurgische Diagnosen:					
Infusionen und Medikamente	**Keine titrierte Gabe**	**Titrierte Gabe**	**Materialien/Maßnahmen**	**Pflege/Einführung**	**Datum**
Insulin			**Zentraler Venenkatheter**		
Dopamin			V. jugularis interna, V. subclavia oder V. femoralis		
Noradrenalin			Peripher eingeführter zentralvenöser Katheter		
Adrenalin			**Swan-Ganz-Katheter**		
Phenylephrin			**Arterieller Katheter**		
Vasopressin			A. femoralis, A. radialis		
Nitroglycerin			**Blasendruckmessung**		
Nicardipin			**Beatmungsgerät**		
Nitroprussid			Tracheostomie		
Dobutamin			Endotrachealtubus/HiLo-Evac-Tubus		

Infusionen und Medikamente	Keine titrierte Gabe	Titrierte Gabe	Materialien/Maßnahmen	Pflege/Einführung	Datum
Milrinon			**ICP-Monitoring (Ventrikulostomie) Hirndruckmessung**		
Amiodaron (Pall-Filter)			**ICP-Monitoring (BOLT-Schraube) –** fiberoptisch Hirndruckmessung bei intrakranieller Druckschraube		
Lidocain			**Schrittmacher**		
Diltiazem			Transcutaner Herzschrittmacher oder transvenöser Herzschrittmacher		
Esmolol			**Magensonde**		
Ibutilid			Nasal, oral, PEG		
Glykoprotein-IIb/IIIa			Jejunostomiesonde		
Heparin			Andere (bitte angeben)		
Thrombininhibitoren					
Propofol			**Beurteilung von Schmerzen/ Sedierung/Verwirrtheit**		
Dexmedetomidin			Bispektralindex-Monitor, Richmond Agitation Sedation Scale (RASS)		
Midazolam			Confusion Assessment Method (CAM) für Intensivstationen (CAM-ICU)		
Muskelrelaxanzien			**Paralyse:** Train-of-Four-Messtechnik		

Infusionen und Medikamente	Keine titrierte Gabe	Titrierte Gabe	Materialien/Maßnahmen	Pflege/Einführung	Datum
Fentanyl			Epidural/intrathekal		
Lorazepam (Pall-Filter)			Patientenkontrollierte Schmerzpumpe (PCA-Pumpe)		
Doxapram					
Nesiritid					
			Dialyse		
			Kontinuierliche Nierenersatztherapie		
Totale parenterale Ernährung (Pall-Filter)			Peritoneal-/Hämodialyse		
Situation: assistiert (A) oder eigenen Patienten versorgt (V) oder Patienten beobachtet (B)					
Dementsprechend A, V oder B einfügen					
Aufnahme ________ Entlassung ________ Verlegung ________ Trauma ________ Intubation ________ Extubation ________					
Transport zu: CT ________ MRT ________ spezif. Untersuchungen ________ Katheterlabor ________ OP ________ andere ________					
Weitere beobachtete Ereignisse/Maßnahmen bitte auflisten:					

Tabelle 22-5: Feedbackformular zur Einschätzung des Lernfortschritts

Feedbackformular
Selbsteinschätzung der angeleiteten Person:
Was haben Sie heute gelernt?
Feedback zur Leistung und Vorschläge zur Verbesserung – praxisanleitende und angeleitete Person:
Lerninhalte, die am nächsten Schulungstag vorgestellt werden:
Anmerkungen des Critical Care Educator/des leitenden Praxisanleitenden:
Unterschriften: Praxisanleitende Person Datum Angeleitete Person Datum
Critical Care Educator oder leitender Praxisanleitender Datum ________ Was mache ich mit diesem Feedbackformular? ________ Kopieren Sie dieses Formular und bewahren Sie die Kopie auf ________ Heften Sie das Original an die Berichtscheckliste/das Berichtsformular. Nach Beendigung Ihres Einsatzes händigen Sie das Original der Stationsleitung aus. Wenn Sie zwei oder drei Tage am Stück arbeiten, verwenden Sie ein Arbeitsblatt. Dieses gilt für alle Tage. Wenn Sie einen Tag arbeiten, verwenden Sie ein Arbeitsblatt für diesen Tag. Dieses Feedbackformular basiert auf den Kompetenzen für die Akut- und Intensivpflege, die im Synergiemodell beschrieben werden. Weitere Informationen siehe www.aacn.org 2007 vom Trinity Mother Frances Health System, Tyler, Texas, konzipiertes Beurteilungsformular für Praxisanleitende

(Abdruck mit Genehmigung der Trinity Mother Frances Hospitals and Clinics, Tyler, Texas.)

Tabelle 22-6: Anleitung zur Nutzung der Beurteilungsformulare für Praxisanleitende

Anleitung zur Nutzung des Beurteilungsformulars für Praxisanleitende	
Wöchentlich auszufüllendes Beurteilungsformular • Feedbackformular für praxisanleitende und angeleitete Person über gemachte Fortschritte in der Einarbeitungsphase. • Ein Formular für gearbeitete Schichten (d. h. ein Formular für die Schichten Mo/Di, Di/Mi etc.) oder ein Formular pro Arbeitstag. • Abgabe einmal wöchentlich.	**Für Anleitende und angeleitete Personen** • Checkliste erworbener Kompetenzen und Erfahrungen ausfüllen. • Beispiele für gute Leistungen und Vorschläge für Verbesserungen aufführen. • Spezifische Beispiele für problematische Bereiche und geplante Maßnahmen zur Leistungsverbesserung aufführen. • Formular gemeinsam ausfüllen und unterschreiben. • **Abgabe einmal wöchentlich bei der Stationsleitung.**
Alle zwei Wochen auszufüllendes Beurteilungsformular • Gespräch zwischen anleitender und angeleiteter Person zur Ermittlung der Fortschritte anhand der acht Kompetenzen gemäß Synergiemodell: • Kompetenzgrad 1 = Berufsanfänger • Kompetenzgrad 3 = kompetente Pflegefachperson • Kompetenzgrad 5 = Pflegeexperte.	**Für anleitende und angeleitete Personen** • Gemeinsames Gespräch alle zwei Wochen. • Besprechung der Fortschritte anhand der Kompetenzen und Kompetenzgrade gemäß Synergiemodell. • Hier – Beispiele für erfolgreiche Leistungen und Feedback für Verbesserungen aufführen. • Formular gemeinsam ausfüllen und unterschreiben. • **Abgabe alle zwei Wochen bei der Stationsleitung.**

(Abdruck mit Genehmigung der Trinity Mother Frances Hospitals and Clinics, Tyler, Texas.)

22.5 Evaluation

Beide, Praxisanleitende und neue Mitarbeiter, haben über ihre positiven und negativen Erfahrungen in der Anwendung des Instruments berichtet. Positiv haben beide Seiten bewertet, dass darüber eine gemeinsame Sprache möglich ist, um die Fortschritte und Bereiche, die verbessert werden müssen, besprechen zu können. Das objektive Feedback der Praxisanleitenden ist für die neuen Mitarbeiter hilfreich, weil schriftlich festgehalten ist, wo sie gute Arbeit leisten und wo sie sich verbessern müssen. Am häufigsten wurde negativ bewertet, dass die Formulare zu lang sind. Praxisanleitende und angeleitete Personen sollten jedoch nur die Kompetenzbereiche besprechen, die in dem Zeitraum (eine Woche oder zwei Wochen) wichtig waren, um den Zeitaufwand zu verringern.

Die ausgefüllten Formulare zeigen auch der Stationsleitung und weiteren zuständigen Mitarbeitenden und Ansprechpartnern, wie die Leistungen der neuen Pflegefachperson bisher bewertet wurden, da sie bei ihr abgegeben werden müssen. Auf diese Weise erhält sie objektive Informationen darüber, wie sich neue Mitarbeiter einleben und entwickeln. Auch die Stationsleitung sollte sich während der Einarbeitungsphase mindestens einmal pro Monat mit der neuen Pflegefachperson treffen, um Fortschritte zu besprechen und weitere Ziele festzulegen. Zusammen liefern alle Instrumente ein umfassendes Bild, wie sich neue Mitarbeiter entwickeln und wo es Raum für Verbesserung gibt. Dadurch, dass die ausgefüllten Beurteilungsformulare in regelmäßigen Abständen mit der einzuarbeitenden Person besprochen werden, wird offen über die gemachten oder fehlenden Fortschritte bezüglich der im Synergiemodell genannten Kompetenzgrade kommuniziert. Wurde auch nach mehreren Initiativen zur Leistungsverbesserung Kompetenzgrad 1 nicht erreicht, kann anhand der Beurteilungsformulare überprüft werden, wo die Stärken der Pflegefachperson liegen, um Bereiche zu ermitteln, in denen sie möglicherweise besser aufgehoben ist als auf einer Intensivstation. Auf diese Weise dienen die Instrumente dazu, Aussage zwei des Synergiemodells zu erfüllen: Ein Ziel der Einarbeitung ist die Sicherstellung eines vom Krankenhaus definierten optimalen Grades an Kompetenz der angeleiteten Person. Die Aufhebung des Beschäftigungsverhältnisses kann ein akzeptables Ergebnis sein. Hierbei ist das Ziel der Praxisanleitung, die angeleitete Person zu einer alternativen Tätigkeit oder einem anderen Arbeitgeber zu bewegen.

Das Formular zur Beurteilung der acht Kompetenzen von Pflegenden gemäß dem Synergiemodell wurde auf der Intensivstation zudem dazu genutzt, den Kompetenzgrad aller auf dieser Station beschäftigten Pflegefachpersonen zu ermitteln. So konnte die Personalbesetzung besser geplant werden, um zu gewährleisten, dass in jeder Schicht mindestens zwei Pflegeexperten und nicht mehr als zwei Berufsanfänger arbeiten. Auf der Grundlage ihrer täglichen Erfahrungen ordnete die Stationsleitung jeder Pflegefachperson einen spezifischen Kompetenzgrad zu. Diese Kompetenzgrade dienten dazu, die Verfügbarkeit entsprechender Kompetenzgrade in jeder Schicht sicherzustellen.

22.6 Fazit

Die im AACN-Synergiemodell zur Patientenversorgung genannten Kompetenzen von Pflegenden und die drei unterschiedlichen Kompetenzgrade sind hilfreich bei der Einarbeitung neuer Pflegefachpersonen in der Akut- und Intensivpflege. Die hier vorgestellten Instrumente für Praxisanleitende wurden bei der Einarbeitung neuer Pflegefachpersonen erfolgreich verwendet. Sie lieferten den neuen Mitarbeitern ein objektives Feedback zu den gemachten Fortschritten und zu Bereichen, in denen sie sich verbessern müssen.

22.7 Literatur

Alspach, G. (2006). Extending the Synergy Model to preceptorship: A preliminary proposal. *Critical Care Nurse, 26*(2), 10–12. https://doi.org/10.4037/ccn2006.26.2.10

AACN. (2015). *AACN Synergy Model for Patient Care.* Retrieved from http://www.aacn.org/wd/certifications/content/synmodel.pcms?menu=certification#Nurse

Weiterführende Literatur

Edwards, D. F. (1999). The Synergy Model: Linking patient needs to nurse competencies. *Critical Care Nurse, 19*(1), 88–90. https://doi.org/10.4037/ccn1999.19.1.88

Elmers, C. (2010). The role of preceptor and nurse leader in developing intensive care unit competency. *Critical Care Nursing Quarterly, 33*(1), 10–18. https://doi.org/10.1097/CNQ.0b013e3181c8e0a9

Green, D. (2006). A Synergy Model of nursing education. *Journal of Nursing Staff Development, 22*(6), 277–283. https://doi.org/10.1097/00124645-200611000-00001

Hardin, S. R. & Kaplow, R. (2005). *Synergy for clinical excellence: The AACN Synergy Model for Patient Care.* Sudbury, MA: Jones and Bartlett Publishers.

Kaplow, R. (2002). The Synergy Model in practice: Applying the Synergy Model to nursing education. *Critical Care Nurse, 22*(3), 77–81. https://doi.org/10.4037/ccn2002.22.3.77).

Mullen, J. & Asher, L. (2008) Implementation of a nursing professional practice model of care in a pediatric hospital. *Pediatric Nursing, 33*(6), 499–504.

Welch, S. & Miller, J. (2011). *Synergizing the preceptor/preceptee experience.* Podium presentation. AACN National Teaching Institute.

23 Pflegemanagement

Lynn Whelan

Das Synergiemodell zur Patientenversorgung der American Association of Critical-Care Nurses (AACN) stellt drei Kategorien von Ergebnissen heraus, die durch das Zusammenwirken der Bedürfnisse von Patienten und der Kompetenzen von Pflegenden beeinflusst werden: Ergebnisse für die Patienten, Ergebnisse für die Pflegenden und Ergebnisse für das Gesundheitssystem (Carter & Burnette, 2011). Synergie entsteht dann, wenn Patientenmerkmale bzw. -bedürfnisse und der klinische Versorgungsbereich mit pflegerischen Kompetenzen zusammenpassen. Korrespondieren die Kompetenzen der Pflegenden mit den spezifischen Bedürfnissen des Patienten und wirken beide zusammen, können daraus optimale Ergebnisse resultieren (AACN, 2015). Das Synergiemodell stellt sicher, dass einem Patienten die richtige Pflegfachperson zugeordnet wird und liefert den Rahmen für die pflegerische Praxis. Es beschreibt acht patientenspezifische Charakteristika (Merkmale bzw. Bedürfnisse) und acht pflegespezifische Charakteristika (Kompetenzen) und verknüpft diese miteinander. Die Kompetenzen der Pflegenden werden in verschiedene Kompetenzgrade eingeteilt (AACN, 2015) und beide, die Merkmale bzw. Bedürfnisse der Patienten und die Kompetenzen der Pflegenden, werden anhand einer 5-Punkte-Likert-Skala bewertet. Aufseiten der Patienten bedeutet ein Punkt, dass der Patient sehr bedürftig ist und fünf Punkte, dass er viele Potenziale hat. Aufseiten der Pflegenden reichen die Kompetenzen von einem Punkt (Kompetenzgrad 1) für Berufsanfänger bis fünf Punkte (Kompetenzgrad 5) für Pflegeexperten (Pope, 2002). Die wichtigsten Grundprinzipien, auf denen das Synergiemodell basiert und die sich sowohl auf Pflegende als auch auf Patienten und Angehörige beziehen, sind:

- Patienten können anhand von bestimmten Merkmalen beschrieben werden (**Kap. 2** bis **9**). Diese sind miteinander verknüpft, bedingen sich gegenseitig und können nicht isoliert betrachtet werden.
- Ähnlich können Pflegende anhand von bestimmten Merkmalen beschrieben werden (**Kap. 10** bis **17**). Diese sind miteinander verknüpft und zeichnen ein Profil der Pflegefachperson (AACN, 2015).

Das Synergiemodell kann Pflegenden, die in leitender Funktion tätig sind, als Bezugsrahmen dienen, um:

- den Personalbedarf zu rechtfertigen
- Personal zu halten und zu rekrutieren
- ein Programm zur Verbesserung der Patientenversorgung zu entwickeln
- die Einarbeitung neuer Mitarbeiter zu verbessern
- ein Gerüst zur Überprüfung pflegerischer Kompetenz bereitzustellen
- die Einordnung der Kompetenz von Kollegen zu ermöglichen
- pflegerische Praxis zu beschreiben
- die Zufriedenheit von Patienten und Pflegenden zu erhöhen.

Pflegende in leitender Position müssen für ein gutes Umfeld sorgen und einem Patienten die richtige Pflegefachperson zuteilen können, wenn optimale Patientenergebnisse erzielt werden sollen. Die Joint Commission fordert von Krankenhäusern, dass ihre Mitarbeiter kompetent sind und dass sie eine ausreichende Zahl an Mitarbeitern bereitstellen. Heute sind Patienten, die stationär aufgenommen werden, akuter krank und verbleiben tendenziell kürzer im Krankenhaus. Das bedeutet, dass Pflegende stärker gefordert sind, denn sie müssen Patienten mit immer komplexeren Bedürfnissen in einem sich stets wandelnden Umfeld kompetent versorgen. Um diesen Anforderungen gerecht zu werden, müssen Stationsleitungen die Kompetenzen ihrer Mitarbeiter definieren können (Collins & Strother, 2008). Kompetenz bedeutet, die Kenntnisse, die man erworben hat, praktisch umsetzen zu können. Stationsleitungen sind dafür verantwortlich, eine qualitativ optimale Versorgung und bestmögliche Ergebnisse sicherzustellen. Um das zu erzielen, müssen Patienten von kompetenten Pflegenden betreut werden, und das ist heute eine der größten Herausforderungen, die Stationsleitungen zu meistern haben.

23.1 Kompetenz

Kompetenz wird definiert als die Fähigkeit eines Mitarbeiters, Tätigkeiten und Aufgaben gemäß der entsprechenden Stellenbeschreibung auszuführen (Whelan, 2006). Kompetenz von Mitarbeitern beinhaltet zwei Komponenten: die Definitionsaussage und eine Liste mit Kriterien. Die Definition erklärt, was die Person, die über die Kompetenz verfügt, tun können muss.

Die Kompetenzen von Pflegenden beziehen sich auf Patienten und ihre Angehörigen. Zwischen den Kompetenzen von Pflegenden und den Ergebnissen, die Patienten erzielen, besteht ein Zusammenhang. Kompetenz fördert eine sichere, umfassende und qualitativ bestmögliche Versorgung von Patienten und Angehörigen (Melnyk, Gallagher-Ford, Long & Fineout-Overholt, 2014; Rhodes, Morris & Lazenby, 2011). Kompetenz ist zudem erforderlich, um effektiv mit dem multidisziplinären Team kommunizieren zu können (Rhodes et al., 2011).

Eine Liste mit Kriterien beinhaltet Tätigkeiten und Aufgaben, die Pflegende fachkundig ausführen können müssen, um die Kompetenz zu erfüllen. „Die jeweiligen Kompetenzen sollten beurteilbar sein" (Whelan, 2006, S. 198). Das Synergiemodell bietet einen Rahmen für die Kategorisierung von Kompetenzaussagen. Das Modell berücksichtigt Kenntnisse, Kompetenzen, Erfahrungen und Verhaltensweisen von Pflegenden, die erforderlich sind, um die Bedürfnisse von Patienten zu erfüllen (Conley, Branowicki & Hanley, 2007). Sobald eine Stationsleitung die Kompetenzen der Pflegefachperson beurteilt hat, kann sie diese den Bedürfnissen des Patienten zuordnen. Synergie entsteht, wenn die Bedürfnisse des Patienten mit den Kompetenzen der Pflegefachperson übereinstimmen.

23.2 Stellenbeschreibungen

Stationsleitungen können die im Synergiemodell aufgeführten Kompetenzen nutzen, um das benötigte pflegerische Berufsbild und den geforderten Kompetenzgrad zu beschreiben. „Die Stellenbeschreibung sollte die Verantwortungs- und Tätigkeitsbereiche herausstellen, in denen die Pflegenden kompetent sein sollten. Eine umfassende Stellenbeschreibung sollte auch die Mindestanforderungen an Ausbildung, Berufserfahrung, Verhalten und Kompetenzen beinhalten" (Thomas & Gullatte, 2011, S. 328).

23.3 Begutachtung pflegerischer Kompetenzen durch Kollegen

Die American Nurses Association beschreibt die Begutachtung pflegerischer Kompetenzen durch Kollegen als „ein Verfahren, in dem Pflegende gängiger Praxisbereiche Kollegen systematisch beobachten, beurteilen und Feedback geben, indem sie die tatsächliche Praxis mit den festgelegten Standards vergleichen" (Davis, Capozzoli & Parks, 2009, S. 251). Gemäß Magnet® Application Manual (2014) ist vorbildliche berufliche Praxis, wenn sich Pflegende aller Kompetenzebenen regelmäßig einem Verfahren zur Begutachtung ihrer Leistungen stellen. Dieses beinhaltet die Selbsteinschätzung der eigenen Leistungen und ein Feedback durch Kollegen, um Kompetenz und stetige Weiterentwicklung zu gewährleisten (Foster, 2015).

Auf diese Weise erhält auch die Stationsleitung ein Feedback zur Kompetenz ihrer Mitarbeiter. Eine Begutachtung durch Kollegen sollte nicht strafend oder anonym erfolgen. Sie sollte das jeweilige Stadium der beruflichen Entwicklung berücksichtigen und dient dazu, eine Kultur von Patientensicherheit und optimaler Praxis zu fördern.

23.4 Produktivität der Pflege

Die *Produktivität der Pflege* wird definiert als „das Verhältnis von Stunden der Patientenversorgung pro Patiententag zu Gehalt und Zuwendungen, die dem Personal gezahlt werden" (Kohr, Hickey & Curley, 2012, S. 421). Diese Definition lässt den Pflegeprozess, zu dem die Entscheidungsfindung, das Erfassen von Informationen, der Umgang mit Problemen und spezifische Maßnahmen zählen, außer Acht. Pflegeproduktivitätsmodelle sollten die Bedürfnisse der Patienten den Kompetenzen von Pflegenden gegenüberstellen. Die pflegerische Arbeitsbelastung spiegelt diese Variablen direkt wider und beeinflusst die Ergebnisse sowie die Zufriedenheit der Patienten und Pflegenden (Kohr et al., 2012).

Das Synergiemodell setzt den Schwerpunkt pflegerischer Arbeit auf die Bedürfnisse von Patienten und Angehörigen (Kohr et al., 2012). Auf diese Weise kann die Arbeit von Pflegenden präziser beschrieben und erfasst und die Arbeitsbelastung konkreter quantifiziert werden.

23.5 Personalbedarf

Stationsleitungen können das Synergiemodell nutzen, um ihren Personalbedarf zu rechtfertigen (Pope, 2002). In Krankenhäusern basiert der errechnete Personalbedarf einer Station in der Regel auf nationalen Vergleichsdaten zu den Stunden, die im Durchschnitt auf ähnlichen Stationen gearbeitet wurden. Typischerweise basiert die Zuordnung von Patienten zu Pflegenden auf dem Urteil der Stationsleitung. Wichtigster Punkt ist dabei die Anzahl der pro Schicht verfügbaren Mitarbeiter. Allerdings wurde bisher nicht ermittelt, worauf das Urteil von Stationsleitungen noch basiert. Die meisten Pflegeproduktivitätsmodelle sind nur begrenzt hilfreich und weder theoretisch fundiert noch wissenschaftlich belegt. Produktivitätsmodelle, in denen die pflegerischen Ressourcen mit den Bedürfnissen der Patienten abgeglichen werden, führen wahrscheinlich zu höherer Produktivität (Kohr et al., 2012). Das Synergiemodell eignet sich zur Entwicklung eines Pflegeproduktivitätsmodells, das objektive Indikatoren erfasst (Kohr et al., 2012). Die Indikatoren wären die Bedürfnisse der Patienten und die Zeit, die Pflegende aufwenden, um diese Bedürfnisse zu erfüllen.

23.6 Bestimmung des Akutheitsgrads von Patienten

Den *Akutheitsgrad* zu bestimmen bedeutet, „Patienten entsprechend ihrer pflegerischen Anforderungen zu kategorisieren" (Harper & McCully, 2007, S. 284). Dies kann anhand des Synergiemodells erfolgen, um den entsprechenden Personalbedarf zu rechtfertigen. So kann beispielsweise ermittelt werden, ob eine Eins-zu-eins-Betreuung des Patienten erforderlich ist. Die benötigten Pflegestunden werden anhand der Merkmale bzw. Bedürfnisse des Patienten berechnet. Patienten, die eine Eins-zu-eins-Betreuung benötigen, sind sehr komplex und hochgradig vulnerabel. Der Verlauf ihrer Erkrankung ist nicht prognostizierbar. Die Entwicklung eines Systems zur Bestimmung des Akutheitsgrads (**Kap. 27**) anhand des Synergiemodells erfordert Planung. Ein solches System kann zu einer adäquaten Personalbesetzung und zu besseren Ergebnissen für Patienten führen (Pope, 2002).

„Krankenhäuser orientieren sich an Aufgaben oder Prozessen, wenn sie Systeme zur Bestimmung des Akutheitsgrads entwickeln. Bei Ersteren werden die Aufgaben definiert, die Pflegende ausführen, und die Zeit gemessen, die zur Ausführung dieser Aufgaben benötigt wird. Bei Letzteren werden Indikatoren bestimmt, welche die Versorgungsbedürfnisse des Patienten beschreiben, und klinische Experten benannt, welche die dazu benötigten Arbeitsstunden abschätzen" (Eversole, Barton & Wood, 2011, S. 143).

Die Zuordnung der adäquaten pflegerischen Versorgung zum jeweiligen Patienten verbessert die Fähigkeit von Pflegenden, optimale Ergebnisse für Patienten zu erzielen. Die Bestimmung des Akutheitsgrads trägt zu einer ausgewogenen Verteilung der Arbeitsbelastung auf der Basis der Patientenbedürfnisse und damit zu einer bestmöglichen Versorgung der Patienten bei. Allerdings ist es schwierig, den Akutheitsgrad von Patienten präzise zu bestimmen (Kidd, Grove, Kaiser, Swoboda & Taylor, 2014). Das Synergiemodell kann dazu beitragen, einige der damit verbundenen Herausforderungen zu meistern.

23.7 Aufstiegschancen für klinisch tätige Pflegefachpersonen

Aufstiegsmöglichkeiten innerhalb des klinischen Settings finden im Rahmen sogenannter horizontaler Entwicklungsprogramme statt, die auf spezifischen Kriterien basieren und Pflegende fördern und weiterentwicklen, die aktiv in der klinischen Pflege bleiben wollen (Roussel, Swansburger & Swansburger, 2006). Das Synergiemodell kann dabei hilfreich sein. Anhand der darin beschriebenen Kompetenzen und Kompetenzgrade von Pflegenden (Berufsanfänger bis Pflegeexperten) können Möglichkeiten der beruflichen Weiterentwicklung konzipiert werden. Die Förderprogramme sollten die verschiedenen Kompetenzgrade bezüglich der Fähigkeit von Pflegenden, selbstständig zu arbeiten und Entscheidungen zu fällen, berücksichtigen. Klinische Karrierewege, die Pflegenden Möglichkeiten bieten, sich beruflich weiterzuentwickeln, fördern zudem, Pflegende eher zu halten und auch leichter zu rekrutieren. Möglichkeiten zu persönlicher und beruflicher Weiterentwicklung verbessern die Zufriedenheit im Beruf, was sich wiederum direkt positiv auf die Ergebnisse der Patienten auswirkt (Pope, 2002).

23.8 Schaffung eines gesunden Arbeitsumfelds

Das Arbeiten im klinischen Umfeld wird zunehmend belastender. Dies erhöht die Notwendigkeit, ein gesundes Arbeitsumfeld für Pflegende zu schaffen. Pflegende suchen aktiv nach Krankenhäusern, die ein solches realisiert und den (sogenannten) Magnet-Status erhalten haben. Bei der Entwicklung eines Umfelds, das eine hervorragende und engagierte Pflege fördert, spielen Stationsleitungen eine zentrale Rolle (Espinoza, Lopez-Saldana & Stonestreet, 2009). Sie sind auch der Schlüssel dazu, Personal zu halten. Ein gesundes Arbeitsumfeld stellt den Patienten in den Mittelpunkt, unterstützt den Menschen ganzheitlich und ist ein Ort, an dem man gerne arbeitet. Die AACN hat Standards zur Schaffung eines gesunden Arbeitsumfelds entwickelt. Dazu zählen eine kompetente Kommunikation, wirkliche Zusammenarbeit, effektive Entscheidungsprozesse, eine adäquate Personalbesetzung, Anerkennung und authentische Führung (Espinoza et al., 2009). Ein solches Umfeld entsteht insbesondere dann, wenn Pflegeleitungen die gleichen Werte und Überzeugungen haben wie ihre Mitarbeiter und diese in der Praxis umsetzen können. Daher ist es für sie sehr wichtig, Führungsstrategien zu entwickeln, die sich am Synergiemodell zur Patientenversorgung orientieren. „Einrichtungen, die erkennen, welch zentrale Rolle Pflegeleitungen spielen bei der Schaffung eines Arbeitsumfelds, das herausragende Pflege, gemeinschaftliche Verantwortung und Befähigung unterstützt, werden entsprechende Strategien anwenden, um ein solches Umfeld zu realisieren“ (Espinoza et al., 2009, S. 334). Indikatoren für ein ungesundes Arbeitsumfeld sind respektloses Verhalten, nicht funktionierende Kommunikationskanäle, fehlende Einbindung des Personals in Entscheidungen, welche die Pflege betreffen und fehlende Anerkennung hervorragender pflegerischer Leistungen. Ein ungesundes Arbeitsumfeld führt zu medizinischen Fehlern, Unzufriedenheit von Patienten und Pflegenden und häufigem Personalwechsel. Die Schaffung und Bewahrung eines gesunden Arbeitsumfelds ist entscheidend dafür, das Vertrauen der Pflegenden in diejenigen, die ihre Station leiten, zu erhalten oder wiederzuerlangen. Stationsleitungen müssen Beharrlichkeit und Mut beweisen, um eine Veränderung der Kultur zu erreichen. Eine solche Initiative ist nicht irgendwann beendet, sondern erfordert konstante Überprüfung, bis die erforderlichen Veränderungen fest in der Kultur der Einrichtung verankert sind. Standards für ein gesundes Arbeitsumfeld können möglicherweise nur dann entwickelt werden, wenn Pflegeleitungen entsprechend geschult und unterstützt werden.

23.9 Einarbeitung von Führungskräften

Das Synergiemodell eignet sich nicht nur für die Entwicklung von Einarbeitungsprogrammen für neue Mitarbeiter und Mitarbeiterinnen in der Pflege (**Kap. 22**), sondern auch für die Konzeption solcher Programme für Führungskräfte. Häufig übernehmen Pflegefachpersonen Führungspositionen, weil sie über ausgeprägte klinische Kompetenzen verfügen, doch machen diese sie nicht zwangsläufig auch kompetent für die Übernahme einer Führungsposition. Leitungen sollten über die im Synergiemodell beschriebenen Kompetenzen verfügen. Dazu zählen klinisches Urteilsvermögen, anwaltschaftliches und moralisches Handeln, fürsorgliches Verhalten, Zusammenarbeit, systemisches Denken, Umgang mit Vielfalt, förderliches Begleiten und klinisches Hinterfragen (AACN, 2015).

Ursprünglich wurde das Synergiemodell von der AACN als Vorlage für Zertifizierungsprüfungen von Pflegefachpersonen der Akut- und Intensivpflege vorgeschlagen. Es hat jedoch noch weitere Auswirkungen auf die Pflege, weil es als Rahmen für die Entwicklung von Kompetenzen sowohl für aktiv Pflegende als auch für pflegerische Leitungen dient.

Ein Beispiel für eine Kompetenzaussage, die Leitungen betrifft, ist die Kompetenz der Zusammenarbeit und der Weitergabe wichtiger Informationen an Mitarbeiter. Ein wichtiges Kriterium ist, ob regelmäßig Teamsitzungen stattfinden oder nicht (Espinoza et al., 2009). Neuen Leitungen sollte eine Person zugeteilt werden, die sie anleiten und in die neue Rolle einarbeiten kann. Nach der Einarbeitung sollte ihnen ein Mentor zur Seite gestellt werden, der sie weiterhin begleitet und berät. Aufgrund der technischen Weiterentwicklung und der sich schnell ändernden regulatorischen Bestimmungen müssen Leitungen dazu bereit sich, sich permanent fortzubilden. Zudem müssen sie sich durch die Einrichtung, in der sie arbeiten, unterstützt fühlen. Ist dies nicht der Fall, unterstützen sie auch nicht ihre Mitarbeiter. Pflegende verlassen häufig ihre Leitungen, nicht die Einrichtung.

23.10 Fazit

Das Synergiemodell eignet sich nicht nur für aktiv Pflegende in allen klinischen Bereichen, sondern auch für Pflegeleitungen in ihrer schwierigen Rolle als Führungskräfte. Die Anwendung des Modells kann die Patientenversorgung und die pflegerische Praxis verbessern. Stationsleitungen sollten die Bedürfnisse der Patienten und ihrer Angehörigen in den Mittelpunkt stellen und diese Bedürfnisse mit den Kompetenzen der Pflegenden, mit denen sie zusammenarbeiten, abgleichen. Wenn sie es dadurch schaffen, Synergie zu erzeugen, werden sich die Ergebnisse der Patienten deutlich verbessern.

23.11 Literatur

American Association of Critical-Care Nurses. (2015). *The AACN Synergy Model for Patient Care.* Retrieved from http://www.aacn.org/wd/certifications/content/synmodel.pcms?menu=certification#Patient

Carter, K. F. & Burnette, H. D. (2011). Creating patient-nurse synergy on a medical-surgical unit. *MEDSURG Nursing, 20*(5), 249–254.

Collins, A. S. & Strother, D. (2008). Synergy and competence: Tools for the trade. *Journal for Nurses in Staff Development, 24*(4), E1–E8. https://doi.org/10.1097/01.NND.0000320672.58200.8d

Conley, S. B., Branowicki, P. & Hanley, D. (2007). Nursing leadership orientation: A competency and preceptor model to facilitate new leader success. *Journal of Nursing Administration, 37*(11), 491–498. https://doi.org/10.1097/01.NNA.0000295612.48065.ff

Davis, K., Capozzoli, J. & Parks, J. (2009). Implementing peer review: Guidelines for managers and staff. *Nursing Administration Quarterly, 33*(3), 251–257. https://doi.org/10.1097/NAQ.0b013e3181accb62

Espinoza, D. C., Lopez-Saldana, A. & Stonestreet, J. S. (2009). The pivotal role of the nurse manager in healthy workplaces: Implications for training and development. *Critical Care Nursing Quarterly, 32*(4), 327–334. https://doi.org/10.1097/CNQ.0b013e3181bad528

Eversole, D. R., Barton, N. S. & Wood, H. M. (2011). Patient acuity and classification systems. In M. M. Gullatte (Ed.), *Nursing management: Principles and practice* (2nd ed., pp. 143–156). Pittsburgh, PA: Oncology Nursing Society.

Foster, R. R. (2015). *Peer review tip: Distinguishing the difference between peer review, peer evaluation, and peer feedback.* Retrieved from http://www.nursecredentialing.org/NKE/Consulting/Tips-Articles/Peer-Review-Tip

Harper, K. & McCully, C. (2007). Acuity systems dialog and patient classification system essentials. *Nursing Administration Quarterly, 31*(4), 284–299. https://doi.org/10.1097/01.NAQ.0000290426.41690.cb

Kidd, M., Grove, K., Kaiser, M., Swoboda, B. & Taylor, A. (2014). A new patient acuity tool promotes equitable nurse-patient assignments. *A merican Nurse Today.* Retrieved from http://americannursetoday/com/wp-content/uploads/2014/03/ant3-workforce-management-Acuity-304.pdf

Kohr, L. M., Hickey, P. A. & Curley, M. A. Q. (2012). Building a nursing productivity measure based on the synergy model: First steps. *American Journal of Critical Care, 21*(6), 420–431. https://doi.org/10.4037/ajcc2012859

Melnyk, B. M., Gallagher-Ford, L., Long, L. E. & Fineout-Overholt, E. (2014). The establishment of evidence-based practice competencies for practicing registered nurses and advanced practice nurses in real-world clinical settings: Proficiencies to improve healthcare quality, reliability, patient outcomes, and costs. *Worldviews on Evidence-Based Nursing, 11*(1), 5–15. https://doi.org/10.1111/wvn.12021

Pope, B. B. (2002). The synergy match-up. *Nursing Management, 33*(5), 38–41. Retrieved from www.nursingmanagement.com

Rhodes, M. K., Morris, A. H. & Lazenby, R. B. (2011). Nursing at its best: Competent and caring. *Online Journal of Issues in Nursing, 16*(2). Retrieved from http://www.nursingworld.org/MainMenuCategories/ANAMarketplace/ANAPeriodicals/OJIN/TableofContents/Vol-16-2011/No2-May-2011/Articles-Previous-Topics/Nursing-at-its-best.aspx

Roussel, L., Swansburger, R. E. & Swansburger, R. J. (2006). Human resource development: Managing a culturally diverse workforce. In L. Roussel, R. E. Swansburger & R. J. Swansburger (Eds.), *Management and leadership* (4th ed., pp. 181–214). Sudbury, MA: Jones and Bartlett Publishers.

Thomas, J. N. & Gullatte, M. M. (2011). Behavioral interviewing: Hiring top talent. In M. M. Gullatte (Ed.), *Nursing management: Principles and practice* (2nd ed., pp. 325–354). Pittsburgh, PA: Oncology Nursing Society.

Whelan, L. (2006). Competency assessment of nursing staff. *Orthopaedic Nursing, 25*(3), 198–202. https://doi.org/10.1097/00006416-200605000-00008

Weiterführende Literatur

Hardin, S. R. & Hussey, L. (2003). AACN Synergy Model for Patient Care: Case study of a CHF patient. *Critical Care Nurse, 1*, 73–76. https://doi.org/10.4037/ccn2003.23.1.73

24
Perioperative Bereiche der Pflege

D. Jane Vosloh

Im Kontext der Reflexion über Modelle der Patientenversorgung bilden perioperative Bereiche ein Umfeld, das separat zu betrachten ist. Zu diesen Bereichen zählen der präoperative Wartebereich, der Operationssaal (OP) und der Aufwachraum. Alle drei gehören zu einer Phase der Patientenversorgung, in der nur wenig Zeit bleibt, um Kontakt zu Patienten und Angehörigen herzustellen und mit ihnen zu interagieren. In diesem Kapitel geht es um die Anwendung des Synergiemodells in diesen speziellen Versorgungsbereichen.

24.1 Perioperative Versorgungsbereiche

Alle Patienten, die sich in den drei perioperativen Versorgungsbereichen – präoperativer Wartebereich, OP und Aufwachraum – aufhalten, sind den gleichen Stressfaktoren ausgesetzt und aus verschiedenen Gründen hochgradig vulnerabel. Mit einigen dieser Stressfaktoren sind sie auch in anderen Versorgungsbereichen eines Krankenhauses konfrontiert, andere jedoch betreffen spezifisch den perioperativen Bereich. Ein Stressfaktor beispielsweise sind die finanziellen Sorgen bei dem Gedanken daran, nach einer Operation eventuell eine Zeit lang nicht mehr arbeiten zu können. Ein weiterer sind Ängste in Zusammenhang damit, ob der chirurgische Eingriff korrekt ausgeführt wird oder ob nicht fälschlicherweise das falsche Bein operiert oder das falsche Organ entfernt wird. Solche Ängste bestehen, obwohl das medizinische Personal dazu verpflichtet ist, sämtliche Informationen zur Operation des Patienten mehrmals zu überprüfen. Fragen, die von Patienten ängstlich gestellt werden, lauten: Überlebe ich den Eingriff? Kann es danach zu einer Infektion kommen? Besteht die Gefahr, dass Operationsmaterial (z. B. ein Bauchtuch) in meinem Körper verbleibt? Patienten und Angehörigen fallen alle möglichen Komplikationen ein, über die sie gelesen haben und über die in den Medien berichtet wird, wenn eine Operation bevorsteht.

Pflegefachpersonen, die in perioperativen Bereichen arbeiten, müssen bereit sein, sich mit den Fragen, Ängsten und Sorgen der Patienten und Angehörigen auseinanderzusetzen, auch wenn ihnen dafür nur wenig Zeit zur Verfügung steht. Die Menge an Zeit kann variieren, je nachdem, ob es sich um einen geplanten oder einen notfallmäßigen Eingriff handelt. Jede Operation muss als größerer Eingriff betrachtet werden, weil sie für den Patienten ein größerer Eingriff ist. Bestehen Vorerkrankungen, die bekannt sind oder auch nicht, können Komplikationen eintreten. Beispielsweise kann ein Patient, der noch nie eine Narkose erhalten hat, allergisch auf ein verabreichtes Medikament reagieren. Eine andere mögliche Komplikation ist die maligne Hyperthermie. Sie ist selten, aber lebensbedrohlich, weil es zu einem plötzlichen Anstieg der Herzfrequenz und des Kohlendioxidspiegels, gefolgt von einem schnellen Anstieg der Körpertemperatur (bis auf 41,7 °C) kommt (Kaplow, 2013). Eine weitere Komplikation ist die maligne Hypertonie. Sie ist durch einen plötzlichen Anstieg des Blutdrucks, typischerweise auf über 180/120 mmHg, gekennzeichnet (Heller, 2013). All diese Situationen sind lebensbedrohlich, weshalb Pflegende sie erkennen und sofort reagieren müssen.

24.2 Patientenversorgung im präoperativen Wartebereich

Patienten, die operiert werden sollen, werden zunächst in den präoperativen Wartebereich gebracht. Hier werden sie von Pflegenden betreut, die fürsorglich, einfühlsam und äußerst aufmerksam sein müssen. Die Patienten sind unterschiedlich stabil, nervös, ängstlich, besorgt oder eine Kombination daraus und manchmal wollen sie nur mit der Pflegenden sprechen, die sie betreut. Diese muss innerhalb von kurzer Zeit viele Informationen erfassen, da der Patient vor der Operation oftmals kaum Kontakt zum behandelnden Chirurgen hatte. Auch dieser Punkt kann Ursache für Stress und Angst sein.

Die Pflegende muss alle rechtlichen Belange, die mit einer Operation verbunden sind, kennen und sicherstellen, dass alle erforderlichen Unterlagen vorhanden sind. Der Patient muss über den Eingriff aufgeklärt worden sein und die Einwilligungserklärung unterschrieben haben. Ist dies nicht der Fall, muss die Pflegefachperson im Namen des Patienten handeln und die entsprechenden Ärzte darüber informieren. Das Aufklärungsgespräch wird entweder jetzt geführt oder die Operation verschoben, bis sämtliche Unterlagen beisammen sind.

Pflegende im präoperativen Wartebereich müssen auch überprüfen, ob die erforderlichen Laborwerte und andere diagnostische Untersuchungsergebnisse vorliegen und im Normbereich sind, damit der Patient auf die Operation vorbereitet werden kann. Eine Hyperkaliämie beispielsweise oder eine im EKG diagnostizierte Ischämie kann während der Operation lebensbedrohliche Probleme verursachen.

24.3 Patientenversorgung im OP

Während ihres Aufenthalts im OP sind Patienten extrem vulnerabel. Sie können sich nicht oder nur begrenzt einbringen, wenn es um ihre Versorgung oder um das Treffen von Entscheidungen geht. Ihnen stehen keine ihrer üblichen Ressourcen oder die Unterstützung durch Angehörige zur Verfügung. Die betreuende Pflegende ist die einzige Stimme des Patienten. Sie muss sich äußern, wenn sie während dieser „Auszeit" Unstimmigkeiten feststellt. Dadurch wird gewährleistet, dass Faktoren wie Allergien, Art der Operation, Operationsseite, Vorerkrankungen (z. B. Rückenprobleme, die eine bestimmte Lagerung erfordern) und relevante Untersuchungsergebnisse berücksichtigt werden. Des Weiteren muss sichergestellt werden, dass sämtliche erforderliche Materialien (z. B. Implantate) bereitliegen. Zudem werden religiöse und kulturelle Besonderheiten, die bei der Operation beachtet werden müssen (z. B. Ablehnung der Transfusion von Blut oder Blutprodukten), bekannt gegeben, damit alle im OP Anwesenden darüber informiert sind.

Während des Eingriffs muss die Pflegefachperson sicherstellen, dass steril gearbeitet wird, dass der Patient die bestmögliche Versorgung erhält und dass seine Interessen bei allen Tätigkeiten gewahrt sind. Die Sicherheit des Patienten muss jederzeit gewährleistet sein. Beispielsweise sollten die Extremitäten gepolstert werden und es darf die Durchblutung der Extremitäten während der Operation nicht eingeschränkt werden. Zudem müssen alle Medikamente korrekt etikettiert sein, um Fehler zu vermeiden.

Die Pflegende muss auch dafür Sorge tragen, dass die Angehörigen über den Verlauf der

Operation informiert werden. Während und nach der Operation müssen alle Tücher, Nadeln und andere verwendete Materialien gezählt werden, um sicherzustellen, dass nichts davon im Körper des Patienten verblieben ist und kein erneuter Eingriff erforderlich ist.

Die Kompetenzen der Pflegenden müssen mit der Art der Operation übereinstimmen. So befähigen Kompetenzen in orthopädischer Chirurgie nicht automatisch auch zur Betreuung eines Patienten während einer Augenoperation.

Der OP selbst ist ein anstrengendes und aufreibendes Umfeld für Ärzte und Pflegende. Manchmal entstehen schwierige Situationen, und manchmal ist die Interaktion mit Kollegen schwierig. Pflegende, die in diesem Umfeld arbeiten, müssen zu einer partnerschaftlichen Beziehung zu anderen Mitgliedern des Operationsteams fähig sein.

24.4 Patientenversorgung im Aufwachraum

Auch im Aufwachraum ist der Patient noch eine Zeit lang äußerst vulnerabel und wenig stabil. Pflegefachpersonen im Aufwachraum müssen über ein gutes klinisches Urteilsvermögen verfügen und kritisch denken können, um den Patienten beim Aufwachen aus der Narkose zu unterstützen und Angehörigen Halt zu geben. Auch hier können Komplikationen auftreten. Dazu zählen Blutungen, Hypovolämie, Schock, Hypertonie, maligne Hyperthermie, maligne Hypertonie, Pseudocholinesterase-Mangel oder ein nicht-kardiogenes Lungenödem. Hierbei sind ein frühzeitiges Erkennen der Komplikation und ein sofortiges Intervenieren entscheidend. Manchmal wird ein Patient auch im Aufwachraum noch weiterhin beatmet. Dann muss die zuständige Pflegende beurteilen können, ob der Patient von der Beatmung entwöhnt und extubiert werden kann.

Im Aufwachraum kann das Schmerzmanagement schwierig sein, da nicht alle Patienten angeben können, ob und wie stark sie Schmerzen haben. In diesen Fällen muss die Pflegende andere aussagekräftige und zuverlässige Instrumente kennen, um die Schmerzstärke ermitteln, entsprechend Schmerzmittel verabreichen und ihre Wirksamkeit überprüfen zu können. Fürsorgliches Verhalten, das sich daran zeigt, ob für das Wohlbefinden des Patienten gesorgt und den Angehörigen Unterstützung geboten werden kann, ist entscheidend für das Erzielen optimaler Patientenergebnisse.

Beim Abklingen einer Spinalanästhesie muss die Pflegefachperson die Empfindungsqualität in den entsprechenden Dermatomen überprüfen können. Dies ist wichtig, um Schäden zu vermeiden.

In der intensivpflegerischen Fachliteratur ist sehr gut belegt, wie wichtig der Besuch von Angehörigen ist (Berwick & Kotagal, 2004; Fumagalli et al., 2006; Garrouste-Orgeas et al., 2008; Marco et al., 2006; McAdam, Arai & Puntillo, 2008; Whitcomb, Roy & Blackman, 2010). Er verringert nachweislich die Ängste sowohl aufseiten der Patienten als auch aufseiten der Angehörigen selbst. Letztere sind deutlich beruhigter, wenn sie mit eigenen Augen sehen, dass die ihnen nahestehende Person wirklich lebt und sich erholt, als wenn sie dies nur vom behandelnden Chirurgen oder von einer Pflegefachperson erfahren hätten. Der direkte Kontakt verringert ihre Angst, dass ihnen etwas verschwiegen wird.

Fallstudie

Bei einer 43-jährigen Frau mit Mammakarzinom wurde eine Lumpektomie (brusterhaltende chirurgische Entfernung eines kleinen Tumors aus der Brust) durchgeführt. Die Patientin sprach nur Russisch. Der intraoperative Verlauf war problemlos; im OP hatte sie Lachgas, Fentanyl und Succinylcholin erhalten. Nach Beendigung der Operation wurde festgestellt, dass die Patientin am Beatmungsgerät nicht spontan atmen konnte. Daher wurde sie intubiert und beatmet in den Aufwachraum gebracht. Beim Aufwachen aus der Narkose öffnete sie die Augen weit und wirkte ängstlich. Sie atmete immer noch nicht spontan am Beatmungsgerät und konnte ihre Arme und Beine nicht bewegen. Die Beatmung wurde auf CPAP-Modus (kontinuierlicher positiver Atemwegsdruck) eingestellt, um zu ermitteln, ob sie für die Extubation bereit wäre, doch konnte sie weiterhin nicht spontan atmen. Die Patientin wurde daher sofort wieder intermittierend kontrolliert mit einem adäquaten Minutenvolumen beatmet. Inzwischen vermutete die Pflegende, dass es sich hier um einen Pseudocholinesterase-Mangel handelt.

Die Angehörigen der Patientin wurden an ihr Bett geführt. Eine ihrer Töchter sprach Englisch und wurde von der Pflegenden und dem Anästhesisten über den Zustand ihrer Mutter informiert. Die Tochter konnte dann ihrer Mutter die Situation erklären. Während des gesamten Aufenthalts im Aufwachraum bot die Pflegende der Patientin und ihren Angehörigen emotionale Unterstützung.

Schließlich wurde die Frau auf die Intensivstation verlegt, bis ihr Körper den neuromuskulären Blocker abgebaut hatte. Nur wenige Stunden später wurde sie extubiert, auf die allgemeinchirurgische Station verlegt und am nächsten Tag nach Hause entlassen.

24.5 Anwendung des Synergiemodells auf die Fallstudie

Ein Pseudocholinesterase-Mangel wird durch eine genetische Mutation verursacht und tritt bei bis zu einer von 5000 Personen auf. Das fehlende Enzym ist für den Abbau von esterartigen Lokalanästhetika wie Succinylcholin verantwortlich. Da der neuromuskuläre Blocker vom Pseudocholinesterase-Enzym nicht abgebaut werden kann, können die Patienten mehrere Stunden lang, bis das Medikament aus dem Körper beseitigt ist, weder spontan atmen noch sich spontan bewegen. Sie müssen intubiert bleiben und maschinell beatmet werden (National Institutes of Health, 2015).

In dieser Fallstudie demonstrierte die Pflegende im Aufwachraum die Fähigkeit zu kritischem Denken, weil sie die Symptome der Patientin erkannte und zu einem Gesamtbild zusammenfügte (klinisches Urteilsvermögen). Sie setzte die evidenzbasierten Leitlinien um (klinisches Hinterfragen), um die Sicherheit der Patientin zu wahren und unterstützte beide, Patientin und Angehörige, in dieser schwierigen und unvorhersehbaren Situation (fürsorgliches Verhalten). Sie machte dem intensivmedizinischen Team eine umfassende Übergabe, um potenzielle Probleme zu verhindern und einen reibungslosen Übergang von einer Versorgungsphase zur nächsten zu gewährleisten (systemisches Denken).

24.6 Fazit

Perioperative Bereiche gewähren Pflegenden einen großen Spielraum pflegerischer Betreuungsmöglichkeiten. Patienten, die sich in diesen Bereichen aufhalten, sind extrem vulnerabel und die Pflegenden, die sie betreuen, spielen eine entscheidende Rolle für das Erreichen positiver Patientenergebnisse. In allen drei perioperativen Bereichen – präoperativer Wartebereich, OP und Aufwachraum – ist es äußerst wichtig, die Bedürfnisse der Patienten mit den Kompetenzen der Pflegenden abzugleichen, wenn diese positiven Ergebnisse erzielt werden sollen.

24.7 Literatur

Berwick, D. M. & Kotagal, M. (2004). Restricted visiting hours in ICUs. *Journal of the American Medical Association, 292*(6), 736–737. https://doi.org/10.1001/jama.292.6.736

Fumagalli, S., Boncinelli, L., Lo Nostro, A., Valoti, P., Baldereschi, G., De Bari, M., ... Marchionni, N. (2006). Reduced cardiocirculatory complications with unrestricted visiting policy in an intensive care unit: Results from a pilot, randomized trial. *Circulation, 113*(7), 946–952. https://doi.org/10.1161/CIRCULATIONAHA.105.572537

Garrouste-Orgeas, M., Philippart, F., Timsit, J. F., Diaw, F., Willems, V., Tabah, A., ... Carlet, J. (2008). Perceptions of a 24-hour visiting policy in the intensive care unit. *Critical Care Medicine, 36*(1), 30–35. https://doi.org/10.1097/01.CCM.0000295310.29099.F8

Heller, J. L. (2013). *Malignant hypertension*. Retrieved from https://www.nlm.nih.gov/medlineplus/ency/article/000491.htm

Kaplow, R. (2013). Ask the expert. Safety of patients transferred from the operating room to the intensive care unit. *Critical Care Nurse, 33*(1), 68–70. https://doi.org/10.4037/ccn2013866

Marco, L., Bermejillo, I., Garayalde, N., Sarrate, I., Margall, M. A. & Asiain, M. C. (2006). Intensive care nurses' beliefs and attitudes toward the effects of open visiting on patients, family, and nurses. *Nursing in Critical Care, 11*(1), 33–41. https://doi.org/10.1111/j.1362-1017.2006.00148.x

McAdam, J. L., Arai, S. & Puntillo, K. A. (2008). Unrecognized contributions of families in the intensive care unit. *Intensive Care Medicine, 34*(6), 1097–1101. https://doi.org/10.1007/s00134-008-1066-z

National Institutes of Health. (2015). *Pseudocholinesterase deficiency*. Retrieved from http://ghr.nlm.nih.gov/condition/pseudocholinesterase-deficiency

Whitcomb, J. A., Roy, D. & Blackman, V. (2010). Evidence-based practice in a military intensive care unit family visitation. *Nursing Research, 59*(1 *Suppl)*, 32–39. https://doi.org/10.1097/NNR.0b013e3181c3c028

25 Ambulante Patientenversorgung

Curlissa Mapp, Deena Gilland und Melanie Watson

In den USA hat sich die ambulante Patientenversorgung in den letzten Jahrzehnten zu einem speziellen Fachgebiet der Pflege entwickelt. Dieses zeichnet sich durch Pflegefachpersonen aus, die innerhalb von kurzer Zeit (Aufenthaltsdauer der Patienten beträgt in der Regel < 24 Stunden) viele Patienten versorgen können und dabei oftmals mit Problemen konfrontiert werden, die unvorhersehbar sind (Mastal, 2010). In der Vergangenheit war das ambulante Umfeld eher Territorium der Ärzte. Da sich die Gesundheitsversorgung in den letzten Jahren jedoch immer mehr vom stationären in den ambulanten Bereich verlagert hat und sich die Bezahlung für stationär erbrachte Leistungen ständig ändert, ist die Zahl der Pflegenden, die im ambulanten Bereich arbeiten, enorm gestiegen. Hinzu kommen technische Fortschritte und Patienten, die heute ambulant viel umfangreicher versorgt werden können, als dies früher der Fall war. Ziel dieses Kapitels ist es, die Rolle von Pflegenden in der ambulanten Pflegepraxis zu beschreiben und die Bedeutung des Synergiemodells zur Patientenversorgung der American Association of Critical-Care Nurses (AACN) in diesem Kontext herauszustellen.

25.1 Ambulanter Pflegebereich

Pflegende, die in der ambulanten Patientenversorgung arbeiten, betreuen Menschen aller Altersgruppen. Sie kümmern sich um einzelne Patienten, Angehörige und spezifische Patientengruppen. Zudem unterscheidet sich ihr Umfeld deutlich von dem der Pflegefachpersonen in Krankenhäusern. Sie arbeiten in der Primär- und fachspezifischen Versorgung, im nichtakuten chirurgischen und diagnostischen Bereich, in der Telemedizin, in Callcentern, in Arztpraxen und anderen ambulanten Szenarien (Mastal, 2010). In all diesen Bereichen gelten bestimmte Praxisstandards, um die Komplexität der zu versorgenden Patienten effektiv bewältigen zu können.

Im ambulanten Umfeld werden Menschen betreut, deren Zustand als gut oder gesund, akut krank, chronisch krank und/oder eingeschränkt bzw. behindert oder als terminal (letzte Lebensphase) eingestuft werden kann (Mastal, 2010). Diese Unterschiede haben natürlich einen Einfluss darauf, wie der Patient mit dem Versorgungsteam interagiert. Pflegende im ambulanten Bereich sollten ihr Wissen über die im Synergiemodell verankerten pflege- und patientenspezifischen Charakteristika nutzen, um die Bedürfnisse von Patienten zu beurteilen, einen adäquaten Versorgungsplan zu entwickeln und optimale Ergebnisse zu erzielen.

Ihr Aufgabengebiet hat sich erheblich erweitert, da sich die Patientenversorgung immer mehr in den ambulanten Bereich verlagert. Noch Anfang der 2000er Jahre waren Pflegende in ambulanten Versorgungszentren und Kliniken eher selten anzutreffen (Mastal, 2010). Mit der Verlagerung der Patientenversorgung vom stationären in den ambulanten Bereich sind sie zunehmend wichtig geworden für die Gewährleistung einer effektiven Gesundheitsversorgung. Pflegende in ambulanten Zentren und Kliniken spielen eine entscheidende Rolle bei der Koordination der Versorgung, der Schulung von Patienten, der Messung und Verbesserung von Patientenergebnissen und der Bereitstellung einer komplexen Gesundheitsversorgung (American Academy of Ambulatory Care Nursing [AAACN], 2010a).

25.2 Pflegende in der Telemedizin

In den USA ist die Telemedizin eines der zentralen Tätigkeitsfelder von Pflegefachpersonen in der ambulanten Versorgung. Patienten, die physisch nicht anwesend sind, also nicht in eine Klinik oder Arztpraxis kommen, sind noch vulnerabler als Patienten, denen dies möglich ist. Sie sind darauf angewiesen, dass das Versorgungsteam entweder telefonisch oder per Computer erreichbar ist, wenn sie ein Problem oder Anliegen haben. Das Fachgebiet der telemedizinischen Patientenversorgung durch Pflegefachpersonen erfordert ausgeprägte Fähigkeiten in der Beurteilung von Situationen. Die Pflegende kann dem Patienten nur zuhören und muss Fragen stellen, die über das Telefon oder den Computer aussagekräftige Antworten und adäquate Informationen liefern. Sie nutzt klinische Algorithmen, Protokolle oder Leitlinien, um die Symptome richtig einordnen und die Bedürfnisse systematisch beurteilen zu können. Auf der Basis ihres Urteils priorisiert sie dann die Dringlichkeit, mit der die Symptome bzw. Bedürfnisse zu behandeln sind (AAACN, 2010b). Diese können minimal bis hoch komplex sein. Um sie adäquat einschätzen zu können, benötigt die Pflegende eine ausgeprägte Fähigkeit zu kritischem Denken und zu klinischem Urteilsvermögen. Zudem muss sie die Möglichkeit haben, sich mit dem multidisziplinären Team zu beraten (Kaplow & Reed, 2008). Sobald sie den Patienten beurteilt und die Dringlichkeit der Situation eingestuft hat, richtet sie sich nach einem spezifischen Plan, der vom multidisziplinären Team entwickelt wurde und Empfehlungen zur Versorgung, Behandlung und Schulung des Patienten beinhaltet. Pflegende, die in der Telemedizin arbeiten, haben je nach Fachgebiet unterschiedlich viele Ressourcen zur Verfügung, die sie zurate ziehen können. Sie müssen jedoch Zugang zu evidenzbasierten Protokollen haben, um Patienten per Computer oder Telefon adäquat betreuen zu können.

25.3 Pflegende als Versorgungskoordinatoren

Eine weitere Aufgabe von Pflegenden im ambulanten Bereich ist die Koordination der Patientenversorgung zwischen den einzelnen Versorgungsbereichen, denn diese ist entscheidend für die Ergebnisse, die Patienten erzielen, und für das Gesundheitssystem. Das National Quality Forum (2010) definiert die *Koordination der Patientenversorgung* als „das Bemühen um umfassende Informationen und Patientenzentriertheit, um dem richtigen Patienten zur richtigen Zeit die richtige Versorgung (und nur diese) zukommen zu lassen. Das ist eine Aufgabe, die sicherstellt, dass die Bedürfnisse und Präferenzen hinsichtlich Gesundheitsdienstleistungen und Informationsaustausch zwischen Menschen, Funktionsbereichen und Versorgungsstationen erfüllt werden. Die Koordination der Versorgung maximiert den Wert der am Patienten erbrachten Dienstleistungen, weil sie positive Patientenerfahrungen und effiziente, sichere und bestmögliche Versorgungsergebnisse ermöglicht“ (National Quality Forum, 2010, S. 1). Die wichtige Rolle, die ambulante Pflegefachpersonen bei der Koordination der Patientenversorgung spielen, wurde von der Agency for Healthcare Research and Quality (US-amerikanische Behörde, die dem Ministerium für Gesundheitspflege und Soziale Dienste unterstellt ist und verschiedene Programme zur Verbesserung der Qualität im amerikanischen Gesundheitswesen unterhält) genau definiert. „Sie umfasst die gezielte Koordination der Tätigkeiten zur Patientenversorgung zwischen zwei oder mehreren daran Beteiligten (einschließlich des Patienten), um das Erbringen adäquater Gesundheitsdienstleistungen zu ermöglichen. Die Koordination der Versorgung beinhaltet, das Personal und andere Ressourcen, die für die Durchführung aller erforderlichen Tätigkeiten der Patientenversorgung notwendig sind, zu beschaffen und wird häufig durch den Austausch von Informationen zwischen den Beteiligten, die für verschiedene Versorgungsaspekte verantwortlich sind, organisiert“ (McDonald et al., 2010, S. 4). Der im Synergiemodell beschriebene Aspekt der Partizipation an Entscheidungsprozessen, der sich auf Patienten und Angehörige bezieht, ist entscheidend für die Koordination der Versorgung sowohl beim Übergang von einem Versorgungsbereich in einen anderen als auch bei der Ermittlung von Versorgungslücken. Das Thema Partizipation an der Gesundheitsversorgung wird in Kapitel 8 ausführlich behandelt. Patienten und Angehörige sind integraler Bestandteil des ambulanten Versorgungsteams. Pflegende, die Patienten dazu ermutigen, sich an allen Aspekten ihrer Gesundheitsversorgung einschließlich Prävention, Diagnose, Behandlung und Wohlbefinden zu beteiligen, sind unerlässlich.

Fallstudie

Ein 57-jähriger Patient kommt regelmäßig einmal pro Monat zur medizinischen Untersuchung und medikamentösen Behandlung in eine onkologische Praxis. Bei seinem ersten Besuch vor sechs Jahren berichtete er über Rückenschmerzen. Die Röntgenaufnahmen zeigten, dass insgesamt 15 Brust- und Lendenwirbel gebrochen waren. Bei weiteren Untersuchungen wurde ein multiples Myelom diagnostiziert, weshalb der Patient eine Chemotherapie erhielt. Zudem wurden Stammzellen entnommen, die im Falle einer Progression der Erkrankung mit erforderlicher Blutstammzelltransplantation verwendet werden sollten. Der Patient zeigte sich sehr kooperativ gegenüber dem Versorgungsteam und auch seine Frau bot sehr viel Unterstützung.

Schon bald nach der Chemotherapie konnte der Patient nicht mehr in seinem Betrieb arbeiten und sein Haus und seine Krankenversicherung nicht mehr bezahlen. Seine Frau musste aufhören zu arbeiten, damit sie ihren Mann versorgen konnte. Aufgrund der Diagnose und Behandlung und der Unfähigkeit, regelmäßig zu arbeiten, musste der Patient Insolvenz anmelden. Er stellte einen Antrag auf Erwerbsunfähigkeit, der jedoch zunächst abgelehnt wurde. Das Ehepaar berichtete dem Versorgungsteam über seine verzweifelte Lage und darüber, kein Geld zu haben, um die Kosten für die medizinische Behandlung zu bezahlen. Die Pflegefachperson des Teams stellte fest, dass die Faktoren, die beide am meisten belasteten, der Verlust des Einkommens und die Ablehnung des Erstantrags auf Erwerbsunfähigkeit waren. Sie war besorgt, dass sich der Patient aus diesem Grund nicht mehr ausreichend um seine Gesundheitsversorgung würde kümmern können. Daher wendete sie sich an den zuständigen Sozialarbeiter und kontaktierte mit seiner Unterstützung das Amt für Erwerbsunfähigkeitsanträge, um Einspruch gegen die Erstentscheidung einzulegen. Die Pflegende konnte klinische Unterlagen vorlegen, die bewiesen, dass der Patient aufgrund der Brust- und Lendenwirbelfrakturen und des multiplen Myeloms erwerbsunfähig war.

25.4 Anwendung des Synergiemodells auf die Fallstudie

Der Patient in dieser Fallstudie wies folgende Merkmale auf: Seine Stabilität war durch die Brust- und Lendenwirbelfrakturen und das multiple Myelom eingeschränkt. Seine Situation war aufgrund der Diagnose und Behandlung des multiplen Myeloms und des aufwendigen Behandlungsschemas sehr komplex. Wegen der schlechten finanziellen Situation, der körperlichen Veränderungen durch die Chemotherapie und des Verlusts an Kontrolle über sein Leben war der Patient verstärkt vulnerabel. Er zeigte einen hohen Grad an Resilienz, weil er bereit war, sich an die erforderliche Therapie zu halten. Was die Partizipation an der Gesundheitsversorgung und an Entscheidungsprozessen anbelangte, so war er in hohem Maße gewillt, für die Verbesserung seiner Situation zu sorgen und sich an klinischen Entscheidungen zu beteiligen. Nachdem der zweite Antrag positiv entschieden und seine Erwerbsunfähigkeit genehmigt worden war, hatte er wieder mehr Ressourcen zur Verfügung. Dies zeigte sich daran, dass er und seine Frau sich Pflegenden gegenüber erleichtert darüber äußerten, dass sie sich nun keine Sorgen mehr über die Zahlung der Behandlungskosten machen brauchten.

Die Pflegefachperson, die für die Betreuung dieses Patienten zuständig war, verfügte über Kompetenzen in den Bereichen klinisches Urteilsvermögen, klinisches Hinterfragen, Zusammenarbeit, systemisches Denken, anwaltschaftliches und moralisches Handeln, fürsorgliches Verhalten und Umgang mit Vielfalt. Sie nutzte ihr klinisches Urteilsvermögen, indem sie anhand der Untersuchungsdaten, des Behandlungsschemas und der klinischen Diagnose die Bedürfnisse des Patienten ermittelte und den Versorgungsplan erstellte. Ihre Kompetenz zu klinischem Hinterfragen zeigte sich daran, dass sie die Fähigkeit des Patienten, mit seinen Einschränkungen (Wirbelfrakturen, multiples Myelom) weiterhin für ein regelmäßiges Einkommen zu sorgen, infrage stellte. Zudem orientierte sie sich an den evidenzbasierten Leitlinien zum Management eines multiplen Myeloms und der damit verbundenen Wirbelfrakturen. Ihre Fähigkeit zur Zusammenarbeit und zu anwaltschaftlichem und moralischem Handeln zeigte sich daran, dass sie Hilfe im multidisziplinären Team suchte, um für den Patienten die Zahlung von Erwerbsunfähigkeits- und Versicherungsleistungen zu erreichen und ihm dadurch die Sorge zu nehmen, die medizinische Versorgung nicht bezahlen zu können. Und schließlich demonstrierte sie ihre Fähigkeit zu systemischem Denken, Umgang mit Vielfalt und fürsorglichem Verhalten, indem sie Strategien entwickelte, die die Compliance des Patienten (er hielt sich an das Behandlungsschema) und seine Bereitschaft zur Partizipation an der Gesundheitsversorgung unterstützten.

25.5 Fazit

Aufgrund der zunehmenden Verlagerung der Patientenversorgung in den ambulanten Bereich und einem sich stetig wandelnden Gesundheitsumfeld kommt Pflegenden, die im ambulanten Umfeld arbeiten, eine entscheidende Rolle zu. Sie werden gebraucht, um die Sicherheit der Patienten und die Qualität und Effektivität der ambulanten Versorgung zu verbessern. Um optimale Gesundheitsergebnisse zu erzielen, müssen sie die im Synergiemodell zur Patientenversorgung dargelegten patienten- und pflegespezifischen Charakteristika in ihre Arbeit einbeziehen. Das bedeutet, die Merkmale bzw. Bedürfnisse des Patienten zu berücksichtigen und die eigenen Kompetenzen zu nutzen.

25.6 Literatur

American Academy of Ambulatory Care Nursing. (2010a). *Scope and standards of practice for professional ambulatory care nursing* (8th ed.). Pitman, NJ: Author.

American Academy of Ambulatory Care Nursing. (2010b). *Telehealth nursing practice SIG*. Retrieved from https://www.aaacn.org/community/telehealthnursing-practice-sig

Kaplow, R. & Reed, K. D. (2008). The AACN Synergy Model for Patient Care: A nursing model as a force of magnetism. *Nursing Economic$, 26*(1), 17–25.

Mastal, M. F. (2010). Ambulatory care nursing: Growth as a professional specialty. *Nursing Economic$, 28*(4), 267–269, 275.

McDonald, K. M., Schultz, E., Albin, L., Pineda, N., Lonhart, J., Sundaram, V., ... Malcolm, E. (2010). *Care coordination atlas version 3. AHRQ Publication No. 11-0023-EF*. Rockville, MD: AHRQ.

National Quality Forum. (2010). *Preferred practices and performance measures for measuring and reporting care coordination: A consensus report*. Washington, DC: Author.

26
Pflegespezifische Forschung und Lehre

Amy Rex Smith

In der Forschung zu arbeiten und zu lehren ist eine einzigartige Aufgabe, die viele Herausforderungen bietet. Die Anwendung des Synergiemodells zur Patientenversorgung der American Association of Critical-Care Nurses (AACN) kann die Chancen darauf, in der akademischen Welt erfolgreich zu sein, verbessern.

26.1
Das universitäre Umfeld

Es gibt nichts, was mit der akademischen Welt vergleichbar wäre. Die Universität ist ein ehrwürdiger, traditionsreicher Ort, der sich oft auch physisch, durch seine Lage, von anderen Orten abhebt. Ob sie sich nun in der Stadt, im ländlichen Raum oder sogar „auf einem Hügel" befindet, die Universität ist der Leuchtturm der Gesellschaft und Symbol höherer Bildung. Viele Bachelor-Studierende sehen nicht über den Erwerb von Wissen zum Zweck höherer Bildung hinaus. Beides, der Erwerb von Allgemeinwissen (eine gebildete Person werden) und Fachkenntnissen (sachkundig in einem Fachgebiet werden), ist Inhalt der Lernerfahrungen von Bachelor-Studierenden. Master-Studierende hingegen verfolgen zielstrebiger wissenschaftliche Ziele. Sie lernen oftmals fokussierter und vertiefen ihr fachspezifisches Wissen.

Die Kombination aus Lehre, Wissenschaft und Dienstleistungstätigkeit ist ein ganz spezifisches Merkmal akademischer Arbeit. Zwar variiert der Anteil der Zeit, der für die einzelnen Bereiche aufgewendet wird, doch gehören alle drei zum klassischen Aufgabengebiet derjenigen, die an einer Universität arbeiten. Ihre Arbeit ist komplex und Unabhängigkeit einer der Hauptattraktoren. Sie haben die Freiheit, intellektuelle Interessen zu verfolgen und leisten dadurch einen Beitrag zum Fachgebiet, zur Universität und zum Wissenserwerb der Studierenden.

Die Pflege als eigenständiges Fachgebiet hat erst in jüngerer Zeit Eingang in die akademische Welt gefunden. Die moderne Pflege wurde Ende des 19. Jahrhunderts von Florence Nightingale begründet. Sie entwickelte das Nightingale-Modell der Pflegeausbildung, die als klinische Ausbildung in Kombination mit Vorträgen im Krankenhaus stattfand. Mit Beginn der Pflege als universitäres Fachgebiet konnten Pflegende nach ihrer Ausbildung den akademischen Grad eines Bachelor of Science erwerben. Laut Empfehlung des US-amerikanischen Institute of Medicine (2010) sollten bis 2020 80 % aller Pflegefachpersonen über einen solchen Hochschulabschluss verfügen. Dadurch kommt Lehrkräften an Universitäten eine noch wichtigere Rolle zu. In den USA wurde der akademische Grad eines Master of Science zum Standard für viele spezifische Berufsbilder im Pflegebereich. Beispiele hierfür sind Advanced Practice Nurses (Pflegeexperten) und Clinical Nurse Educators (Lehrkräfte, die Pflegende in Krankenhäusern schulen und weiterbilden). Seit Pflegefachpersonen einen Doktortitel erwerben und Pflegewissenschaftler-/innen werden können, hat sich die Pflege als akademisches Fachgebiet etabliert. Der Wechsel der Pflege vom Umfeld Krankenhaus zum Umfeld Universität als wissenschaftliches Fachgebiet entspricht dem Wandel, den Pflegende vollziehen, die den Praxisbereich verlassen, um eine akademische Laufbahn zu beginnen.

26.2 Einstieg in das universitäre Umfeld

Diejenigen, die eine akademische Laufbahn beginnen, verfügen oftmals über eine Fülle an klinischen Erfahrungen. Sie müssen sich nun den Herausforderungen stellen, die der Wechsel vom klinischen ins akademische Umfeld mit sich bringt. Krankenhäuser und andere Einrichtungen der Patientenversorgung arbeiten in der Regel in einem schnellen Takt und reagieren zügig auf Veränderung. Effizienz ist enorm wichtig und Zeit ist Geld. Interdisziplinäre Zusammenarbeit ist die Regel und das Produkt der Arbeit wird bewertet. Das ist nicht vergleichbar mit den langsamen methodologischen Prozessen in Universitäten, den stabilen Strukturen und dem Luxus an Zeit zum Lesen und Nachdenken. Neulinge finden den Takt an Hochschulen oft schwierig. Zu verstehen, wie das System Hochschule funktioniert, ist ein Prozess, der ohne die hilfreiche Unterstützung durch erfahrene Kollegen und Kolleginnen viele Jahre dauern kann.

Eine der Herausforderungen akademischen Lebens ist es, die Balance zu finden. Die Freiheit zu haben, den eigenen wissenschaftlichen Interessen nachzugehen, ist jedoch einzigartig. Die erfolgreiche Etablierung eines wissenschaftlichen Programms erfordert innere Motivation, Disziplin und Engagement für die eigene wissenschaftliche Arbeit. Die Balance zu finden zwischen der persönlichen Forschungsagenda und wissenschaftlichen Arbeit einerseits und den Ansprüchen der Fakultät andererseits kann für Anfänger schwierig sein. Viele verlieren sich in ihrer Tätigkeit als Lehrende, vor allem dann, wenn sie noch nie an einer Universität unterrichtet haben. Ebenfalls zeitintensiv sind Aufgaben im Dienstleistungsbereich, die gerade neuen Mitarbeitern übertragen werden und den Fachbereich, das Kollegium und übergeordnet die Universität selbst betreffen. Oft sind sie es, die an fakultätsinternen und -externen Sitzungen und Konferenzen teilnehmen müssen. Im Allgemeinen erfahren sie wenig Unterstützung dahingehend, wie sie ihre Zeit am besten einteilen, um sicherzustellen, dass sie alle Aufgaben bewältigen können.

26.3 Konzeptuelle Pflegemodelle an pflegewissenschaftlichen Fakultäten

Das Metaparadigma für die Pflege als wissenschaftliche Disziplin findet allgemeine Zustimmung. Auf die vier disziplinären Konzepte Person, Gesundheit, Pflege und Umwelt hat man sich verständigt – sie werden in den wissenschaftlichen Aktivitäten des Fachbereichs reflektiert – nicht jedoch auf die übergeordneten Theorien oder konzeptuellen Modelle der Pflege. Hier herrscht wenig Konsens. Tatsächlich stehen die einzelnen Modelle oftmals in Konkurrenz zueinander. In den meisten pflegewissenschaftlichen Fakultäten hat man sich zwar auf ein Lehrplanmodell geeinigt, nicht jedoch auf ein konzeptuelles Modell.

Die intellektuelle Energie, die aus dem Dialog über konkurrierende Modelle entsteht, ist wertvoller Teil akademischer Lehre. Wissenschaftlicher Dialog führt zu Übereinkunft oder Widerspruch. Durch ihn lernen wir, die Meinung von Kollegen zu respektieren und wertzuschätzen, unseren intellektuellen Horizont zu erweitern und viele nebeneinander bestehende Realitäten zu berücksichtigen. Diejenigen, die sich für die Anwendung des Synergiemodells einsetzen, betreten das akademische Umfeld mit einem klaren Verständnis ihrer eigenen, auf dem Modell basierenden Ansicht über die Pflege als universitäres Studienfach. Die Stimme einer auf dem Synergiemodell basierenden Pflege kann den wissenschaftlichen Diskurs nur bereichern und trägt dazu bei, den Fachbereich voranzubringen.

Wenn man eine neue Aufgabe übernimmt, ist das Thema konkurrierender konzeptueller Modelle vielleicht nicht das primäre Anliegen. Allerdings wird es wichtig, wenn man beginnt, die eigenen wissenschaftlichen Interessen zu verfolgen. Neue akademische Mitarbeiter, die sich am Synergiemodell zur Patientenversorgung orientieren, verfügen oftmals über praktische Erfahrungen mit dem Modell. So haben sie beispielsweise ein Schulungsprogramm für Zertifizierungsprüfungen zum Erwerb einer beruflichen Qualifikation entwickelt oder ein System zur Bestimmung des Akutheitsgrads von Patienten genutzt. Nun wollen sie auf diesen Erfahrungen aufbauen und die Anwendung des Synergiemodells auf die Wissenschaft und Forschung ausdehnen. Ihr Hauptanliegen wird sein, die richtige Form dafür zu finden. Gibt es in der Fakultät, in der ich arbeite, Raum für mich, das von mir gewählte Modell anzuwenden?

Idealerweise würde eine Pflegende, die auf der Basis des Synergiemodells gearbeitet hat, einer pflegewissenschaftlichen Fakultät beitreten, die sich an dem Modell orientiert. Es gibt einige Fakultäten, die für den gesamten Fachbereich ein einziges Pflegemodell übernommen haben und das Synergiemodell als Basis für ihre Programme nutzen. Dazu zählen die Duquesne University in Pittsburgh, Pennsylvania, und die Marymount University in Arlington, Virginia. Sie nutzen das Synergiemodell für ihr Ausbildungsprogramm für Critical Care Clinical Nurse Specialists. Da das Synergiemodell jedoch nur für die Akut- und Intensivpflege entwickelt wurde, eignet es sich nicht als Modell für eine Fakultät, die sich an einem einzigen Modell orientiert.

26.4 Integration des Synergiemodells in akademische Lehrpläne

Der akademische Lehrplan bietet Möglichkeiten zur Nutzung des Synergiemodells in seiner Gesamtheit. Es ist möglich, Kurse zu konzipieren und anzubieten, in denen der Lehrplan auf dem Synergiemodell basiert. Dies ist häufig in einem Masterprogramm der Fall, in dem beispielsweise Kurse für Pflegeexperten in der Akut- oder Intensivpflege angeboten werden.

Wichtig ist außerdem, das Synergiemodell in Kursen vorzustellen, in denen Pflegetheorien und Pflegemodelle gelehrt werden. Da es gut konzipiert ist und immer häufiger angewendet wird, kann es sinnvoll sein, die den Kurs leitende Lehrende davon zu überzeugen, es als ideales Modell herauszustellen. Andere Möglichkeiten, das Synergiemodell in den Lehrplan einzubauen, sind Kurse im Bereich der Pflegeforschung, in denen es als Prototypmodell fungieren kann. Zudem kann es als beispielhaftes Modell für Kurse dienen, in denen pflegeberufliche Themen behandelt werden. Die Rolle der Lehrende als Einfluss ausübende Person kann nicht überbetont werden.

Natürlich sollte die Anwendung des Synergiemodells in Lehrplänen für Promotionsstudierende berücksichtigt werden. In PhD-Programmen leisten Doktorarbeiten, die auf dem Synergiemodell basieren, einen Beitrag dazu, die Wissenschaftlichkeit des Modells zu stärken. Hierbei gehören Lehrende, die mit dem Modell Erfahrungen haben, einem Dissertationskomitee an. Ihnen kommt eine entscheidende wissenschaftliche Rolle zu. In Programmen zum Erwerb eines Doctor of Nursing Practice (DNP) ist das DNP-Projekt das wissenschaftliche Produkt (**Kap. 21**). Die Kriterien, die solche Projekte erfüllen müssen, geben nicht direkt Auskunft darüber, welche Anforderungen konzeptuelle Modelle erfüllen müssen (American Association of Colleges of

Nursing, 2015). Somit gibt es nichts, was die Anwendung des Synergiemodells ausschließt, und DNP-Projekte zur Akut- oder Intensivpflege wären hierfür ideal geeignet. Bei der Betreuung von DNP-Projekten kommen den Lehrkräften die gleichen Aufgaben zu wie dem Dissertationskomitee bei der Betreuung von Doktorarbeiten. Die Anwendung eines konzeptuellen Pflegemodells – und die Anwendung des Synergiemodells im Falle von DNP-Projekten zur Akutpflege – sollte zum Standard erhoben werden. Auch darauf haben Lehrende, die sich am Synergiemodell orientieren, Einfluss. Sie spielen eine wichtige Rolle dabei, das zu realisieren.

26.5 Erstellung eines Tenure-Track-Portfolios

Mitglieder des akademischen Lehrkörpers, die wissen, wo sie stehen und die Anwendung des Synergiemodells vertreten, stärken den Fachbereich. Stärke ist ein attraktives Merkmal, das sich positiv auf die berufliche Laufbahn auswirkt. Beim Erstellen eines Portfolios zum Erwerb einer Tenure-Track-Professur (Professur auf Lebenszeit) – einem im besten Falle mühsamen Prozess – muss Stärke demonstriert werden. Das Portfolio repräsentiert die gesamten, seit Antritt als Fakultätsmitglied erworbenen wissenschaftlichen Kenntnisse. Auch wenn die Verfahren und geforderten Leistungen zwischen den einzelnen Fakultäten variieren, sind die entscheidenden Merkmale eine prägnante Demonstration der Einhaltung fachlicher Standards, der Erfüllung fakultätsinterner Ansprüche und der Fähigkeit, auch in Zukunft den entsprechenden wissenschaftlichen Beitrag zu leisten.

Ein kohärentes Forschungsprogramm ist ein entscheidendes Merkmal eines erfolgreichen Tenure-Track-Portfolios. Die Evaluation der Konzeption eines erfolgreichen, unabhängigen Forschungsprogramms ist ein zentrales Merkmal des Prüfungsverfahrens. Die Anwendung eines konzeptuellen Pflegemodells stellt die Kohärenz des Forschungsprogramms sicher. Dieses Programm kann dann, ebenfalls unter Anwendung des Modells, mit Beiträgen aus der Lehre und Elementen aus dem Dienstleistungsbereich verknüpft werden. Auf diese Weise wird auch die Kohärenz des Portfolios gewährleistet, das dann auf verschiedenen hierarchischen Ebenen geprüft wird. Sicherlich wird der Inhalt des Portfolios von der Pflege und anderen Fachrichtungen, die sich am Synergiemodell orientieren, verstanden, doch besteht die Gefahr, dass er auf höherer akademischer Ebene nicht verstanden und deshalb nicht gut aufgenommen wird. Deshalb ist Transparenz unerlässlich. Das Synergiemodell muss erklärt und seine Bedeutung herausgestellt werden, damit andere Fachrichtungen seinen Beitrag zur Pflege und zum Tenure-Track-Portfolio verstehen und wertschätzen können.

Das Modell ist auch für die Überprüfung von Lehrenden, die Pflegende in Krankenhäusern schulen und weiterbilden, hilfreich. Für sie gelten jedoch andere Richtlinien. Ihre Arbeit beinhaltet häufig Elemente klinischer Praxis. Sie müssen zwar strikte wissenschaftliche Anforderungen erfüllen, aber keine unabhängigen Forschungsprogramme nachweisen. Die Anwendung des Synergiemodells macht ihnen eine Verknüpfung von praktischen und wissenschaftlichen Aktivitäten möglich, was zur Erstellung eines erfolgreichen Portfolios beiträgt. Hier kann Kohärenz erreicht werden, wenn das Synergiemodell als Gestaltungsrahmen genutzt wird.

26.6 Erfolgreiche wissenschaftliche Arbeit

Man kann nicht davon ausgehen, dass die eigene wissenschaftliche Arbeit erfolgreich sein wird. Erfolg ist von vielen Faktoren abhängig. Einige davon entziehen sich der Kontrolle des

Einzelnen. Ein Versagen des Systems, schlechte Führung und Mobbing können Erfolg verhindern. Strategien zum konstruktiven Umgang mit solchen Situationen finden sich in der entsprechenden Fachliteratur (Twale & De Luca, 2008). Lehrende müssen daran denken, dass sie den Lehrplan „verkörpern" und für seine Inhalte verantwortlich sind. Die Schwerpunkte, die sie setzen, werden von ihnen bestimmt. Hochschulleitungen und Dekane kommen und gehen, aber Mitglieder der Fakultät, die zum Lehrkörper gehören, bleiben und sorgen für Stabilität.

Gibt es ein bestimmtes Profil, das Pflegende haben müssen, um eine universitäre Laufbahn einzuschlagen? Muss man dafür ein bestimmter Typ sein? Tatsächlich sind Mitglieder einer Fakultät sehr unterschiedlich. Und es ist gerade diese Unterschiedlichkeit, die zu einem starken, effektiven und breit gefächerten Lehrkörper führt. Persönliche Eigenschaften wie Selbstständigkeit, Selbstmotivation, klare Vorstellungen und Selbstkenntnis tragen zum Erfolg bei. Fähigkeiten wie ein gutes Zeitmanagement, gute zwischenmenschliche Beziehungen, emotionale Intelligenz, effektives Konfliktmanagement und die erfolgreiche Übernahme einer Führungsposition können erlernt werden. Analogien zu den persönlichen Kompetenzen, über die Pflegende verfügen müssen und die im AACN-Synergiemodell beschrieben werden, sind offensichtlich.

26.7 Fazit

Idealerweise entwickeln sich diejenigen, die sich für eine akademische Laufbahn entscheiden, weiter und wachsen mit ihren Aufgaben. Innerhalb des Umfelds Universität nur zu „überleben" kann nicht das Ziel sein. Leidenschaft für die Aufgaben und für alle Aspekte eines Lebens innerhalb der wissenschaftlichen Welt sollten im Vordergrund stehen. Wenn die guten Dinge, die diese Aufgaben mit sich bringen, Energie freisetzen, dann ist die Universität der richtige Ort. Die Anwendung des Synergiemodells im Bereich der Pflegewissenschaft kann etwas verändern und zu einer erfolgreichen Arbeit im Hochschulbereich beitragen.

26.8 Literatur

American Association of Colleges of Nursing. (2015). *AACN White Paper. The doctor of nursing practice: Current issues and clarifying recommendations. Report of the Task Force on the Implementation of the DNP.* Retrieved from http://www.aacn.nche.edu/aacn-publications/white-papers/DNP-Implementation-TF-Report-8-15.pdf

Institute of Medicine. (2010). *The future of nursing. Leading change, advancing health.* Retrieved from http://iom.edu/~/media/Files/Report%20Files/2010/The-Future-of-Nursing/Future%20of%20Nursing%202010%20Report%20Brief.pdf

Twale, D. J. & De Luca, B. M. (2008). *Faculty incivility: The rise of the academic bully culture and what to do about it*. San Francisco, CA: Josey-Bass.

27 Personalplanung und Personalsteuerung

Mary A. Stahl und Tracy L. Rogers

Das Krankenhaus bzw. die Pflegeeinheit, um die es in diesem Kapitel geht, hatte bereits verschiedene Systeme zur Bestimmung des Akutheitsgrads von Patienten ausprobiert. Die anhand dieser Systeme ermittelten Daten wurden verwendet, um den Personalbedarf zu veranschlagen und zu rechtfertigen, waren aber für den Klinikalltag untauglich. Der Dienstplan basierte lediglich auf einer Schätzung der Anzahl der für eine durchschnittliche Schicht erforderlichen Pflegefachpersonen, und die nur auf dieser Schätzung basierenden Zahlen konnten nach unten korrigiert werden. Die Zuordnung von Pflegenden zu Patienten pro Schicht basierte darauf, wie die Pflegeleitung die Bedürfnisse der Patienten beurteilte und wie viel Personal verfügbar war. Präferiert wurde, für die nachfolgenden Schichten Kontinuität zu gewährleisten, was bedeutete, einer Pflegenden ganz bestimmte Patienten zuzuteilen, deren Zimmer zudem dicht zusammen lagen. Hinsichtlich des Kompetenzgrads der Pflegenden und des auf der Station verfügbaren Kompetenzmixes herrschten große Schwankungen. Dies machte sich besonders in jedem Frühling bemerkbar, wenn Mitarbeiter kündigten und neue Mitarbeiter, die gerade die Ausbildung beendet hatten, anfingen.

Was uns am Synergiemodell zur Patientenversorgung der American Association of Critical-Care Nurses (AACN) besonders faszinierte, war die Möglichkeit, die Kompetenzen der Pflegenden auf die Bedürfnisse der Patienten abzustimmen und dies für die Zuteilung von Pflegenden zu Patienten pro Schicht zu nutzen. Wir analysierten, wie aufwendig es sein würde, die Bedürfnisse der Patienten – auf der Basis der acht patientenspezifischen Charakteristika – mit den Kompetenzen der Pflegenden – auf der Basis der acht pflegespezifischen Charakteristika – abzugleichen und entschieden, ein vereinfachtes Modell auszuprobieren, bei dem jeder Pflegefachperson ein einzelner Kompetenzgrad und jedem Patienten in jeder Schicht ein Bedürfnis- bzw. Akutheitsgrad (Punktwert) zugeordnet wird. Dieser Ansatz basierte auf den Annahmen, dass 1) die acht pflegespezifischen Charakteristika bzw. Kompetenzbereiche bei der einzelnen Pflegefachperson zwar nicht gleich gut entwickelt sind, aber auch nicht stark voneinander abweichen; 2) die acht patientenspezifischen Charakteristika bzw. Bedürfnisse der Patienten mit adäquater Interrater-Reliabilität (Übereinstimmung der Einschätzungsergebnisse unterschiedlicher Beobachter) beurteilt werden können; 3) Punktwerte für Patienten (Patienten-Scores) ermittelt werden können, die hinsichtlich der Bedürfnisse repräsentativ sind, auch wenn diese Bedürfnisse bei den Einzelnen unterschiedlich stark ausgeprägt sind.

Die Pflegeeinheit, auf der das Pilotprojekt durchgeführt werden sollte, war eine kardiologische Überwachungseinheit mit 38 Betten. Pro Jahr wurden ca. zwölf neue Pflegefachpersonen eingestellt bei einem Pool von insgesamt ca. 45 Pflegenden, die der Station kontinuierlich zugewiesen wurden. Es wurde eine Methode entwickelt, mit der ein auf dem Synergiemodell basierender Personalzuteilungsplan erstellt werden kann. Diese wurde dann dem Pflegeleitungsteam, der Verwaltung und den Pflegenden der Station vorgestellt. Die Durchführung des Pilotprojekts über einen Zeitraum von drei Monaten mit anschließender Bewertung der Ergebnisse wurde einstimmig beschlossen. Ziel war es, die Machbarkeit eines auf dem Synergiemodell basierenden Personalzuteilungsmodells zu beurteilen. Bewertet werden sollte das Spektrum und die durchschnittliche Variabilität der Patienten-Scores, die Anzahl adäquater Zuteilungen von Pflegenden zu Patienten entsprechend den projektspezifischen Leitlinien zur Personalzuteilung und die Meinung der Pflegenden zu den ihnen zugeteilten Patienten. Die vor und während des Projekts ermittelten Daten zur Sicherheit der Patienten sollten miteinander verglichen werden in dem Wissen, dass Daten zu Kontrollgruppen fehlen und somit Veränderungen in den Ergebnissen nicht dem Synergiemodell-basierten Personalzuteilungsmodell zugeordnet werden können. Das Pilotprojekt wurde 2004 konzipiert und 2005 durchgeführt.

27.1 Scoring-System zur Ermittlung pflegerischer Kompetenz

Wie von Hardin (2005) beschrieben, werden im Synergiemodell acht pflegespezifische Charakteristika bzw. Kompetenzen dargelegt, die bei Pflegenden entlang eines Kontinuums von Kompetenzgrad 1 (Berufsanfänger) über Kompetenzgrad 3 (intermediäre Phase) bis Kompetenzgrad 5 (Expertenebene) entwickelt sind. Im Rahmen des Pilotprojekts erhielten alle zur Station zählenden Pflegefachpersonen Arbeitsblätter, auf denen jede Kompetenz erklärt und die Fähigkeiten, die mit Kompetenzgrad 1, 3, und 5 einhergehen, beschrieben wurden. Anhand einer 5-Punkte-Likert-Skala sollten sie selbst beurteilen, wie gut die jeweilige Kompetenz bei ihnen entwickelt ist. Die acht Kompetenzen, die bewertet werden sollten, sind: klinisches Urteilsvermögen, anwaltschaftliches und moralisches Handeln, fürsorgliches Verhalten, Zusammenarbeit, systemisches Denken, Umgang mit Vielfalt, förderliches Begleiten und klinisches Hinterfragen. Aus den individuell erzielten Werten wurde dann der Mittelwert errechnet, der auf den nächsten 0,5-Punktwert auf- oder abgerundet wurde, um einen einzigen Punktwert, der alle Kompetenzbereiche abdeckt, zu erhalten.

Die Entscheidung, die Methode der Selbsteinschätzung anzuwenden, basierte auf Fachartikeln zu kompetenzspezifischer Selbsteinschätzung und Einschätzung durch andere. Meretoja und Leino-Kilpi (2003) verwiesen darauf, dass Pflegende mit weniger als einem Jahr Berufserfahrung ihre Kompetenz typischerweise höher einschätzen als die Pflegeleitung und sie stellten fest, dass Pflegende mit längerer Berufserfahrung ihre Kompetenz niedriger einschätzen als die Pflegeleitung. Die Ergebnisse der Selbsteinschätzung in unserem Pilotprojekt bestätigen dieses Phänomen. Mitgeleitet wurde das Projekt vom Clinical Nurse Specialist (CNS) der Station und einem Mitglied des Pflegeteams, das eine höhere Position innehatte. Beide trafen sich vertraulich mit der Pflegeleitung, um die Ergebnisse der Selbsteinschätzung mit ihren Erfahrungen in Hinblick auf die Zusammenarbeit mit der betreffenden Pflegefachperson zu vergleichen. Daraus folgend wurde Berufsanfängern im ersten Jahr ihrer Tätigkeit Kompetenzgrad 2 zugeordnet, um ihnen die Möglichkeit zu geben, geschützt zu lernen und Erfahrungen zu sammeln. Die Selbsteinschätzungs-Scores von einigen der erfahrensten Pflegenden der Pflegeeinheit wurden nach oben korrigiert, um zu zeigen, dass man sich über ihre Expertise und Kompetenz einig war. In Einzelgesprächen mit den jeweiligen Personen wurden die Anpassungen erklärt. Alle Pflegenden sollten nach einem Jahr noch einmal die Möglichkeit zur Selbsteinschätzung erhalten. Da die Selbsteinschätzungs-Scores bzw.

die ermittelten Kompetenzgrade für die Zuteilung von Pflegenden zu Patienten pro Schicht genutzt werden sollten, konnten sie im Personalordner eingesehen werden.

27.2 Scoring-System zur Ermittlung der Patientenbedürfnisse

Wie von Hardin (2005) beschrieben, werden im Synergiemodell acht patientenspezifische Charakteristika dargelegt, die das Spektrum der Bedürfnisse von Patienten entlang eines Kontinuums von Krankheit/Unwohlsein bis Gesundheit/Wohlbefinden umfassen. Wie stark das jeweilige Bedürfnis ausgeprägt ist, kann wiederum entlang eines Kontinuums von Grad 1 über Grad 3 bis Grad 5 ermittelt werden. Die acht patientenspezifischen Charakteristika sind Resilienz, Vulnerabilität, Stabilität, Komplexität, Ressourcen, Partizipation an der Gesundheitsversorgung, Partizipation an Entscheidungsprozessen und Prognostizierbarkeit.

Zum Zweck dieses Projekts vereinheitlichten wir das standardmäßige Scoring-System, sodass höhere Zahlenwerte auf Patienten mit stärkeren Bedürfnissen bzw. höherem Akutheitsgrad abzielen. Bezüglich des Charakteristikums Stabilität würde das bedeuten, dass ein Grad-1-Patient sehr stabil, ein Grad-3-Patient moderat stabil und ein Grad-5-Patient minimal stabil ist. Einigkeit herrschte bezüglich eines Systems, das logisch ist und es ist logisch, dass ein Patient mit dem höchsten Bedürfnisgrad von einer höchst kompetenten Pflegefachperson betreut wird.

Um sicherzustellen, dass das Scoring-System verstanden wird, wurden drei PowerPoint-Schulungsmodule entwickelt, in denen jeweils zwei oder drei patientenspezifische Charakteristika erklärt, Beispiele zur Bewertung von Patienten mit unterschiedlichem Bedürfnisgrad gegeben und dann eine Fallbeschreibung eines auf der Station häufig anzutreffenden Patiententyps vorgestellt wurden. Die Teilnehmenden wurden gebeten, den Patienten in Hinblick auf die im betreffenden Modul beschriebenen Charakteristika anhand einer Punkteskala von 1 bis 5 zu bewerten. Sie erhielten ein Feedback zu ihrer Bewertung, bei dem der Grund für den favorisierten Punktwert erklärt wurde. Im weiteren Verlauf der Fallbeschreibung veränderte sich der Zustand des Patienten, und Bewertung und Feedback wurden wiederholt. Alle Pflegefachpersonen auf der Pflegeeinheit bearbeiteten die Module und hatten Gelegenheit, das Erlernte zu kommentieren und Fragen zum Verständnis zu stellen. Das Leitungsteam erhielt eine weitere Schulung zur Bewertung der patientenspezifischen Charakteristika, damit es die Fragen der Mitarbeiter beantworten und Unterstützung bieten konnte.

Das Patienten-Scoring-System wurde noch einmal überarbeitet, um die Auswirkungen von Diskrepanzen zwischen den Bedürfnissen der Patienten und den Kompetenzen der Pflegenden stärker berücksichtigen zu können. Grund hierfür waren zahlreiche Situationen, mit denen weniger erfahrene Pflegende im ersten Jahr ihrer Arbeit auf der Station überfordert waren. Es herrschte der Eindruck vor, dass vielen von ihnen Patienten „über den Kopf wuchsen", die vor allem in den Bereichen Stabilität und/oder Komplexität hohe Werte erzielten. Bei dem Scoring-System, das letztendlich verwendet wurde, bewertete jede Pflegende alle acht Charakteristika der ihnen zugeteilten Patienten, wobei die Punktwerte für Stabilität und Komplexität doppelt gezählt wurden. Alle anderen Charakteristika wurden regulär gezählt, der Gesamtpunktwert ermittelt und durch 10 geteilt. Der daraus resultierende Punktwert war der Synergie-Score (Bedürfnis- bzw. Akutheitsgrad) des Patienten, der für die Personalzuteilung in der nächsten Schicht verwendet wurde (**Abb. 27-1**).

Zimmer: Name:	
	Punktwert
Resilienz	
Vulnerabilität	
Stabilität (Punktwert x 2)	
Komplexität (Punktwert x 2)	
Ressourcen	
Partizipation an der Gesundheitsversorgung	
Partizipation an Entscheidungsprozessen	
Prognostizierbarkeit	
Gesamtpunktwert:	

Abbildung 27-1: Scoring-System zur Ermittlung des Akutheitsgrads von Patienten (Synergie-Score)

27.3 Zuteilung von Pflegenden zu Patienten pro Schicht

Die projektspezifischen Leitlinien zur Personalzuteilung wurden gemeinsam mit der Pflegeleitung und den Pflegefachpersonen entwickelt und überarbeitet. Darin war festgelegt, bis wann jede Schicht die Synergie-Scores der Patienten bei der Pflegeleitung abzugeben hat und dass die Bewertung wiederholt werden muss, wenn sich der Zustand eines Patienten signifikant verändert hat. Jede Pflegende betreute während der Tagschicht durchschnittlich drei bis vier Patienten und während der Nachtschicht vier bis fünf Patienten. Ein Arbeitsblatt erleichterte der Pflegeleitung die Arbeit der Verteilung der Patienten mit höheren Punktwerten unter den für die Schicht verfügbaren Pflegenden mit höheren Kompetenzwerten.

- Einer Pflegenden konnte ein Patient zugewiesen werden, dessen Punktwert einen Bedürfnis- bzw. Akutheitsgrad ergab, der eine Stufe höher war als der Kompetenzgrad der Pflegenden. Beispielsweise konnte einer Pflegenden mit Kompetenzgrad 3 ein Patient mit Bedürfnis- bzw. Akutheitsgrad 4 und einer Pflegenden mit Kompetenzgrad 2 ein Patient mit Bedürfnis- bzw. Akutheitsgrad 3 zugeordnet werden. Dadurch war die Arbeitsbelastung für erfahrenere Pflegefachpersonen ausgewogener. Sie mussten nicht mehrere Patienten mit hohem Bedürfnis- bzw. Akutheitsgrad übernehmen und weniger erfahrene Pflegefachpersonen konnten kontrolliert Erfahrungen sammeln und sich weiterentwickeln. Einer Pflegenden, die betreuungsintensive Patienten versorgt, würden zum Ausgleich ihrer Arbeitsbelastung Patienten mit niedrigerem Bedürfnis- bzw. Akutheitsgrad zugeordnet.
- In den projektspezifischen Leitlinien zur Personalzuteilung war außerdem der Patientenmix festgelegt, der einer einzelnen Pflegefachperson zugeteilt werden könnte. Beispielsweise könnte eine Pflegefachperson mit Kompetenzgrad 5 in der Tagschicht (bei maximaler Arbeitsbelastung) einen Grad-5-Patienten, einen Grad-3-Patienten, einen Grad-2-Patienten und einen Grad-1-Patienten betreuen. Bei maximaler Arbeitsbelastung in der Nachtschicht würde ihr

bei diesem Mix ein weiterer Grad-2-Patient zugeteilt.

- Sekundäre Priorität hatte die Gewährleistung von Versorgungskontinuität und nah beieinander liegenden Patientenzimmern. Waren die Patienten mit hohem Bedürfnis- bzw. Akutheitsgrad zugeordnet, wurde die Arbeitsbelastung dadurch ausgeglichen, dass der betreffenden Pflegenden Patienten mit niedrigerem Bedürfnis- bzw. Akutheitsgrad zugeteilt wurden, die sie bereits in den vorhergehenden Schichten betreut hatte und deren Zimmer in der Nähe der Patienten mit höherem Bedürfnis- bzw. Akutheitsgrad lagen. Das vor Beginn des Pilotprojekts probeweise durchgeführte Patienten-Scoring hatte gezeigt, dass etwa die Hälfte der Patienten mit Bedürfnis- bzw. Akutheitsgrad 2 bewertet wurden. Dies unterstützte die Zuteilung von Patienten nach diesem System, um eine ausgewogene Arbeitsbelastung zu erreichen.

27.4 Evaluation des Pilotprojekts

Patienten-Scoring

Das Scoring-System zur Ermittlung des Bedürfnis- bzw. Akutheitsgrads von Patienten (Synergie-Score) war eine Woche, bevor es für Schichtzuteilungen verwendet werden sollte, eingeführt worden. Ein Vergleich der Punktwerte, die Patienten in der Woche erzielt hatten, ergab ein Spektrum zwischen 1,0 und 5,0, wobei Punktwerte zwischen 2,0 und 2,5 am häufigsten waren und durchschnittlich vier (Spektrum von 0 bis 7) Patienten pro Schicht mit 3,0 oder höher bewertet wurden. Diese Daten waren beruhigend, weil sie zeigten, dass der Kompetenzmix des verfügbaren Personals ausreichen würde, um das Spektrum der Bedürfnis- bzw. Akutheitsgrade abzudecken. Die Analyse der einzelnen Patienten-Scores ergab, dass diese zwischen einer Schicht und der nächsten um höchstens 0,5 Punkte variierten. Ausnahmen bildeten natürlich Patienten, deren Zustand sich signifikant verändert hatte. Dieses Ergebnis wurde als adäquate Interrater-Reliabilität betrachtet. Die während des Pilotprojekts ermittelten Patienten-Scores zeigten das gleiche Muster bezüglich des Spektrums der erzielten Punktwerte und Häufigkeit von Patienten mit einem Punktwert von 3,0 oder höher.

Zuteilung von Pflegenden zu Patienten pro Schicht

Alle auf der Station arbeitenden Pflegenden waren in der Lage, ihre Patienten anhand des Scoring-Systems zur Ermittlung des Bedürfnis- bzw. Akutheitsgrads zu beurteilen. Alle Leitungspersonen waren in der Lage, die Zuteilung von Pflegenden zu Patienten pro Schicht entsprechend den projektspezifischen Leitlinien zur Personalzuteilung vorzunehmen.

Meinung der Pflegenden zu den ihnen zugeteilten Patienten

Entwickelt wurde ein Fragebogen mit fünf verschiedenen Aussagen zur Zuteilung der Patienten, der vor und nach dem Pilotprojekt an die Pflegenden verteilt wurde und von ihnen ausgefüllt werden musste. Die Aussagen wurden anhand einer 10-Punkte-Likert-Skala bewertet, wobei 1 bedeutete, „ich stimme überhaupt nicht zu“, 5, „ich stimme manchmal zu“ und 10, „ich stimme uneingeschränkt zu“. **Tabelle 27-1** zeigt die fünf zu bewertenden Aussagen und die durchschnittlichen Punktwerte (Mittelwerte), die von den Pflegenden vor und nach dem Pilotprojekt vergeben wurden. Die Veränderungen zwischen der Zeit vor und der Zeit nach dem Pilotprojekt waren nicht erheblich, was aber auch nicht erwartet worden war. Die Tendenzen in der Bewertung der Aussagen wurden positiv interpretiert, weil sie darauf hindeuten, dass die Patientenzuteilung anhand des Synergiemodells gut oder besser funktioniert als herkömmliche Modelle der Personalzuteilung, wenn die

Tabelle 27-1: Ergebnisse der Umfrage zur Meinung der Pflegenden

Aussage	Durchschnittlich vergebene Punktzahl vor dem Projekt	Durchschnittlich vergebene Punktzahl nach dem Projekt
Ich verfüge über die entsprechenden Kenntnisse und Kompetenzen, um die Bedürfnisse der mir zugeteilten Patienten zu erfüllen.	7,97	8,75
Ich weiß, wie ich die Bedürfnisse, die ich bei meinen Patienten ermittelt habe, erfüllen kann.	7,30	7,55
Die mir zugeteilten Patienten bieten Herausforderungen, die es mir ermöglichen, zu lernen und meine Fähigkeiten zu verbessern.	8,00	8,19
Die mir zugeteilten Patienten haben sehr grundlegende Bedürfnisse. Sie bieten keine Herausforderungen und keinen Anreiz, meine Fähigkeiten zu verbessern.	3,47	3,25
Die neu aufgenommenen und mir zugeteilten Patienten entsprechen meinen klinischen Fähigkeiten.	7,10	7,13

Bedürfnisse der Patienten mit den Kompetenzen der Pflegenden korrespondieren sollen.

Daten zur Patientensicherheit

Verfügbar waren Daten zur Patientensicherheit hinsichtlich der Anzahl der Stürze, der Stürze mit Verletzungen, der gemeldeten Medikationsfehler und der Fehler bei der Medikamentengabe über Infusionspumpen sowie die Rate unerwünschter Ereignisse pro 1000 Patiententage, die aus den anderen Daten errechnet wurde. In jedem Fall lag die Ereignisrate in den drei Monaten des Pilotprojekts innerhalb des gleichen Bereichs wie in den neun Monaten vor dem Projekt. Allerdings waren die Daten zur Patientensicherheit aufgrund des begrenzten Zeitraums nicht wirklich miteinander vergleichbar. Sie zeigten jedoch, dass Ereignisse, welche die Sicherheit der Patienten gefährden, während des Pilotprojekts nicht häufiger auftraten, was wiederum die Annahme stützt, dass die Patientensicherheit nicht negativ beeinflusst wird.

27.5 Themen der Arbeitsgruppentreffen nach Projektabschluss

Nach Abschluss des Projekts trafen sich die Pflegefachpersonen und die Leitungspersonen in offenen Arbeitsgruppen, um über ihre Eindrücke zu berichten und Ideen für Veränderungen und die zukünftige Anwendung dieses Personalzuteilungsmodells auszutauschen. Die Leitungspersonen äußerten Bedenken hinsichtlich der Menge an Zeit, die sie für die Zuteilung der Pflegenden aufbringen müssen, was vor allem die Nachtschicht betraf. Aus diesem Grund wurde ein Formular konzipiert, in dem die Namen der Pflegenden mit ihrem Kompetenzgrad und die erforderlichen Kompetenzgrade entsprechend den Leitlinien zur Personalzuteilung aufgeführt waren. Hier konnten Patientenzuteilungen eingetragen werden, ohne die Leitlinien nochmals konsultieren zu müssen. Geändert wurde zudem die Häufigkeit des Patienten-Scoring: In der Tagschicht wurden weiterhin alle Patienten bewertet, in der Nachtschicht hingegen nur noch diejenigen, deren Zustand sich geändert hatte und die neu aufgenommen worden waren. Da man festgestellt hatte, dass sich die Patienten-Scores zwischen Tag- und Nachtschicht nicht wesentlich voneinander unterschieden, beschleunigte das reduzierte Scoring-Verfahren die Zuteilung der Patienten durch die Leitungsperson der Nachtschicht.

Weitere Bedenken wurden dahingehend geäußert, dass dieses Personalzuteilungsmodell keine Patienten berücksichtige, die Pflegende „auf Trab halten" – also keine Patienten, die viel Zeit in Anspruch nehmen, aber in keiner Bedürfniskategorie hohe Werte erzielen. Hierzu zählen Patienten mit häufigem Stuhlgang, verwirrte Patienten oder Patienten und Angehörige, die viele Fragen stellen. Klar ist, dass diese Patienten viel Pflegezeit beanspruchen, aber keinen besonders hohen Kompetenzgrad der Pflegefachpersonen benötigen. Zur Lösung dieses Problems wurde vorgeschlagen, Patientenname und Zimmernummer mit einem Sternchen zu versehen, um der Pflegeleitung anzuzeigen, dass der Patient als arbeitsintensiv, aber nicht zwangsläufig als hoch akut betrachtet wird. Die Verteilung solcher Patienten wurde in den Leitlinien zur Personalzuteilung ergänzt. Danach berichteten die Pflegenden, dass die Patienten nun gerechter verteilt würden – dass also nicht nur der Bedürfnis- bzw. Akutheitsgrad berücksichtigt würde, sondern auch das Kriterium, wie arbeitsintensiv ein Patient ist.

27.6 Nächste Schritte

Auf der Basis des Feedbacks der Pflegefachpersonen und Leitungspersonen in den Arbeitsgruppentreffen wurden folgende Empfehlungen für die zukünftige Anwendung des Synergiemodells ausgesprochen:

- Integration der pflegespezifischen Charakteristika in die jährlich stattfindende Überprüfung der Kompetenzen und Leistungen der Pflegefachpersonen, um Weiterentwicklung und Fortschritte zu fördern.
- Erfassung des Bedürfnis- bzw. Akutheitsgrads von Patienten in der elektronischen Patientenakte, damit Leitungspersonen die Informationen nutzen können, um Personalzuteilungen auf der Basis von Pflegekompetenz und Bedürfnis- bzw. Akutheitsgrad des Patienten treffen können.

Die Projektkoordinatoren hatten darüber diskutiert, ob es sinnvoll wäre, den Kompetenzgrad der Pflegenden in die Dienstplanung einzubeziehen, um für jede Schicht einen Kompetenzmix sicherzustellen und zu vermeiden, Schichten ohne Pflegende mit höherem Kompetenzgrad besetzen zu müssen. Dies wurde mit dem für die Dienstplanung zuständigen Team besprochen, das jedoch der Meinung war, hier bereits gute Arbeit zu leisten. Die Überprüfung der während des Pilotprojekts gesammelten Daten bestätigte, dass der Kompetenzmix in den Schichten gerecht verteilt war, weshalb keine weiteren Maßnahmen ergriffen wurden.

Dieses Krankenhaus nutzte ein Personalzuteilungsmodell, zu dem separate Springerpools für die Intensiv- und Überwachungsstationen und für medizinische und chirurgische Stationen zählten. Während des Pilotprojekts wurde den Pflegefachpersonen, die als Springer arbeiteten, Kompetenzgrad 2 zugeordnet und sie wurden dementsprechend den Patienten zugeteilt. Doch war man sich der Tatsache bewusst, dass dieses Verfahren die tatsächlichen Kompetenzen der jeweiligen Pflegefachperson nicht genau abbildete. Pflegende des Springerpools für Überwachungsstationen wurden über das auf dem Synergiemodell basierende Personalzuteilungsmodell informiert. Auch sie erhielten die Schulung zu den patientenspezifischen Charakteristika und zur Ermittlung der Patienten-Scores sowie das Formular zur Selbsteinschätzung der eigenen Kompetenzen. Sie wurden in das Verfahren der Zuteilung von Pflegenden zu Patienten pro

Schicht einbezogen, um das Modell vollständig zu implementieren.

Dieses Pilotprojekt wurde in einer Zeit durchgeführt, in der auf der Station keine neuen Pflegefachpersonen eingestellt wurden und es wurden keine Personalanpassungen für die Praxisanleitung neuer Mitarbeiter vorgenommen. In den Gesprächen mit der Pflegeleitung ging es jedoch auch darum, die Patientenzuteilung für Praxisanleitende zu verändern, um sicherzustellen, dass die angeleitete Person einige für sie geeignete Patienten betreut und dass die anleitende Person Patienten betreut, die ihr genügend Zeit für die Praxisanleitung lassen. Da die Einarbeitung neuer Mitarbeiter ein fließender Prozess ist, wurde dies nicht spezifisch in einer Leitlinie erfasst.

27.7 Fazit

Dieses Pilotprojekt wurde im Mai 2005 auf einem Podiumsvortrag im National Teaching Institute der American Association of Critical-Care Nurses (AACN) vorgestellt (Rogers, 2005). Zwar ist von den Projektkoordinatoren niemand mehr auf der Station beschäftigt, auf der das Projekt durchgeführt wurde, doch wurde noch eine modifizierte Version dieses Personalzuteilungsmodells verwendet, als sie die Station verließen.

27.8 Literatur

Hardin, S. R. (2005). Introduction. In S. R. Hardin & R. Kaplow (Eds.), *Synergy for clinical excellence. The AACN Synergy Model for Patient Care* (pp. 3–10). Sudbury, MA: Jones and Bartlett Publishers.

Meretoja, R. & Leino-Kilpi, H. (2003). Comparison of competence assessments made by nurse managers and practising nurses. *Journal of Nursing Management, 11*, 404–409. https://doi.org/10.1046/j.1365-2834.2003.00413.x

Rogers, T. (2005, May). *The Synergy Model: An acuity-based staffing system for progressive care podium presentation conducted at the National Teaching Institute of the American Association of Critical-Care Nurses*. Anaheim, CA.

28 Konsensusmodell zur Regulierung der Advanced Practice Registered Nurses

Carol Hartigan

Die Entwicklung und Einführung des Konsensusmodells zur Regulierung der Lizenzierung, Akkreditierung, Zertifizierung und Ausbildung von Advanced Practice Registered Nurses (APRNs) ist das Ergebnis einer bisher nie dagewesenen und einzigartigen Zusammenarbeit der Pflegegemeinschaft. Nie zuvor haben Vertreter aller vier APRN-Berufsfelder und die wichtigsten Regulierungsakteure so bewusst und fokussiert über einen solch langen Zeitraum zusammengearbeitet, um ein gemeinsames Ziel zu erreichen. Das Projekt wurde im Juni 2004 auf einer Konsensuskonferenz zu Advanced Practice Nursing (APN) ins Leben gerufen und im Dezember 2015, dem angestrebten Einführungsmonat, wurde den betreffenden Akteuren eine aktualisierte nationale Fassung vorgestellt. Nun nähert sich die Arbeitsgruppe, die sich diesem Projekt gewidmet hat, dem Ende ihrer Arbeit, trifft sich jedoch weiterhin mindestens einmal im Monat, um Fragen und Probleme zu klären, die mit der Einführung des Modells aufkommen. Während der engen und effektiven Zusammenarbeit bei der Lösung von manchmal unüberwindbar scheinenden Problemen, die das nationale System der Pflege betreffen und die Mobilität zwischen den einzelnen US-Bundesstaaten und das Ausüben des gesamten Praxisspektrums aller vier APRN-Berufsfelder behindern, hat die Pflegegemeinschaft wichtige Lektionen gelernt.

28.1 Ziele des Konsensusprozesses

Wie in der Endfassung des Dokuments aufgeführt, waren die Ziele des Konsensusprozesses:

- innerhalb der APRN-Regulierungsinstanzen Übereinstimmung zu erreichen dahingehend, weiterhin eine qualitativ hervorragende APRN-Ausbildung und -Praxis zu fördern,
- ein Konzept für die Regulierung der Ausbildung, Akkreditierung, Zertifizierung und Lizenzierung von APRNs zu entwickeln
- Standards zum Schutz der Öffentlichkeit, zur Verbesserung der Mobilität und zur Erleichterung des Zugangs zu einer sicheren, qualitativ bestmöglichen Versorgung durch APRNs festzulegen,
- eine schriftliche Erklärung zu verfassen, die den Konsens bezüglich der zu regulierenden Themenbereiche widerspiegelt (APRN Consensus, 2008, S. 20–21).

28.2 APRNs – Wie ist eine Regulierung möglich?

In allen US-Bundesstaaten hatten die für den Pflegeberuf zuständigen Gremien (Boards of Nursing) Probleme damit, das Praxisspektrum von APRNs optimal in ihre bestehenden Gesetze und Regelungen zu integrieren. Sie begannen, den National Council of State Boards of Nursing (NCSBN), eine unabhängige Non-

Profit-Organisation, zu der die Boards of Nursing der einzelnen Bundesstaaten gehören, als Datenzentrale zu nutzen und sich über die Schwierigkeiten, mit denen sie konfrontiert waren, auszutauschen. Diese betrafen die uneinheitlichen Ausbildungsanforderungen an Bewerber, die unzähligen Angebote an Spezialisierungsprogrammen und die unterschiedlichen Bestimmungen zwischen den einzelnen Bundesstaaten, die eine Arbeitserlaubnis in einem anderen Bundesstaat zu einem Albtraum für Bewerber, Arbeitgeber und die Boards of Nursing selbst machte. Letztere hatten sich an die relative Einheitlichkeit der Basisausbildungsprogramme und der national anerkannten Prüfungen, die von Mitarbeitern und Gremien des NCSBN durchgeführt wurden, gewöhnt. Die Regulierung der Lizenzierung, Akkreditierung, Zertifizierung und Ausbildung von APRNs jedoch erzeugte Gefühle von Chaos und Kontrollverlust, da sich APRNs in vier Fachrichtungen spezialisieren konnten, die Ausbildungsanforderungen von Zertifikatsprogrammen bis zum Masterabschluss reichten und die Zertifizierungsprüfungen von nationalen Pflegeorganisationen ohne Beitrag der Boards of Nursing durchgeführt wurden.

Es gab Probleme mit der Praxis, weil APRNs Tätigkeiten ausübten, die über das festgelegte Praxisspektrum der Ausbildung und Zertifizierung hinausgingen oder außerhalb dieses Spektrums lagen. Letztendlich bestand Unsicherheit, inwieweit die *Kompetenzen der Pflegenden auf die Bedürfnisse der Patienten abgestimmt* waren. Teil des Problems war, dass sich die Berufsfelder von APRNs im Laufe der Zeit organisch entwickelt haben, weil Bedarf bestand. Während sich die Programme für Certified Registered Nurse Anesthetists (CRNAs), Certified Nurse Midwives (CNMs) und Certified Nurse Practitioners (CNPs) meistenteils aus den Zertifikatsprogrammen für bereits examinierte Pflegefachpersonen (Registered Nurses) entwickelt haben, verfügten Clinical Nurse Specialists (CNSs) immer mindestens über einen Masterabschluss. Letztendlich wurde für alle CNP- und CRNA-Programme der Masterabschluss eingeführt und nachdem das Konsensusmodell beschlossen worden war, endeten auch alle CNM-Programme mit einem Masterabschluss. Certified Registered Nurse Anesthetists, Certified Nurse Midwives und Nurse Practitioners waren im Allgemeinen auf nationaler Ebene zertifiziert, während in der Regel nur die Clinical Nurse Specialists für Psych/Mental Health eine nationale Zertifizierung erwarben, weil dies für ihre Vergütung erforderlich war. Die Programme für Clinical Nurse Specialists waren häufig so aufgebaut, dass die Absolventen nach ihrem Abschluss weitere klinische Stunden absolvieren mussten, bevor sie sich für eine Zertifizierung bewerben konnten. War für ihre Einstellung keine Zertifizierung erforderlich, wurde sie nicht weiterverfolgt. Die American Association of Nurse Anesthetists entwickelte und implementierte 1945 ein Zertifizierungsprogramm für Pflegeanästhesisten (AANA, 2015). Das American College of Nurse Midwives begann 1971, Pflegefachpersonen für Geburtshilfe durch eine Prüfung zu zertifizieren (AMCB, 2015). Das American Nurses Credentialing Center bot ab 1974 Zertifizierungsprüfungen für Clinical Nurse Specialists im Bereich Psychiatric/Mental Health und für Pediatric Nurse Practitioners an (Balkstra & Brassard, 2014).

28.3 Zertifizierungs- versus Lizenzierungsprüfungen

In den Anfangsjahren, als die verschiedenen Berufsfelder für APRNs aufkamen, waren Ausbildung und Zertifizierung uneinheitlich und die Qualität der Zertifizierungsprüfungen in den Augen der Boards of Nursing fragwürdig. Wichtig ist anzumerken, dass alle Boards of Nursing Volontäre aus ihrem Zuständigkeitsbereich ernennen können, die in den Prüfungsgremien für die National Council Licensing Examination (NCLEX) für Registered Nurses und Practical Nurses mitarbeiten. Auch ihre Mitarbeiter und Mitglieder haben die Möglichkeit dazu. Zudem können alle Boards of Nursing überprüfen, ob die NCLEX-Lizenzierungsprüfungen mit dem in ihrem Bundesstaat geltenden Pflegepraxisgesetz (Nurse Practice Act) übereinstimmen. Mit diesen Lizenzierungsprüfungen sind die Boards of Nursing einverstanden, nicht jedoch mit den Zertifizierungsprüfungen, die sie als Ersatzprüfungen für die Zulassung von APRNs verwenden sollen.

Damit eine Lizenzierungs- oder Zertifizierungsprüfung die notwendigen regulatorischen Anforderungen erfüllt,

- muss sie auf die Praxis von Berufsanfängern ausgerichtet sein,
- darf sie nur berufsbezogene Kenntnisse und Kompetenzen bewerten,
- muss sie eine Demonstration der Mindestkompetenzen, die für eine sichere und effektive Praxis erforderlich sind, beinhalten,
- muss sie psychometrisch solide sein.

Die Boards of Nursing waren mit den NCLEX-Lizenzierungsprüfungen, die auf Arbeitsanalysen von NCLEX-Kandidaten kurz nach ihrem Eintritt ins Berufsleben basierten und sich auf die Praxis von Berufsanfängern konzentrierten, einverstanden. Beurteilt wurden nur berufsbezogene Kenntnisse, Fähigkeiten und Kompetenzen, sodass die Boards of Nursing in die regulatorische Hinlänglichkeit der NCLEX-Prüfungen vertrauten. Die meisten APRN-Zertifizierungsprüfungen basierten jedoch auf logischen Arbeitsanalysen, die den Prüfungsinhalt bestimmten. Dieser orientierte sich an der Meinung eines Expertengremiums und nicht an den Ergebnissen einer Befragung der Praktizierenden. Ganz modern war zu der Zeit außerdem, Zertifizierungsprüfungen auf Experten- und nicht auf Anfängerniveau abzuhalten.

Zwischen 1993 und 2002 führte das APRN Advisory Panel des NCSBN im Auftrag der Boards of Nursing Gespräche mit den APRN-Zertifizierungsorganisationen, in denen es um die regulatorische Hinlänglichkeit nationaler Zertifizierungsprüfungen für die Lizenzierung von APRNs in den einzelnen Bundesstaaten ging. Im Jahr 2002 legte das Panel Kriterien für APRN-Zertifizierungsprüfungen fest, die erfüllt werden müssen, damit diese Prüfungen die regulatorischen Anforderungen der Bundesstaaten erfüllen. Es entwickelte zudem ein Positionspapier, in dem weitere Bereiche von regulatorischer Bedeutung festgehalten waren. Die APRN-Zertifizierer kamen überein, dass ihre Prüfungen von der National Commission for Certifying Agencies akkreditiert werden müssen. Später kam das Accreditation Board for Specialty Nursing Certification als anerkanntes akkreditierendes Gremium hinzu.

28.4 Selbstregulierung als Gütesiegel einer Profession

Nach der doch recht guten Lösung des Prüfungsproblems blieben jedoch Klagen über die Uneinheitlichkeit der universitären Ausbildungsprogramme und des Praxisspektrums sowie über eine gestiegene Zahl von Zertifizierten in Subfachgebieten, die sich um eine Lizenzierung als APRN bewarben. Die Boards of Nursing waren besorgt, dass APRNs mit einem sehr spezifischen Fachgebiet nicht in der Lage sein würden, die Bedürfnisse komplexer Patienten zu erfüllen oder keine Anstellung in ihrem Subfachgebieten finden und deshalb Tätigkeiten ausüben, für die sie nicht ausgebildet und nicht zertifiziert sind. Im März 2004 machten die American Association of Colleges of Nursing (AACN-Colleges) und die National Organization of Nurse Practitioner Faculties (NONPF) der Alliance for Nursing Accreditation den Vorschlag, ein Verfahren für die Entwicklung eines Konsensuspapiers zur Zulassung von APRNs festzulegen. Die Allianz, die 1997 gegründet worden war, bestand aus Vertretern der Ausbildung, Akkreditierung und

Zertifizierung von Certified Nurse Practitioners, Certified Registered Nurse Anesthetists, Certified Nurse Midwives und Clinical Nurse Specialists. Sie wurde von den AACN-Colleges einberufen, um regelmäßig über Themen zu diskutieren, die sich auf die Ausbildung, Praxis und Zulassung von Pflegefachpersonen bezogen. In den letzten Jahren wurden etliche unterschiedliche Ansichten dazu geäußert, wie die Praxis von APRNs definiert wird, was Spezialisierung von Subspezialisierung unterscheidet und welche Zulassungsanforderungen, die zur Praxis legitimieren, erfüllt sein müssen (APRN Consensus, 2008).

Nach einer nationalen APRN-Konsensuskonferenz, die im Juni 2004 in Washington, D.C., stattfand, um eine vertiefte Diskussion über Fragen zur Definition von Advanced Practice, zur Spezialisierung und Subspezialisierung und zur Regulierung zu ermöglichen, gründete die Allianz eine kleinere Arbeitsgruppe, die die auf der Konsensuskonferenz ausgesprochenen Empfehlungen ausarbeiten sollte. Diese APRN Consensus Work Group bestand aus 23 Vertretern nationaler Organisationen, die für die Ausbildung, Zertifizierung, Akkreditierung und Lizenzierung von APRNs zuständig waren. Der Auftrag der Arbeitsgruppe bestand darin, die auf der APRN-Konsensuskonferenz behandelten Themen und ausgesprochenen Empfehlungen schriftlich zu erfassen mit dem Ziel, ein Zukunftsmodell für APRNs zu entwickeln. Zwischen Oktober 2004 und Juli 2007 traf sich die Arbeitsgruppe insgesamt 16-mal zu intensiven Gesprächen (APRN Consensus, 2008).

28.5 Parallel stattfindende Prozesse

Zur gleichen Zeit, jedoch ohne Wissen der APRN Consensus Work Group, arbeitete das APRN Advisory Panel des NCSBN an einem APRN-Zukunftspapier zur Lösung regulatorischer Probleme der Boards of Nursing. Diese Probleme waren unter anderem:

- Zunahme von Spezialisierungs- und Subspezialisierungsprogrammen für APRNs ohne verfügbare Zertifizierungsprüfungen,
- Ausübung von Tätigkeiten, die über das festgelegte Praxisspektrum der Ausbildung und Zertifizierung hinausgingen oder außerhalb dieses Spektrums lagen, wenn das Spektrum sehr begrenzt oder Stellenangebote im Subfachgebiet nicht verfügbar waren,
- uneinheitliche, für eine Zertifizierung zu erfüllende Qualifikationsanforderungen.

Dieses Zukunftspapier hatte den Zweck, „den Boards of Nursing für die nächsten acht bis zehn Jahre die Richtung der APRN-Regulierung vorzugeben und dazu ein ideales regulatorisches APRN-Modell für die Zukunft zu ermitteln“ (APRN Consensus, 2008, S. 20–21).

Als das Zukunftspapier 2006 zur Kommentierung freigegeben und in der APRN-Gesprächsrunde besprochen wurde, rief es innerhalb der Pflegegemeinschaft eine starke Reaktion hervor und war Katalysator für weitere Gespräche und Initiativen zur Lösung der noch bestehenden Probleme.

Im Januar 2007 kamen die APRN Consensus Work Group und die APRN Advisory Group des NCSBN darin überein, dass sie mehr gemeinsame Themen als Differenzen haben. Die APRN Advisory Group und eine Untergruppe der APRN Consensus Work Group gründeten „eine Gesprächsgruppe, um gemeinsam ein Abschlussdokument zu erarbeiten, das sowohl für das APRN Advisory Panel als auch für die APRN Consensus Work Group akzeptabel sein würde. Nach vielen Monaten der Diskussion und zahlreichen Versionen stellte die Joint Dialogue Group das Konsensusmodell zur APRN-Regulierung: Lizenzierung, Akkreditierung, Zertifizierung und Ausbildung fertig, das am 7. Juli 2008 veröffentlicht wurde und 2015 eingeführt werden sollte“ (Hartigan, 2011, S. 61). Das Konsensusmodell war von mehr als vierzig nationalen Pflegeorganisationen befürwortet worden und beinhaltet die folgenden zentralen Themen:

APRN-Regulierungsmodell

- Definition der Advanced Practice Registered Nurse
- Breit gefächerte Ausbildung
- APRN-Berufsfelder
- Entwicklung neuer APRN-Berufsfelder und -Populationsschwerpunkte

Implementation des APRN-Regulierungsmodells

- Grundlegende Anforderungen an die Lizenzierung
- Grundlegende Anforderungen an die Akkreditierung von Ausbildungsprogrammen
- Grundlegende Anforderungen an die Zertifizierung
- Grundlegende Anforderungen an die Ausbildung
- Kommunikationsstrategien
- Schaffung von Strukturen und Prozessen zur Lizenzierung, Akkreditierung, Zertifizierung und Ausbildung
- Zeitrahmen für die Implementation des Regulierungsmodells (APRN Consensus, 2008).

28.6 Findet sich Synergie im Konsensusmodell?

Im Konsensusmodell finden sich zahlreiche Hinweise auf APRN-Kompetenzen, die mit den Patientenbedürfnissen korrespondieren müssen, wenn optimale Ergebnisse erzielt werden sollen. Dies macht folgende Aussage in der Definition der Advanced Practice Registered Nurse deutlich:

- Alle APRNs sind aufgrund ihrer Ausbildung darauf vorbereitet, für mindestens eine Population ein Spektrum an Dienstleistungen entlang des Gesundheits- und Krankheits-Kontinuums anzubieten; jedoch variieren Schwerpunkte und Ausführungen innerhalb der jeweiligen APRN-Berufsrolle. Die von APRNs bereitgestellten Dienst- oder Versorgungsleistungen werden nicht vom Arbeitsumfeld bestimmt oder eingeschränkt, sondern von den Versorgungsbedürfnissen der Patienten. Das Kontinuum umfasst den Zustand der Homöostase (oder des Wohlbefindens) bis hin zu einer Störung der Gesundheit, bei der grundlegende Bedürfnisse nicht erfüllt oder aufrechterhalten werden (Krankheit), mit Gesundheitsproblemen unterschiedlichen Akutheitsgrads entlang des Kontinuums, die verhindert oder gelöst werden müssen, um Wohlbefinden zu bewahren oder einen optimalen Funktionsgrad aufrechtzuerhalten (APRN Consensus, 2008, S. 8; WHO, 2006).

An anderer Stelle dieser Erklärung geht es auch um Synergie. Hier werden beide Berufsfelder von Certified Nurse Practitioners, die Primär- und die Akutversorgung, explizit genannt: „Das Praxispektrum von Certified Nurse Practitioners der Primär- oder Akutversorgung ist nicht umfeldspezifisch, sondern basiert auf den Versorgungsbedürfnissen der Patienten“ (APRN Consensus, 2008, S. 10).

28.7 Entwicklung ergänzender Ressourcen

Um das Konsensusmodell implementieren zu können, mussten die beteiligten Akteure weitere Ressourcen aktivieren und grundlegende Anpassungen vornehmen. Zur Aufnahme des neuen Populationsschwerpunkts „Adult Gerontology“ beispielsweise mussten die Organisationen, die Zertifizierungsprüfungen für Adult Nurse Practitioners und Clinical Nurse Specialists anbieten, neue Arbeitsanalysen durchführen, um ergänzende Inhalte und Kompetenzen aus der Gerontologie in die Prüfungspläne aufnehmen und so schnell wie möglich neue Prüfungen vorbereiten zu können. Nur so konnten Absolventen von NP- und CNS-Programmen, also künftige „Erstanwender" des Konsensusmodells, das nun nach Programmen für Adult-Gerontology Primary Care Nurse Practitioners, Adult-Gerontology Acute Care Nurse Practitioners und Adult-Gerontology Clinical Nurse Specialists (unter Berücksichtigung des Kontinuums vom Wohlbefinden bis Akutversorgung) verlangte, miterfasst werden. Im Konsensusmodell ist spezifisch Folgendes anzumerken:

- APRNs aller vier Berufsfelder, die erwachsene Menschen betreuen und versorgen (z.B. familien- oder geschlechtsspezifisch), müssen entsprechend vorbereitet sein, damit sie die zunehmenden Bedürfnisse älterer Menschen erfüllen können. Deshalb sollte das Ausbildungsprogramm Lerninhalte und klinische Erfahrungen einschließen, die für die Vorbereitung von APRNs mit diesen erweiterten Fähigkeiten und Kenntnissen erforderlich sind (APRN Consensus, 2008, S. 10).

Somit mussten für alle vier APRN-Berufsfelder neue Arbeitsanalysen erstellt und die Prüfungen aktualisiert werden, damit die gerontologischen Inhalte zur spezifischen Betreuung und Versorgung Erwachsener eingeschlossen werden konnten. Doch war die Notwendigkeit hierfür nicht eindeutig erkennbar, weil die Prüfungsbezeichnungen nicht geändert wurden. Zur Implementation des Konsensusmodells mussten auch die Lehrpläne der Ausbildungsprogramme aller vier APRN-Fachrichtungen aktualisiert und um die gerontologischen Inhalte und Kompetenzen erweitert werden. Gefordert wurde, dass alle Clinical Nurse Specialists (CNSs) in allen drei Populationsschwerpunkten (Erwachsene, Kinder, Neugeborene) entlang des Kontinuums von Wohlbefinden bis zur Akutversorgung ausgebildet werden. Um diese Forderung erfüllen zu können, mussten alle CNS-Zertifizierungsprüfungen angepasst werden. Neue von den Zertifizierern entwickelte und dem Konsensusmodell entsprechende APRN-Zertifizierungsprüfungen sind:

- Adult-Gerontology Primary Care Nurse Practitioner,
- Adult-Gerontology Acute Care Nurse Practitioner,
- Adult-Gerontology Clinical Nurse Specialist (Kontinuum Wohlbefinden bis Akutversorgung),
- Pediatric Clinical Nurse Specialist (Kontinuum Wohlbefinden bis Akutversorgung),
- Neonatal Clinical Nurse Specialist (Kontinuum Wohlbefinden bis Akutversorgung).

28.8 Das Synergiemodell innerhalb der CNS-Kernkompetenzen

Ein weiterer Bereich, der sofortige Aufmerksamkeit benötigte, waren nationale, auf Konsens basierende zentrale CNS-Rollenkompetenzen. Sie mussten festgelegt werden. Alle im Folgenden aufgeführten grundlegenden Anforderungen beinhalten zentrale Rollenkompetenzen.

Grundlegende Anforderungen an die Lizenzierung sind, dass die Boards of Nursing:

- nur Absolventen von akkreditierten Masterprogrammen, die Studierende in den APRN-Kern-, *Rollen-* und Populationskompetenzen vorbereiten, zulassen,
- den erfolgreichen Abschluss einer nationalen Zertifizierungsprüfung in den Kern-, *Rollen-* und Populationskompetenzen fordern (APRN Consensus, 2008, S. 14).

Grundlegende Anforderungen an die Akkreditierung von Ausbildungsprogrammen sind, dass Akkreditoren:

- durch ihre etablierten Akkreditierungsstandards und -verfahren APRN-Ausbildungsprogramme unter dem Aspekt der APRN-Kern-, *-Rollen-* und -Populationskompetenzen beurteilen (APRN Consensus, 2008, S. 15).

Grundlegende Anforderungen an die APRN-Zertifizierung sind, dass Zertifizierungsprogramme zur APRN-Lizenzierung:

- die APRN-Kern- und -*Rollen*kompetenzen bei mindestens einem Populationsschwerpunkt beurteilen (APRN Consensuns, 2008, S. 15).

Grundlegende Anforderungen an die Ausbildung sind, dass APRN-Ausbildungsprogramme und -kurse zur APRN-Lizenzierung, die einen Masterabschluss und Graduierten-Zertifikatsprogramme beinhalten:

- festgelegten Ausbildungsstandards folgen und sicherstellen, dass die APRN-Kern-, -*Rollen-* und -Populationskompetenzen erfüllt werden (APRN Consensus, 2008, S. 16).

Allerdings existierten zu der Zeit, als das Konsensusmodell entwickelt wurde, noch keine nationalen, auf Konsens basierenden CNS-Kern- und -Rollenkompetenzen. Von 2006 bis 2008 wurde eine National CNS Competency Task Force einberufen, die sich mithilfe des *nationalen konsensbildenden Verfahrens zur Entwicklung national anerkannter Ausbildungsstandards und Rollen-/Fachgebietskompetenzen* dieser Aufgabe widmen sollte.

Der Auftrag dieser Arbeitsgruppe lautete, einen Konsens bezüglich der für Berufsanfänger relevanten CNS-Kernkompetenzen (unabhängig vom Populationsschwerpunkt) zu ermitteln, zu prüfen und zu erzielen. In der Endfassung des Konsensusmodells sind die pflegespezifischen Charakteristika des Synergiemodells ein Aspekt innerhalb des Rahmens, der die Kompetenzen von Clinical Nurse Specialists beinhaltet.

In der grafischen Darstellung des Modells (**Abb. 28-1**) bilden die drei von der National Association of Clinical Nurse Specialists (NACNS) definierten Einflussbereiche (Patient, Pflegende/Pflegepraxis und Einrichtung/System) den Rahmen für die Praxis von Clinical Nurse Specialists. Die neun von Hamric, Spross und Hanson (2008) ermittelten Advanced-Practice-Kompetenzen (direkte Versorgung, Beratung, Übernahme von Leitungsfunktionen im System, Zusammenarbeit, Coaching, Forschung, ethische Entscheidungsfindung, moralisches Handeln, Interessenvertretung) bilden den Kontext für spezifische, messbare Kompetenzerklärungen. Sie sind in diesen Rahmen eingebettet, ebenso wie die acht im Synergiemodell beschriebenen pflegespezifischen Charakteristika (klinisches Urteilsvermögen, förderliches Begleiten, Umgang mit Vielfalt, klinisches Hinterfragen, systemisches Denken, Zusammenarbeit, anwaltschaftliches und moralisches Handeln, fürsorgliches Verhalten). Patienten und Angehörige stehen im Mittelpunkt des Modells und verbinden die Rahmenelemente miteinander (National CNS Competency Task Force, 2010).

28.9 Lernen aus dem Konsensusprozess

Elf Jahre sind eine lange Zeit für die Arbeit an einem einzigen Projekt, doch ist unser gewünschtes Ziel, einer in Zukunft einheitlichen APRN-Regulation, ganz nah. Die Einführung des Konsensusmodells wird die Mobilität von APRNs erleichtern, öffentliche Sicherheit gewährleisten, den Zugang zu Gesundheitsversorgung verbessern und die Arbeit innerhalb des spezifizierten Praxisspektrums unterstützen. Wir mussten uns vielen Herausforderungen stellen, wie dies bei jedem größeren Projekt, das den Istzustand ändert und die Zukunft im Blick hat, zu erwarten ist. Ziel einer jeden auf Regulierung fokussierten Initiative ist es, die Öffentlichkeit zu schützen. Auch wenn die Boards of Nursing nachdrücklich gebeten wurden, Schutz angestammter Rechte derzeitig Praktizierender so großzügig wie möglich zu handhaben, obliegt letztendlich jedem einzelnen Zuständigkeitsbereich die Entscheidung, inwieweit er seine Gesetze bzw.

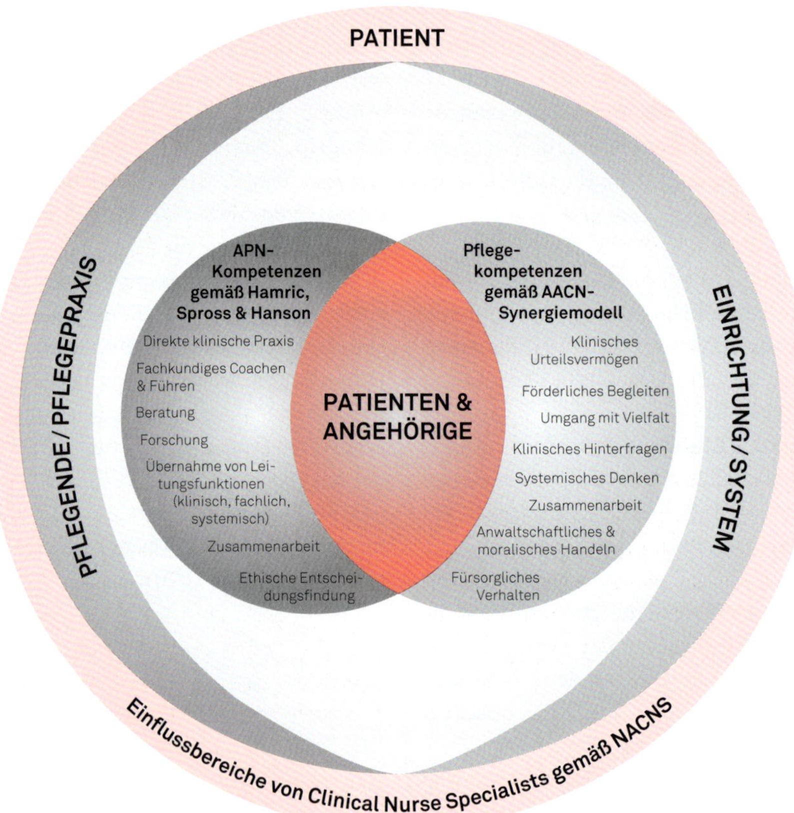

Abbildung 28-1: APRN-Konsensusmodell

satzungsgemäßen und/oder regulatorischen Änderungen umsetzt.

Mitgliedern des Konsensusmodell-Projekts war es möglich, an einer in der Geschichte der Pflege einmaligen Initiative teilzuhaben. Zum ersten Mal haben wir gemeinsam und kontinuierlich an einem Projekt gearbeitet, das alle vier Berufsfelder des Advanced Practice Nursing und alle zentralen Regulierungsinstanzen einschloss. Dabei haben wir es geschafft, uns nicht von unserem Ziel, Konsens und die letztliche Einführung des Konsensusmodells zu erreichen, abbringen zu lassen oder uns darüber zu zerstreiten. Wir haben viele sagen hören, dass sie die Pflege noch nie so einig erlebt haben – und genau das war unser Ziel. Eine der wichtigsten Erkenntnisse, die wir aus diesem Prozess gewonnen haben, ist die, den Beitrag eines jeden Beteiligten wertzuschätzen. Jeder Akteur war sich der Kompetenzen, Ausbildungsstandards, Zertifizierungsstandards und Akkreditierungsmaßstäbe der anderen Akteure bewusst. Wenn wir etwas in Erfahrung bringen mussten, wussten wir, wen wir fragen können. Die Regulierungsinstanzen hatten verstanden, dass die Vertreter der APRN-Berufsfelder über gleichwertige und ausgearbeitete Standards und Kompetenzen verfügen, und die Vertreter der APRN-Berufsfelder und andere Akteure hatten verstanden, welche Aufgabe die Regulierungsinstanzen haben. Wir hatten Vertrauen in die Kompetenz der jeweils anderen, dass sie ihre Aufgaben effektiv erledigen und mussten nicht nachprüfen, ob das korrekt erfolgt ist.

28.10 Fazit

In einem Prozess wie diesem, in dem komplexe Systeme umstrukturiert werden und in dem man sich weg bewegt von einer etablierten Struktur mit vielen Akteuren hin zu einem schlankeren, zukunftsorientierten Modell, das die Sicherheit der Patienten und nicht die Bedürfnisse der Akteure in den Mittelpunkt stellt, kommt es garantiert zu Konflikten. Hier ist Verhandlung notwendig. In einem Konsensusprozess kann nicht jeder alles erhalten, was er sich wünscht. Bei einigen Komponenten des Konsensusmodells hat es mehr als zwei Jahre gedauert, bis eine Einigung erzielt wurde. Ich behaupte mit Respekt vor der Leistung aller an diesem Prozess Beteiligten, dass jeder von ihnen die folgenden, im Synergiemodell dargelegten APRN-Kompetenzen anwenden und kultivieren konnte:

Klinisches Urteilsvermögen

- Ermöglicht Patienten, Angehörigen, in der Gesundheitsversorgung Beschäftigten und Kostenträgern, das „große Ganze“ zu verstehen.

Anwaltschaftliches und moralisches Handeln

- Ermöglicht die Nutzung interner Ressourcen (z.B. Ethikkommission, Risikomanagement, Rechtsabteilung) und externer Ressourcen (z.B. Berufsverbände, Behördenvertreter, kommunale Ämter) zur Lösung von Problemen, die den Aspekt anwaltschaftliches und moralisches Handeln betreffen.
- Fördert ein Umfeld, in dem es möglich ist, ethische Entscheidungen zu treffen und die Interessen von Patienten zu vertreten.

Fürsorgliches Verhalten

- Fördert ein fürsorgendes und unterstützendes Umfeld.

Zusammenarbeit

- Ermöglicht die aktive Interaktion mit externen Dienstleistern (z.B. mit Vertretern von Industrie, Kostenträgern, kommunalen Gruppen, der Politik).
- Erleichtert die Entwicklung einer gemeinsamen Vorstellung davon, wie Gesundheitsversorgung innerhalb des Versorgungsteams oder Gesundheitssystems stattfinden soll.
- Erleichtert die Entwicklung, Implementation und Evaluation von Berufspraxismodellen für die Pflege.

Systemisches Denken

- Macht es möglich, die Auswirkungen gesellschaftlicher, politischer, regulatorischer und ökonomischer (z.B. Kostenträger, Produkte) Kräfte auf die Gesundheitsversorgung zu verstehen und zu beurteilen.
- Erleichtert die Entwicklung, Implementation und Evaluation von Strategien zur Optimierung der Ergebnisse für Patienten/Angehörige und Kostenträger.
- Ermöglicht die Entwicklung von Strategien, die Patientenpopulationen den Weg durch das Gesundheitssystem erleichtern.
- Erleichtert Veränderungsprozesse innerhalb des Gesundheitssystems, um eine evidenzbasierte, kosteneffektive Gesundheitsversorgung zu ermöglichen.

Förderliches Begleiten

- Leistet einen Beitrag dazu, die Wissensbasis der in der Gesundheitsversorgung Tätigen durch Forschung, Vorträge, Publikationen und Engagement in Berufsverbänden zu erweitern (Becker, Kaplow, Muenzen & Hartigan, 2006, S. 137–139).

28.11 Literatur

American Association of Nurse Anesthetists (AANA). (2015). *History of nurse anesthesia practice*. Retrieved from https://www.aana.com/aboutus/Documents/historynap.pdf

American Midwifery Certification Board (AMCB). (2015). *About us*. Retrieved from http://www.amcbmidwife.org/about-amcb

APRN Consensus Work Group, National Council of State Boards of Nursing APRN Advisory Committee. (2008). *Consensus model for APRN regulation: Licensure, accreditation, certification & education*. Retrieved from https://www.ncsbn.org/Consensus_Model_Report.pdf

Balkstra, C. & Brassard, A. (2014). The American Nurses Association. In K. Goudreau & M. Smolenski (Eds.), *Health policy and advanced practice nursing: Impact and implications* (p. 313). New York, NY: Springer.

Becker, D., Kaplow, R., Muenzen, P. & Hartigan, C. (2006). Activities performed by acute and critical care advanced practice nurses: American Association of Critical-Care Nurses Study of Practice. *American Journal of Critical Care, 15*(2), 130–148. https://doi.org/10.4037/ajcc2006.15.2.130

Hamric, A.B., Spross, J.A. & Hanson, C.M. (2008). *Advanced practice nursing: An integrative approach* (4th ed., p. 4). Philadelphia, PA: Elsevier.

Hartigan, C. (2011). APRN regulation: The licensure-certification interface. *AACN Advanced Critical Care, 22*(1), 50–65. https://doi.org/10.4037/NCI.0b013e3182072684

National Clinical Nurse Specialist Competency Task Force. (2010). *Clinical nurse specialist core competencies*. Retrieved from http://www.nacns.org/docs/CNSCoreCompetenciesBroch.pd

WHO. (2006). *WHO Health Promotion Glossary: new terms. Health Promotion International Advance Access*. Oxford: Oxford University Press.

Anhang

Deutschsprachiges Literatur-, Adressen- und Linkverzeichnis

Gießen-Scheidel, M., Bredthauer, C., Claus, A., Gnass, I. & Monke, S. (2014). Das AACN Synergy Model. *Intensiv, 22*(1), 8–12. https://doi.org/10.1055/s-0033-1363484

Monke, S., Bredthauer, C., Claus, A., Gnass, I. & Gießen-Scheidel, M. (2018). Das AACN-Synergy-Modell – ein konzeptueller Rahmen klinischer Exzellenz. *Pflege und Gesellschaft, 23*(2), 101–115.

Deutsche Gesellschaft für Pflegewissenschaft. (o. J.). *Sektion „Pflege des kritisch kranken Menschen“*. Zugriff am 24.02.2020 unter https://dg-pflegewissenschaft.de/wp-content/uploads/2019/04/2018-04-04-Poster-Sektion-ICU_Entwurf.pdf

Autorenverzeichnis

Marianne Baird, MN, RN, ACNS-BC
Corporate Director, Magnet Recognition Program
Emory Healthcare
Atlanta, Georgia

Jeffrey Boon, MSN, RN, AGACNP-BC
Neurology/Neurosurgery ICU Nurse Practitioner Assistant in Anesthesiology, Division of Anesthesiology Critical Care Medicine
Vanderbilt University Medical Center
Nashville, Tennessee

Mary Bylone, MSM, RN, CNML
President, Leaders Within, LLC
Colchester, Connecticut

Kim Cooley, MSN, APRN, NNP-BC, CCNS
Neonatal Clinical Nurse Specialist
Emory University Hospital Midtown
Atlanta, Georgia

Robin Webb Corbett, PhD, FNP-C, RNC
Department Chair, Department of Advanced Practice and Education
East Carolina University College of Nursing
Greenville, North Carolina

Kristin Curcio, DNP, AGPCNP-BC, AOCNP
Clinical Assistant Professor
Community Practice Nursing
University of North Carolina, Greensboro
Greensboro, North Carolina

Becky Dean, MSN, APRN, ACNS-BC, CCRN
Clinical Nurse Specialist
Emory University Hospital
Atlanta, Georgia

Christine Estabrook, DNP, MSN, ANP-BC, AOCNP
Assistant Professor
University of South Alabama
Mobile, Alabama

Deena Gilland, MSN, RN, OCN, NEA-BC
VP and CNO Ambulatory Patient Care
Emory Healthcare
Adjunct Instructor Nell Hodgson Woodruff School of Nursing
Atlanta, Georgia

Randy M. Gordon, DNP, FNP-BC
Assistant Professor
Chamberlain College of Nursing
Chicago, Illinois

Sonya R. Hardin, PhD, NP-C, RN, CCRN
Professor
East Carolina University College of Nursing
Greenville, North Carolina

Carol Hartigan, MA, RN
Certification and Policy Strategist
American Association of Critical-Care Nurses
AACN Certification Corporation
Aliso Viejo, Kalifornien

Carolyn Horne, PhD, RN, BC
Director, Clinical Nurse Specialist Concentration
Assistant Professor
Graduate Department
East Carolina University College of Nursing
Greenville, North Carolina

Marsha Hughes-Rease, MSOD, MSN, RN
Organization Effectiveness Consultant and Leadership Coach
ANA Consultant to support organizations on the Magnet journey
Herndon, Virginia

Rachel A. Joseph, PhD, RN, CCRN
Assistant Professor
West Chester University of Pennsylvania
West Chester, Pennsylvania
Clinical Nurse, Neonatal ICU
Christiana Hospital
Newark, Delaware

Roberta Kaplow, PhD, AOCNS, APRN, CCRN
Clinical Nurse Specialist
Emory University Hospital
Atlanta, Georgia

Donna Lake, PhD, RN, NEA-BC
Clinical Associate Instructor
Graduate Department
East Carolina University College of Nursing
Greenville, North Carolina

Curlissa P. Mapp, MSN, APRN, ACNS-BC
Magnet Program Coordinator & Ambulatory Clinical Nurse Specialist
Emory Clinic, Inc.
Atlanta, Georgia

Jane Miles, PhD, MSN, RN, NEA-BC
Assistant Professor
East Carolina University College of Nursing
Greenville, North Carolina

Julie Miller, BSN, RN, CCRN
Critical Care Consultant
American Association of Critical-Care Nurses
Aliso Viejo, Kalifornien

Vicki Morelock, MN, APRN-CNS, ACCNS-AG, CCRN
Clinical Nurse Specialist
Emory University Hospital
Midtown
Atlanta, Georgia

Jodi Mullen, MS, RN-BC, CCRN, CCNS, ACCNS-P
Clinical Leader, Pediatric Intensive Care Unit
University of Florida Health
Shands Children's Hospital
Gainesville, Florida

Mary Frances Pate, PhD, RN
Assistant Professor
East Carolina University College of Nursing
Greenville, North Carolina

Lisa Reif, MSN, RN, APRN-CCNS, CCRN
Clinical Nurse Specialist, Neuroscience ICU
Emory University Hospital
Atlanta, Georgia

Donna Roberson, PhD, RN, FNP-BC
Associate Professor
Assistant Director of Program Evaluation
East Carolina University College of Nursing
Greenville, North Carolina

Tracy L. Rogers, MSN, RN, PCCN
Clinical Nurse Manager
Saint Luke's East Hospital
Lee's Summit, Missouri

Amy Rex Smith, PhD, RN, ACNS, BC
Professor of Nursing and Director, RN to BSN Program
Belhaven University, School of Nursing
Jackson, Mississippi

Mary A. Stahl, MSN, RN, ACNS-BC, CCNS, Alumnus CCRN
Clinical Practice Specialist
American Association of Critical-Care Nurses
Aliso Viejo, Kalifornien

D. Jane Vosloh, RN, CNOR
Assistant Administrator,
Perioperative Services,
Retired Emory Healthcare
Atlanta, Georgia

Melanie Watson, RN, OCN
Myeloma Team Nurse
Bone Marrow Transplant
Winship Cancer Institute of Emory Healthcare
Atlanta, Georgia

Lynn Whelan, DNP, RN, NEA-BC, ONC
Associate Chief Nursing Officer Cardiac
& Radiology Procedural Areas & Enterprise
Staffing Pool
Emory Hospitals
Atlanta, Georgia

Tomika Williams, PhD(c), AGPCNP-C, RN-BC
Clinical Assistant Professor
East Carolina University College of Nursing
Greenville, North Carolina

Verzeichnis der deutschsprachigen Herausgeberinnen

Dr. rer. medic. Irmela Gnass, geb. 1965, lebt in Deutschland. Sie ist, Fachkrankenschwester für Anästhesie und Intensivmedizin, Pflegewissenschaftlerin (BScN, MScN) ist Assistenz-Professorin für Akutpflege. Nach langjähriger klinischer Tätigkeit in der Intensivpflege arbeitet sie seit 2007 in Forschung und Lehre im Department für Pflegewissenschaft an der Universität Witten/Herdecke, Deutschland und wechselt 2009 an das Institut für Pflegewissenschaft und -praxis an der Paracelsus Medizinischen Privatuniversität in Salzburg, Österreich. Als Gründungsmitglied der Sektion „Pflege des kritisch kranken Menschen" in der Deutschen Gesellschaft für Pflegewissenschaft e.V. initiierte Sie die Buchübersetzung. Sie war verantwortlich für die Koordination zwischen Herausgeberinnen, Übersetzungsbüro und dem Verlag.

Kontakt
E-Mail: i.gnass@online.de

Martina Gießen-Scheidel, geb. 1967, lebt in Deutschland. Sie ist registrierte Fachkinderkrankenschwester für pädiatrische Intensivpflege, Lehrerin für Pflegeberufe, Dipl. Pflegepädagogin (FH) und Pflegewissenschaftlerin (M.Sc.). Sie ist verantwortlich für die Weiterbildung in den Gesundheitsfachberufen „Neonatologische und Pädiatrische Intensivpflege" der Universitätsmedizin Mainz der Johannes Gutenberg-Universität Mainz. Die fachlichen, wissenschaftlichen sowie berufspolitischen Belange der Kinderintensivpflege vertritt sie in unterschiedlichen Gremien.

Kontakt
E-Mail: martina@giessen-scheidel.de

Stefanie Monke, geb. 1965, lebt in Köln. Sie ist Fachkrankenschwester für Innere Medizin und Intensivpflege, Diplom Pflegewissenschaftlerin (FH), Pflegewissenschaftlerin (MScN). Sie arbeitet als Pflegepädagogin in der Aus- und Weiterbildung in der Karl Borromäus Schule für Gesundheitsberufe gGmbH Bonn sowie freiberuflich als Dozentin in der akademischen Lehre der Pflegewissenschaft. Sie ist Gründungsmitglied des deutschen Delir-Netzwerks e.V.

Kontakt
E-Mail: Steffi.Monke@gmx.de

Claudia Bredthauer, geboren 1984, lebt in Hannover. Sie ist: Gesundheits- und Krankenpflegerin, Pflegewissenschaftlerin (B.A.). und hat Public Health mit Schwerpunkt Management von Gesundheitseinrichtungen studiert (M.Sc.). Seit 2005 ist sie in verschiedenen Funktionen in der Medizinischen Hochschule Hannover beschäftigt. Nach ihrer Tätigkeit auf einer interdisziplinären internistischen Intensivstation ist sie aktuell Referentin und Abwesenheitsvertretung der Geschäftsführung Pflege.

Kontakt
E-Mail: claudia_bredthauer@web.de

Anja Claus, geb. 1968 lebt in Duisburg. Sie ist Fachkrankenschwester für Anästhesie und Intensivpflege und Diplom-Pflegewirtin (FH). Seit 1992 war sie auf verschiedenen Intensivstationen des Evangelischen Klinikums Niederrhein tätig, u. a. als Stationsleitung und seit 2010 als Pflegedienstleitung. 2020 wechselt sie aus der Akutpflege in die palliative Versorgung mit Übernahme der Leitung des stups-KINDERZENTRUMS der DRK-Schwesternschaft Krefeld e. V..

Kontakt
E-Mail: anjaclaus68@arcor.de

Sachwortverzeichnis

M

N

O

P

Q

R

W

Z